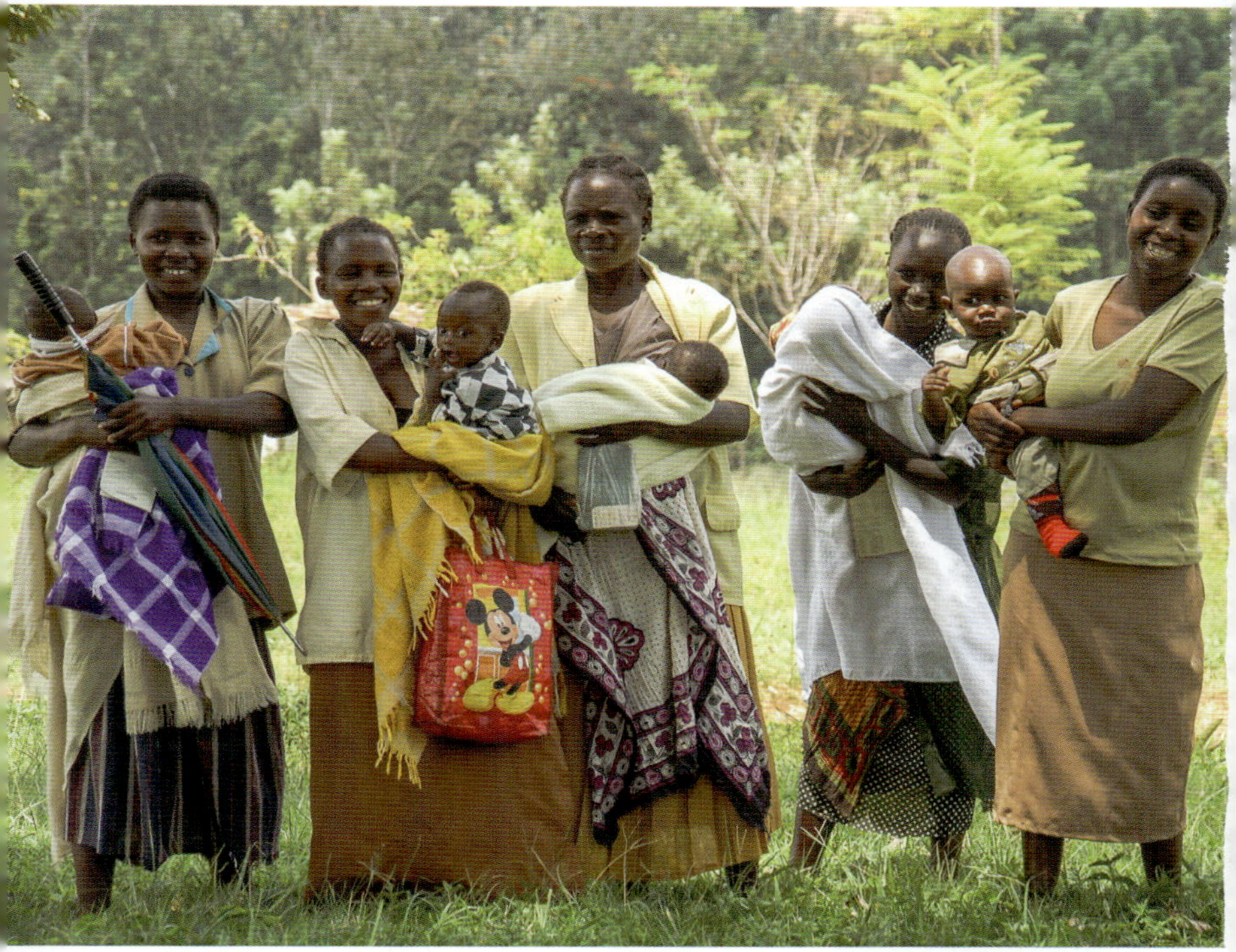

［ケニア・ケリチョ］　ケニア西部のリフトバレー州ケリチョ県。高原でお茶の産地として知られている。村の保健センターの乳児健診の日、母親たちが歩いて集まってきた。（P176）

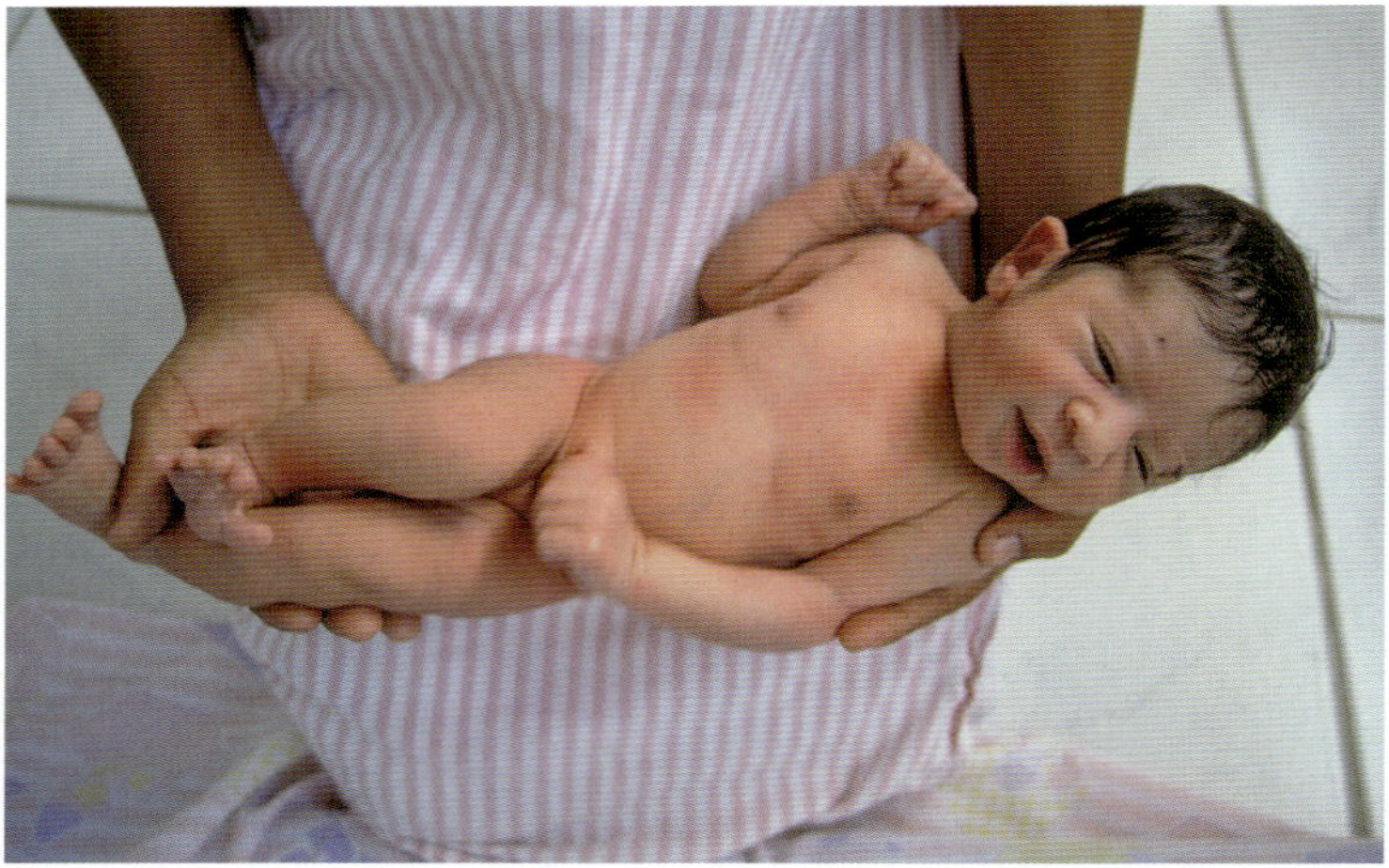

［ブラジル・セアラ州］ アラカチ市の病院で生まれた赤ちゃん。生後2日目。裸のまま母親の手に抱かれ、気持ち良さそうに風に吹かれていた。（P68）

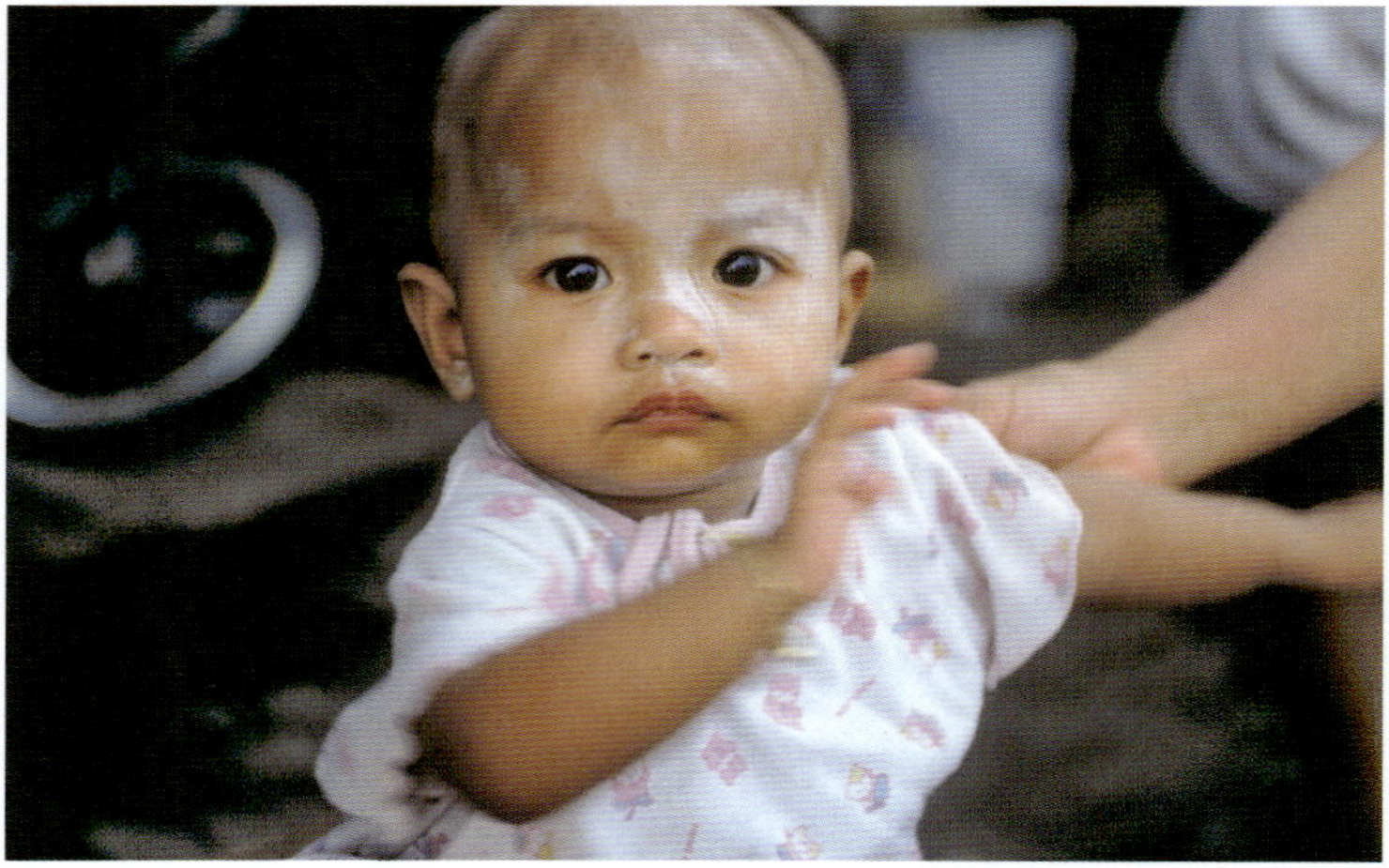

［タイ・バンコク］ バンコクのマーケットのお店に赤ちゃんもご出勤。タイでは汗で蒸れるので帽子を赤ちゃんにかぶせる習慣がないらしい。代わりに日よけ止めクリームをたっぷり塗られる。

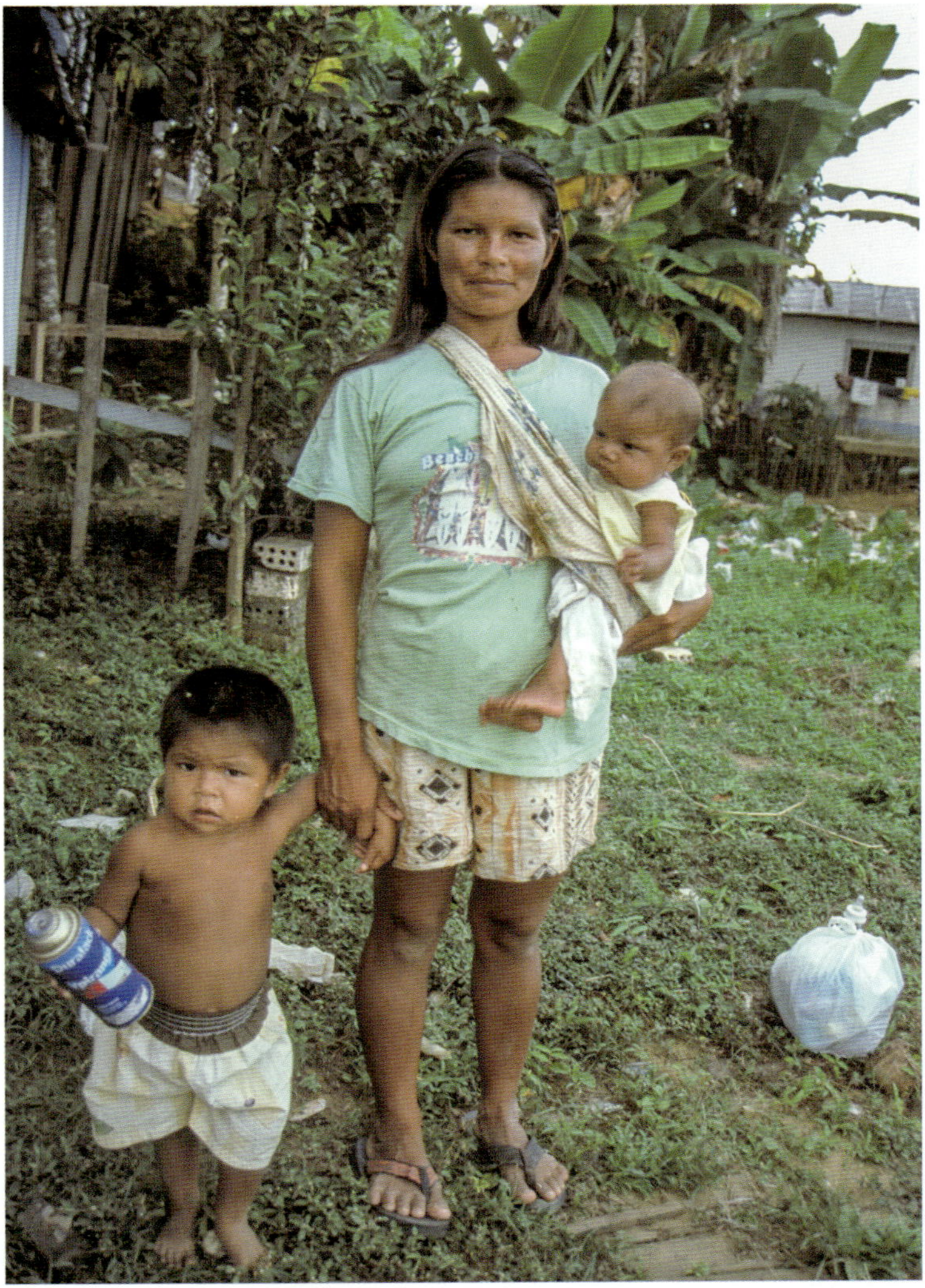

［ブラジル・アマゾナス］　マナウスのボート乗り場で、上流から買い物にやってきたインディオの親子。布で簡単に手作りしたスリングに赤ちゃんを入れて移動中。

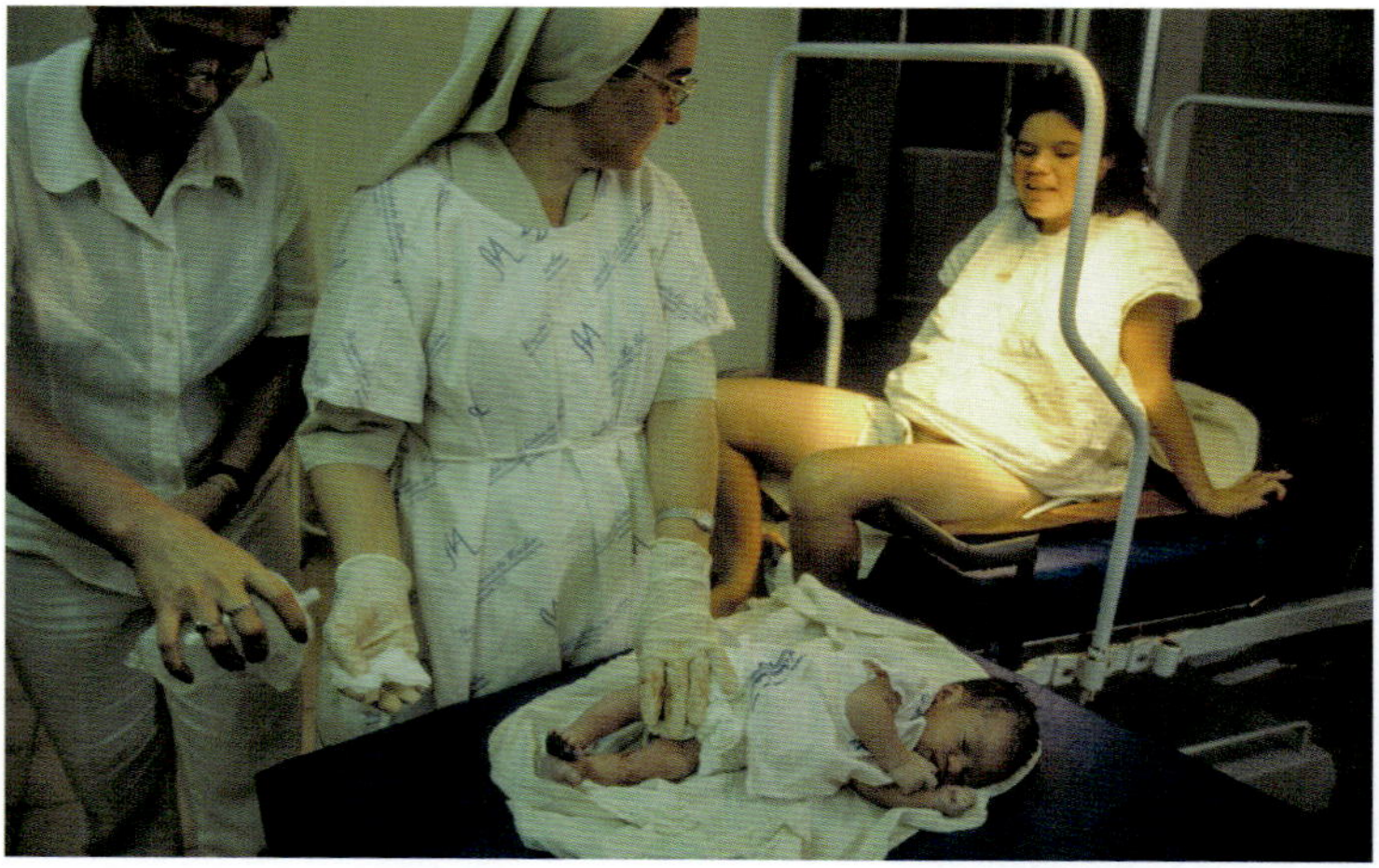

［ブラジル・セアラ州］ アラカチ市の病院の分娩室。生まれたばかりの赤ちゃんのへその緒をシスター・ナースが消毒する。分娩台に座っている産婦はいたって元気で、ナースと会話していた。（P66）

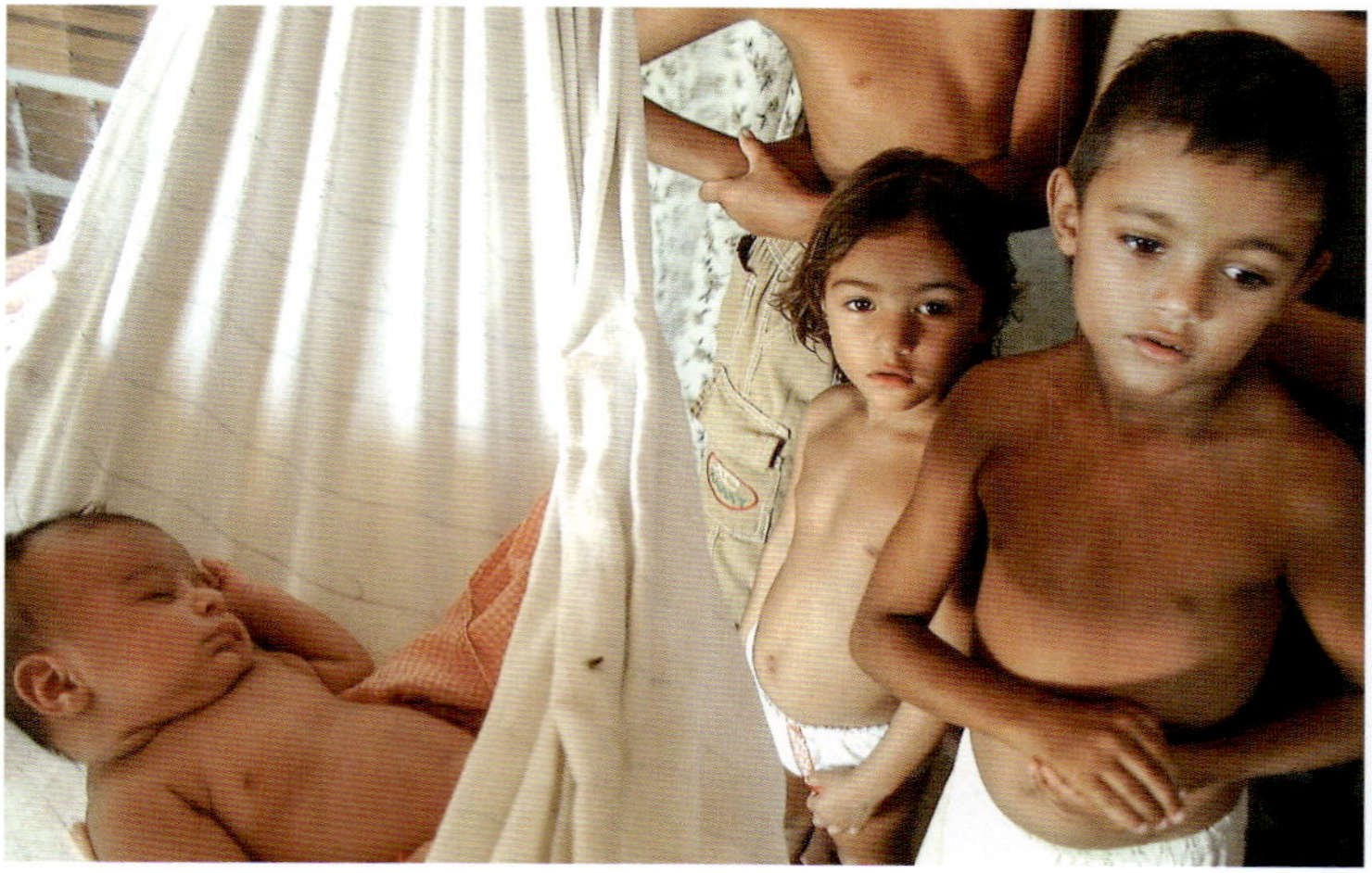

［ブラジル・セアラ州］ セアラ州の州都、フォルタレーザから車で2時間ほどの村に住む一家。ハンモックのベビーベッドで気持ち良さそうに眠る赤ちゃん。暑いので子どもたちはパンツ姿。（P62）

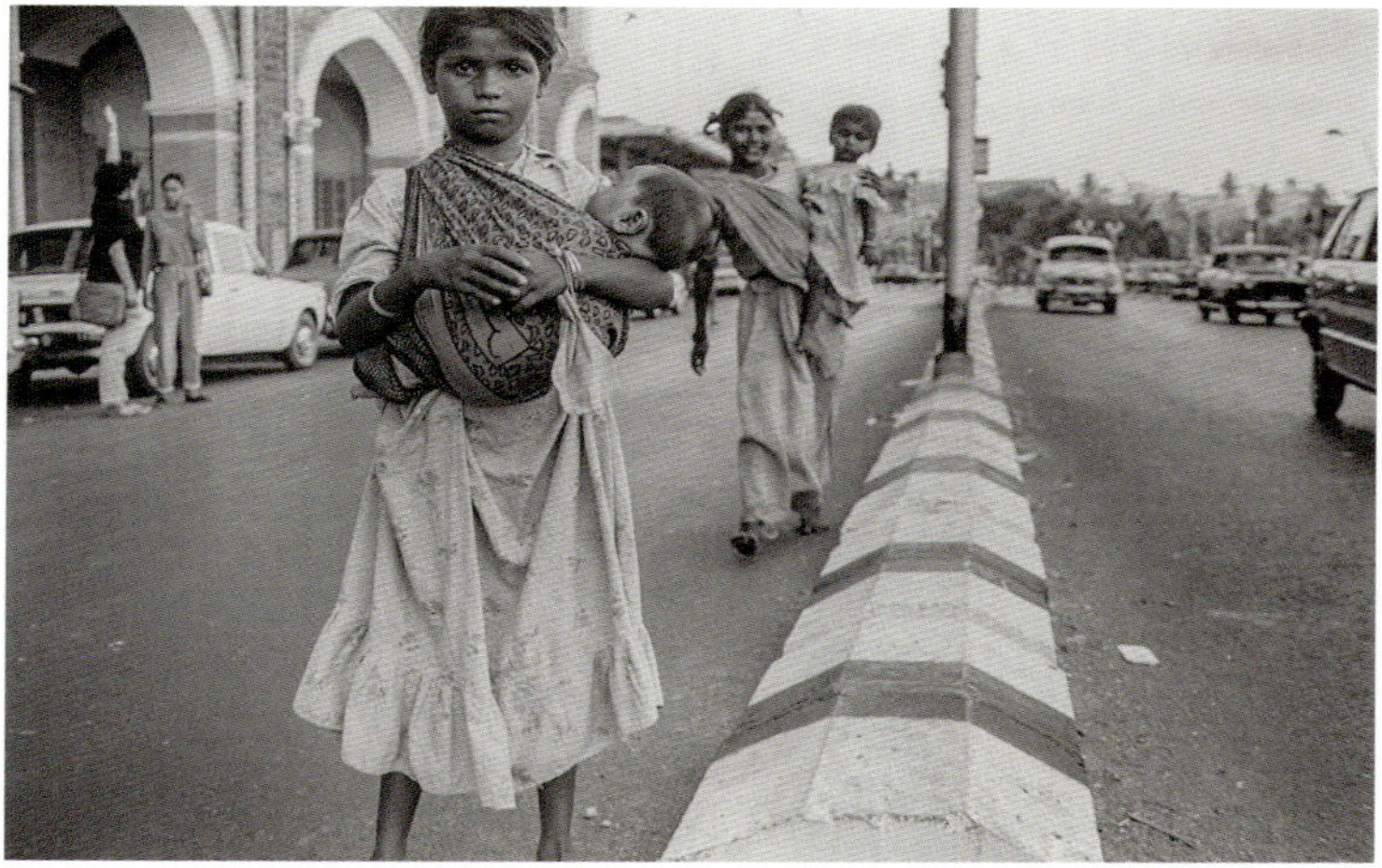

［インド・デリー］ デリーの中心部の道路で子どもたちが子守りをしながら、「バクシーシ（物乞い）」をしていた。信号で止まった車に近寄り、乗っている大人に手を差し伸べて施しを受ける。

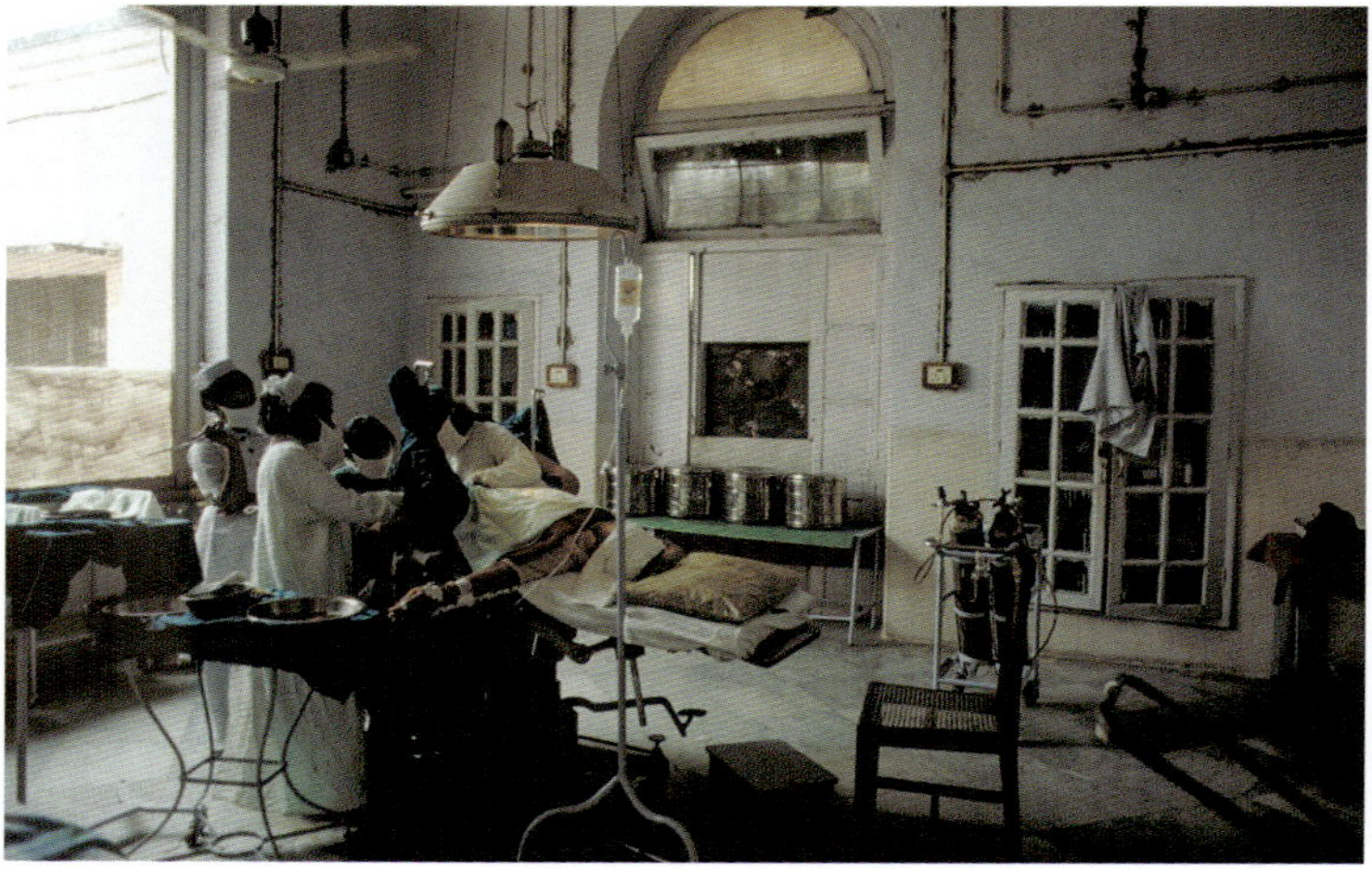

［インド・ヴァーラーナシー］ ヴァーラーナシー市内の公立病院。当時は古い建物で、開け放たれた手術室では婦人科の手術が行われていた。患者の顔は白い布で覆われている。（P196）

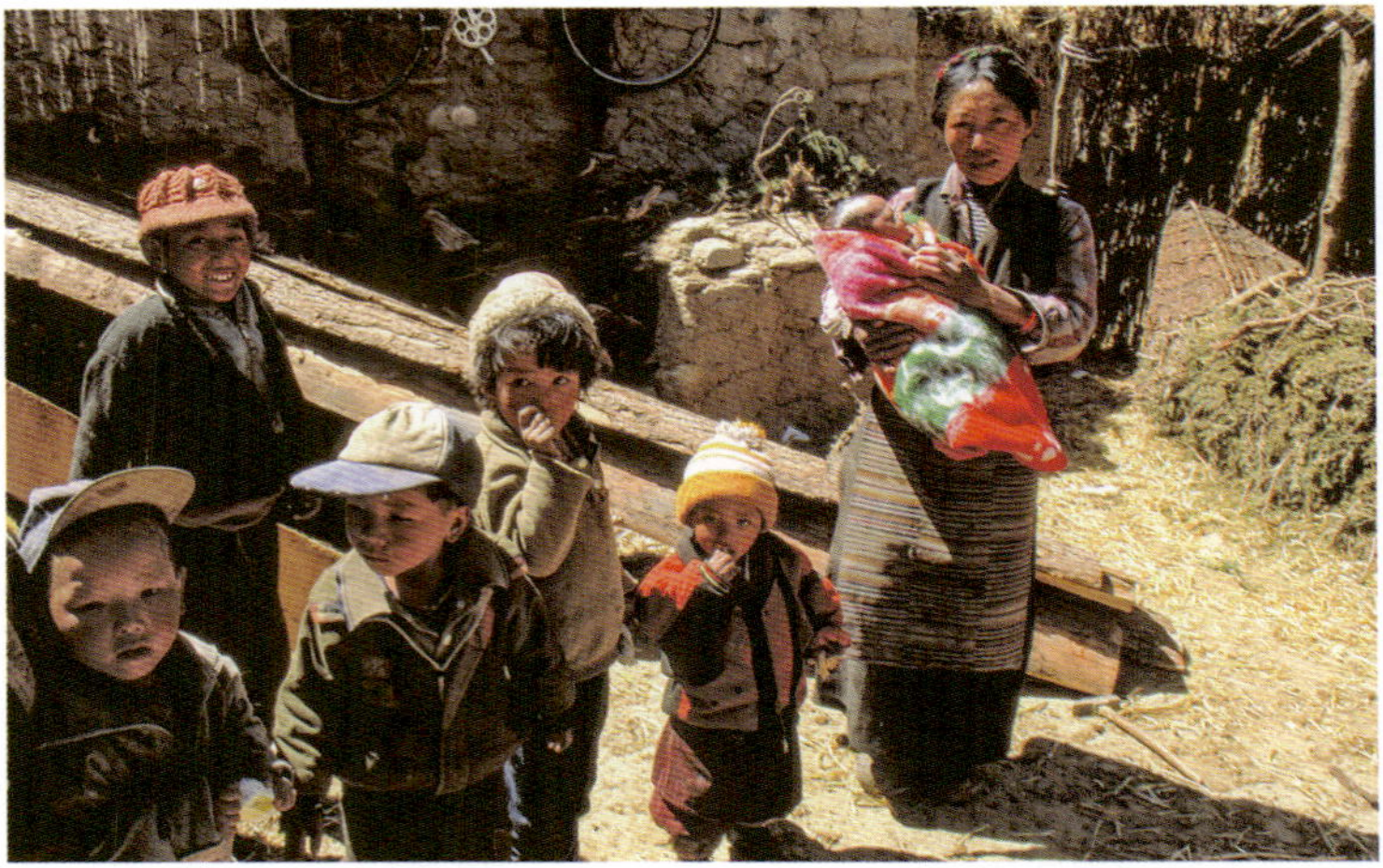

［チベット・ラサ］ チベットの州都・ラサから車で3時間の小さな村の半遊牧民の家族。3ヶ月前に納屋で産んだ女性が赤ちゃんを抱いて話をしてくれた。近所の子どもたちが珍しそうに集まってくる。（P120）

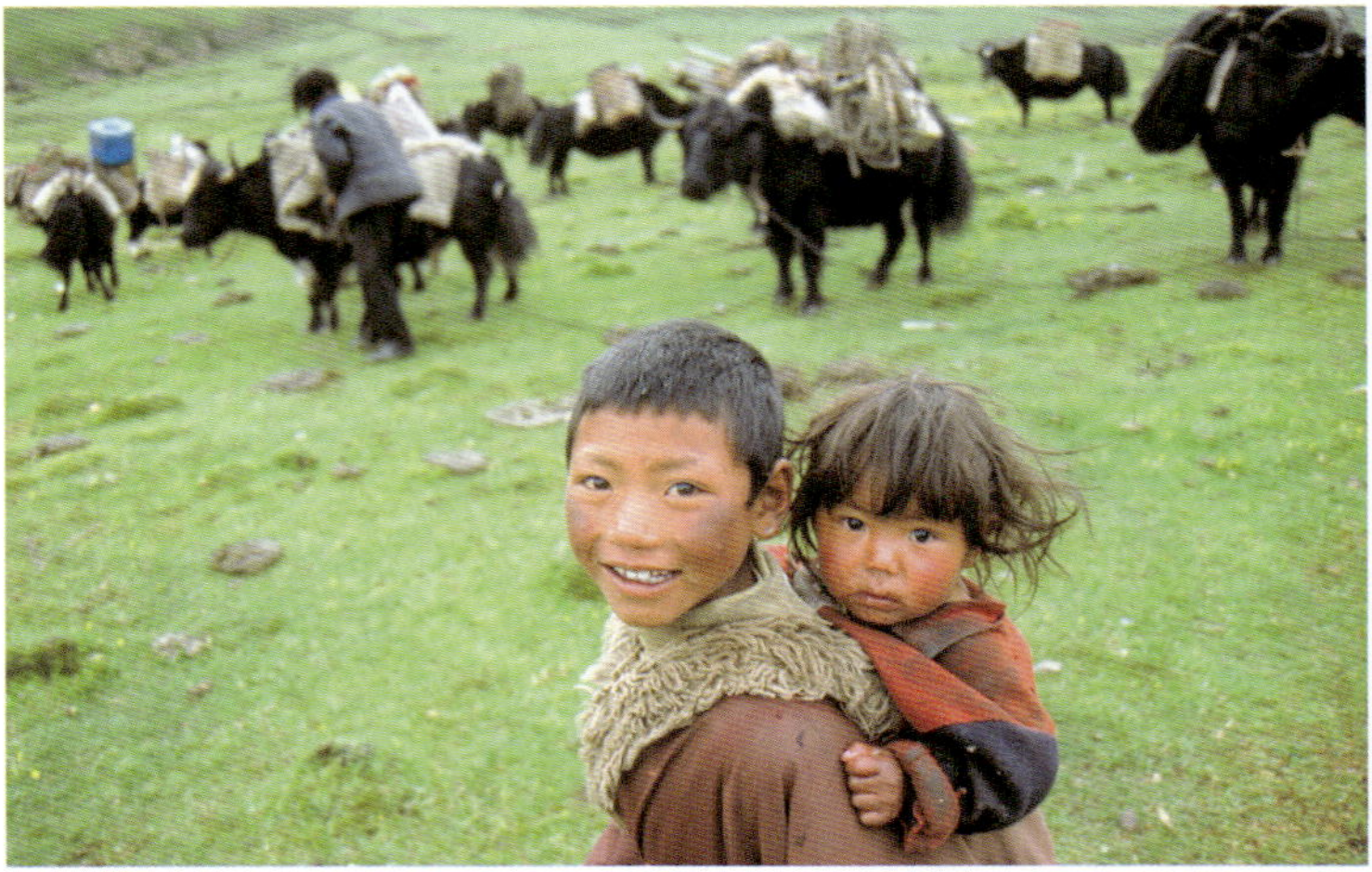

［チベット・カム］ 標高4300メートルの高原で遊牧をしていた家族が引っ越しの朝を迎えた。兄は妹を背負って、子守りをするお手伝い。背後には家財道具を積んだヤクたちが見える。（P128）

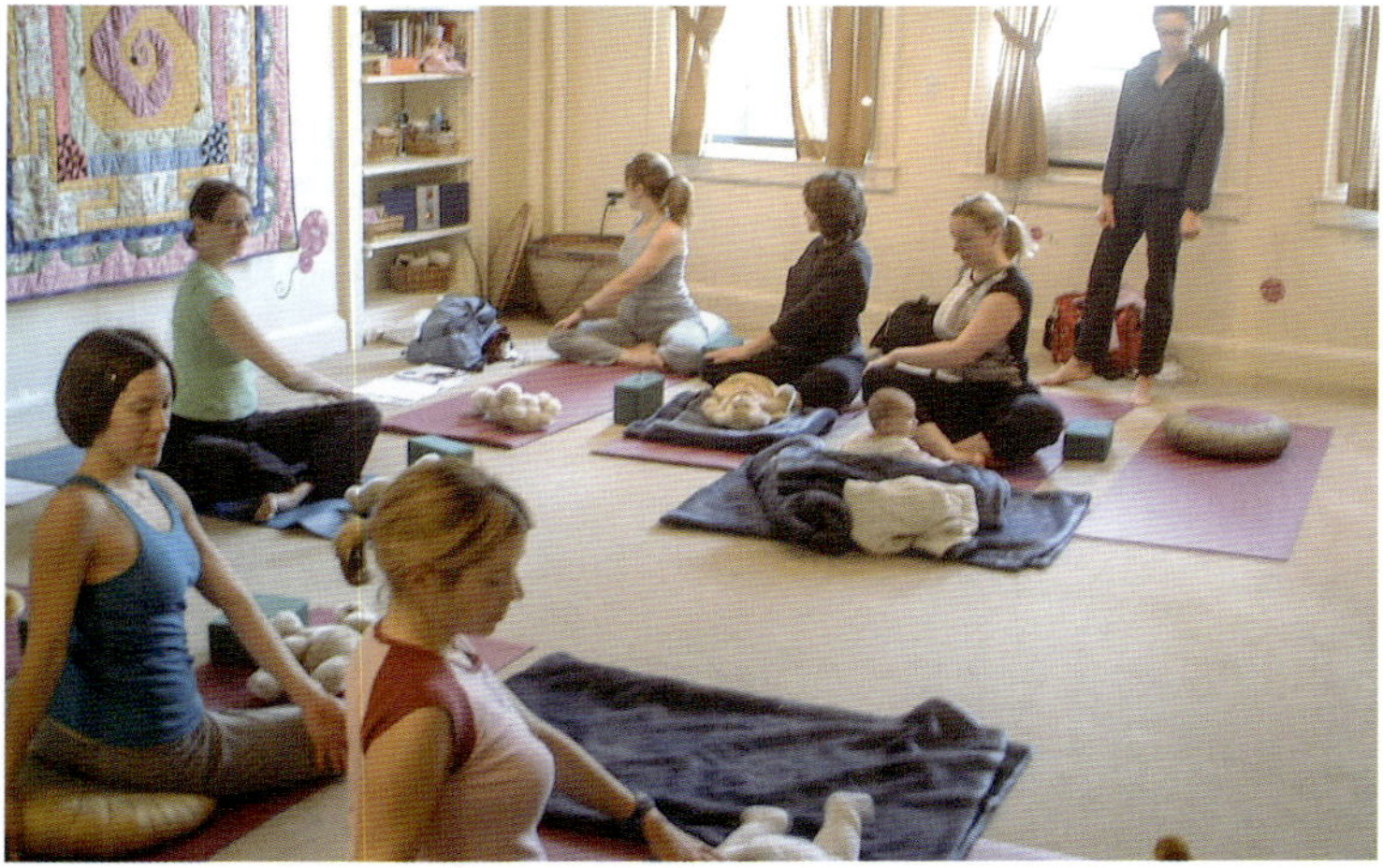

［カナダ・モントリオール］　モントリオールの街中にあるヨガスタジオで産後の母と赤ちゃんのヨガクラスが開かれていた。赤ちゃんたちも、母親に抱かれながらからだを動かす。（P236）

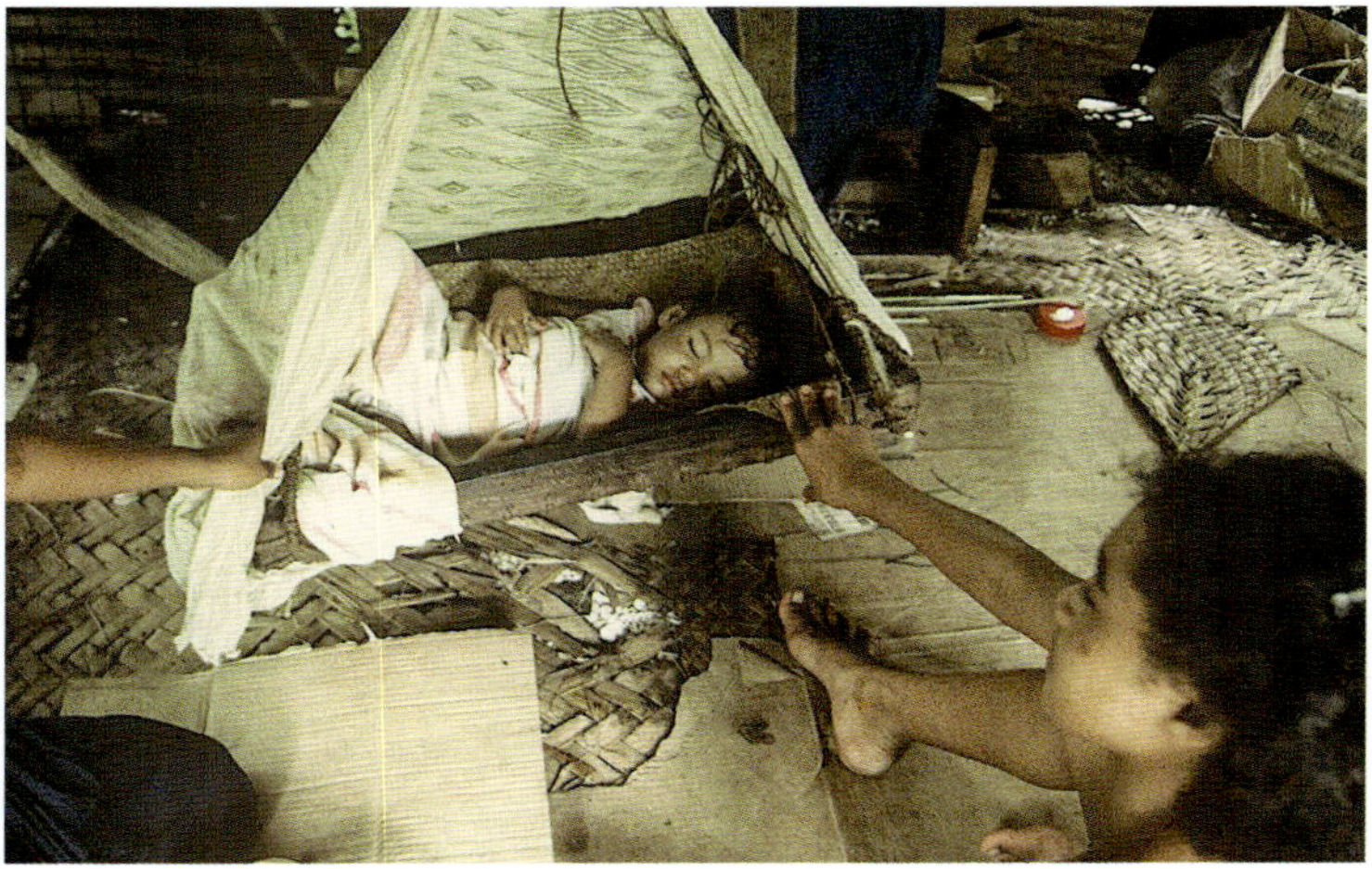

［ミクロネシア・ウォレアイ］　ウォレアイ島の民家では、お手製のゆりかごで赤ちゃんが眠る。近所に住む少女がかごを揺らして子守りをしていた。（P39）

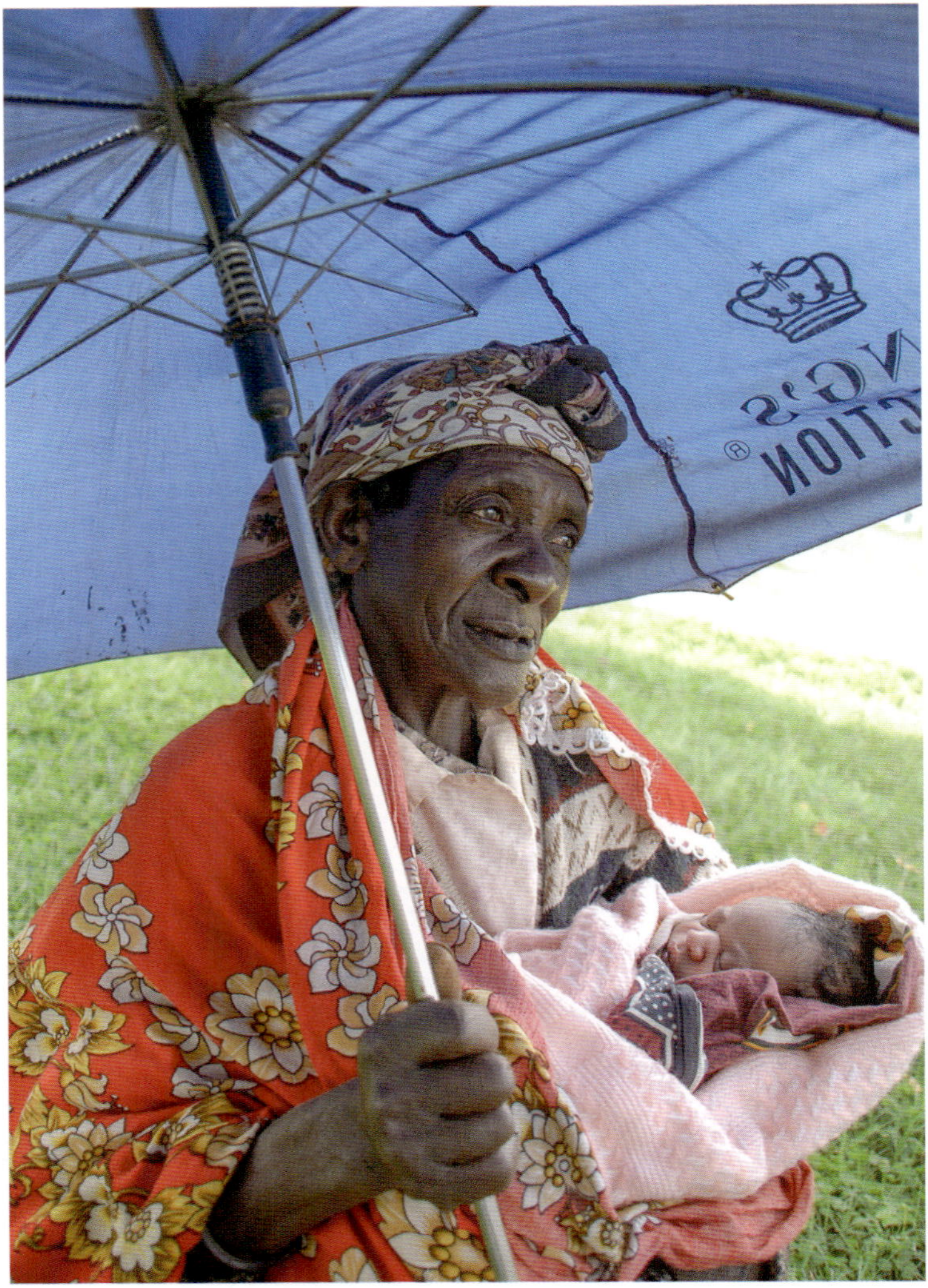

［ケニア・ケリチョ］ その日の朝に保健センターで生まれた赤ちゃん。いったん帰宅したのち、祖母が赤ちゃんを連れてまた戻ってきた。母親の母乳が足りないからミルクが欲しいと訴えていた。（P179）

世界お産

生まれやすい国ニッポンへ！

文・写真
きくちさかえ

二見書房

はじめに
生まれにくい国ニッポンは少子化が止まらない 安心・安全なはずなのに妊産婦が自死している!?

少子化が止まらない。

日本は今、子どもが生まれずに困っている。そうは言っても、2018年に生まれた日本の赤ちゃんの数は91万8000人を超えている。けっして生まれていないわけではないのだけれど、過去40年間でその数は確実に減り続けているから、「産みにくい」「生まれにくい」「育てにくい」国という評価がなされるようになってしまった。

女性たちの育児環境も厳しい状況が続いている。昨年、この国の妊産婦と産後の母

はじめに

親の死因のトップが自死になっているとニュースで伝えられた。産婦人科の医師や助産師たちがこれまで努力を重ねて妊産婦死亡率を下げることに懸命になってきた陰で、母親たちにとって、妊娠・出産・育児が「リスク」になってしまっているのだ。

ところが世界に目を向けてみれば、地球の人口は増え続けている。この本には、子どもがたくさん生まれている国々の話が登場する。皮肉なことにそうした国々は周産期医療の途上にあって、出産でいのちを落とす赤ちゃんや母親は日本に比べてずっと多いのだけれど、それでもだんぜん出生率は高い。

日本は、世界に誇る周産期医療の充実した国である。年間91万人の赤ちゃんが生まれている中で、出産前後に亡くなる赤ちゃんの割合は千人に3・5人。乳児死亡率も年々減少してきた。母親が亡くなることは10万例に3・8人ほどだ。この数字は世界でトップレベルの水準で、40年前に比べておよそ5分の1ほどに減少している。この国では確実に出産の安心・安全を享受できるようになった。なのに、子育てに希望が持てない、あるいは望んでも妊娠できない女性たちが一定数いるのは、どういうことなのだろう。これはすでに個人の枠を超えた社会的問題である。

かつて女性は、年頃になれば放っておいても子どもを孕《はら》むものだと考えられていた時代があった。もしかしたら今も頭の片隅に、そうした思考を抱えている年配男性はいるかもしれない。しかし今では、子どもを持つことは、人々にとって生物学的な当たり前の行為ではないし、トレンドでもない。

もちろん出産はそれ単独で存在するものではなくて、妊娠に至る過程があり、産後の育児がある。そして何よりそれはひとりの人間の人生のスタート地点なのだから、さまざまな要素が交差する通過地点でしかないかもしれない。それでも妊娠・出産は、女性のからだに起こる現象として、またヒトが誕生する瞬間として、言ってみればそのプリミティブな人間の営みには、しみじみと深いおもしろさがある。

病気の人や亡くなる人のいる病院で、産科は喜びと祝福に満ちた現場だと言われているし、東日本大震災の直後には、被災地で赤ちゃんが生まれたことがニュースとなって人々の心をあたたかくしてくれた。

もし、出産を生々しくて苦しいものと捉えている人がいるとしたら、それは一面的な見方かもしれない。出産はあたかもエマージェンシーな事態のようなイメージで捉えられがちだけれど、穏やかな時間の流れの中で進むことは多いし、痛みをさほど感じない産婦が実際にいることはあまり知られていないからだ。母親にからだの達成感

はじめに

と自信が生まれることもある。かと言ってそれは、愛情溢れる立派な「母親像」というわけではなくて、もっとカジュアルなものなのだ。

世界各地で人々は、その地域の文化や民族のならわしに沿った産み方や生まれ方をしてきた。ミクロネシアでは浜辺の産小屋《うぶごや》で、ブラジルのインディオはハンモックで、チベットの遊牧民はヤクの毛皮の上で生まれていた。人々は次世代をつなぐために、その手で赤ちゃんをとり上げてきた。お産を専門家に任せることなく家族やコミュニティの人々が世話をして、赤ちゃんの誕生を見守ることは、当たり前のことだった。彼らは生きるための見事な知恵と技を持っていたのである。

今この瞬間にもどこかで誰かが生まれ、産声をあげている。そう思うだけで心がちょっとあたたかくなるのは、子どもの誕生がプライベートな領域を超えた、社会的な出来事だからに違いない。血がつながっていてもいなくても、あるいは同じコミュニティ、同じ国、同じ人種や宗教ではなくても、地球のどこかで赤ちゃんが生まれているということが、人や社会に希望とたしかな力を与えてくれる。それが「お産」の文化的意味かもしれない。

この本は、世界を巡る、そんなお産の旅の物語である。

33年間で18ヶ国　世界のお産を求めて巡った足跡

［注］本編では15ヶ国について書いていますが、巡った国は18ヶ国になっています。

［渡航した時系列順］

■アメリカ・ハワイ

1986年。ハワイ島に3ヶ月滞在。ヒロ・メディカル・センターで行われていたバース・エデュケーターによる出産準備クラスを受講。連続4回のクラスでは、妊娠・出産の生理やからだの変化、陣痛期の過ごし方、パートナーの役割、帝王切開の説明などを、対話形式で詳しく教えてもらう。

■イギリス・オックスフォード

1987年。ロンドンで開催された第1回国際Homebirth会議に出席。会議のメンバーとともにオックスフォードにあるシーラ・キッツィンガー邸を訪問する。94年に再訪。

■中国・雲南省

1989年。この当時の中国では、外国人に解放されている地域はまだ少なかった。雲南省の大理の市場は民族衣装の人々で溢れていた。少数民族白族《ペー》の村を訪問すると、若い母親が出産した自宅の部屋を見せてくれた。

■インド・ヴァーラーナシー

1990年。ヴァーラーナシーの病院は古い建物で、分娩室では産婦が誰にも見守られることなく孤独に産んでいた。当時のインドでは自宅出産がまだ多く残っていて、出産は医療化の途上にあった。

■フィンランド・オウル、ヘルシンキ

1991年。フィンランドでは産科病棟の集約化が進み、オウル大学病院には何10キロも離れた地域から産婦たちが入院してきていた。硬膜外麻酔の出産に立ち会う。ヘルシンキで話を聞いた助産師は、昔のお産はサウナで行われていたと話してくれた。

■オーストラリア・シドニー

1992年。病院に併設されているバースセンターは当時、病院の向かいにある一軒家だった。ごくふつうの家庭のベッドルームのような部屋で出産したあと、カップルは少し休んで帰宅する。ベテランのバース・エデュケーターが教会で開催していたクラスも取材。

■シンガポール

1992年。ドイツ人のバース・エデュケーターがシンガポールの自宅でクラスを開催していた。参加者は駐在している外国人の妊婦たち。自宅にはプールがあり、マタニティスイミングを教えていた。

■タイ・アランヤプテート

1992年。アランヤプテートにあるカンボジア難民キャンプを訪れる。キャンプ内では海外から支援にやってきた医師たちによって、東南アジアの伝統的な家屋で出産が行なわれていた。

■アメリカ・フロリダ

1993年。フロリダのパナマシティ・ビーチでアメリカと日本の助産師たちが集まり、野生イルカと泳ぐワークショップが開催されていた。94、95年にも参加。

■フランス・パリ

1993年。パリ郊外のノートルダム・ド・ボンスクール病院では助産師が、痛みを軽減するための呼吸法と瞑想を取り入れたソフロロジー式分娩法を教えていた。ソフロロジー式分娩法で出産する産婦はこの病院全体の3分の1程度で、3分の1は麻酔分娩を選んでいる。

■スイス・ジュネーブ

1993年。ジュネーブの病院は簡素なしつらえで、自由な出産姿勢をすすめていた。日本でもこの頃からLDR室が取り入れられるようになったが、欧州ではすでに一般的だった。

■チベット・ラサ

1993年。遊牧で暮らしてきたチベットの人々は居住地が定まらないために、職業としての産婆が成り立ってこなかった。ラサからジープで数時間の距離の遊牧民の村では、納屋で生まれた赤ちゃんを産婦の義母がとり上げていた。胎盤は川に流してお返しするという。

■アメリカ・サンフランシスコ

1993年。サンフランシスコでの北米助産師連合MANA会議に出席。会場のエアポート・ヒルトンホテルの大広間では、プロフェッショナルの魔女研究家が登場し、助産師のスピリチャリティを高めるワークショップが行われていた。

■アメリカ・アリゾナ

１９９４年。アリゾナ州のアメリカ先住民ナバホ族の居留地にあるチンリー・インディアン・ヘルス・サービスを訪れる。分娩室の天井にはナバホ族のお産文化の名残りをとどめる、東の方角を指し示す矢印があった。病院にはメディシンマンが雇用されていて、難産のときなどに呼ばれて祈祷を行なっているという。

■アメリカ・フロリダ

１９９５年。フロリダ州キーウェストのバースセンター、ベビー・バイ・ザ・シーを取材。ウォーターフロントにあるクリニックでは助産師、医師、バース・エデュケーター、ドゥーラ、授乳コンサルタントなどによるサポートが行なわれている。

■アメリカ・ニューヨーク

１９９５年。マンハッタンにあるルーズベルト病院では院内にバースセンターが設けられ、落ち着いた雰囲気のＬＤＲ室で、助産師による出産が行われていた。

■フィリピン・セブ

１９９５年。セブ島でお産の聞き取りに行くと、村の人が昔は自宅で産み、ココナッツの殻を半分に割って、そこに胎盤を入れて浜辺に埋めたと教えてくれた。

■アメリカ・ナシュビル

１９９７年。テネシー州ナシュビル郊外にある「ザ・ファーム」を訪れる。世界的に名高い助産師、アイナ・メイ・ガスキンが夫とともに拓いたベジタリアンのコミューンだ。アイナ・メイはファーム内のお産のほか、近隣のアーミッシュの村のお産にも出かけていた。

■ミクロネシア・ウォレアイ

１９９８年。ミクロネシアの離島ウォレアイ島には当時、産屋があった。電気、ガス、水道なしの自給自足の島だ。産屋はビーチに建てられていて、伝統的な産婆が介助していた。産婆には看取りをする役目もあり、滞在後半は近所で看取りが始まった。

■ブラジル・セアラ

１９９９〜２０００年。ＪＩＣＡの専門家としてセアラ州フォルタレーザに計９ヶ月滞在。田舎町の病院に泊まり込み、写真撮影をした。ＪＩＣＡの母子保健プロジェクトは「出産のヒューマニゼーション」の理念を提唱し、帝王切開が多いブラジルの産科医療に日本の助産の考え方を伝えたことで知られている。

■ブラジル・アマゾン

１９９９〜２０００年のミレニアムをアマゾナス州ネグロ川上流のインディオの村で過ごす。ボートをチャーターして向

33年間で18ヶ国
世界のお産を求めて巡った足跡

かった村で、人々はほぼ自給自足の暮らしをしていた。ハンモックが吊られたヤシで葺いた住居で、赤ちゃんは生まれる。

■チベット・カム

2001年。中国成都からバスで理塘を経由して標高4300mの曲登へ。日本のNPOが小学校を建設中だった。草原に定住を始めた遊牧民に自宅出産の話を聞く。

■カナダ・モントリオール

2002年。助産師制度が認定されていなかったカナダは、女性たちが声をあげたことで、今世紀に入ってから大学でダイレクト・エントリー（看護師資格とは別の助産に特化した資格）の助産師教育が行われるようになり、バースセンターが作られるようになった。

■アメリカ・ロスアンジェルス、ボストン

2002年。アメリカの不妊治療の現場を取材。ロスアンジェルスでは代理出産のエージェントの紹介で、代理出産のレシピエント（依頼者）、ドナー（代理母）や、卵子提供で出産した母親に会う。ボストンでは生殖補助医療のラボと不妊治療のカウンセリングにとり組む医師を取材した。

■韓国・ソウル

2004年。ソウルの卵子ドナーを紹介するエージェントと不妊治療クリニックを取材。2000年末にオープンしたエージェントでは、卵子ドナーを求めて日本から渡航した人たちがこの時点で380組にのぼっていた。日本人スタッフが渡航や滞在中の世話を行なっていた。

■ケニア・ケリチョ

2007年、ケニア西部のケリチョで活動するNPO法人HANDSの母子保健プロジェクトを訪問。地域のお産を病院へ移行するプロジェクトが行われ、それまで自宅でお産していた人々が村の診療所や遠い病院で出産するようになっていた。ケニアでは男性助産師が導入されている。

■アメリカ・ハワイ

2018年。ホノルルのクイーンズ・メディカル・センターを取材。LDR室は快適な環境に整えられ、医療機器は目立たないように天井や壁の中に収納されていた。データは電子的に管理されている。医療スタッフの対応には心配りが感じられ、質の高い医療が提供されている。

18ヶ国MAP

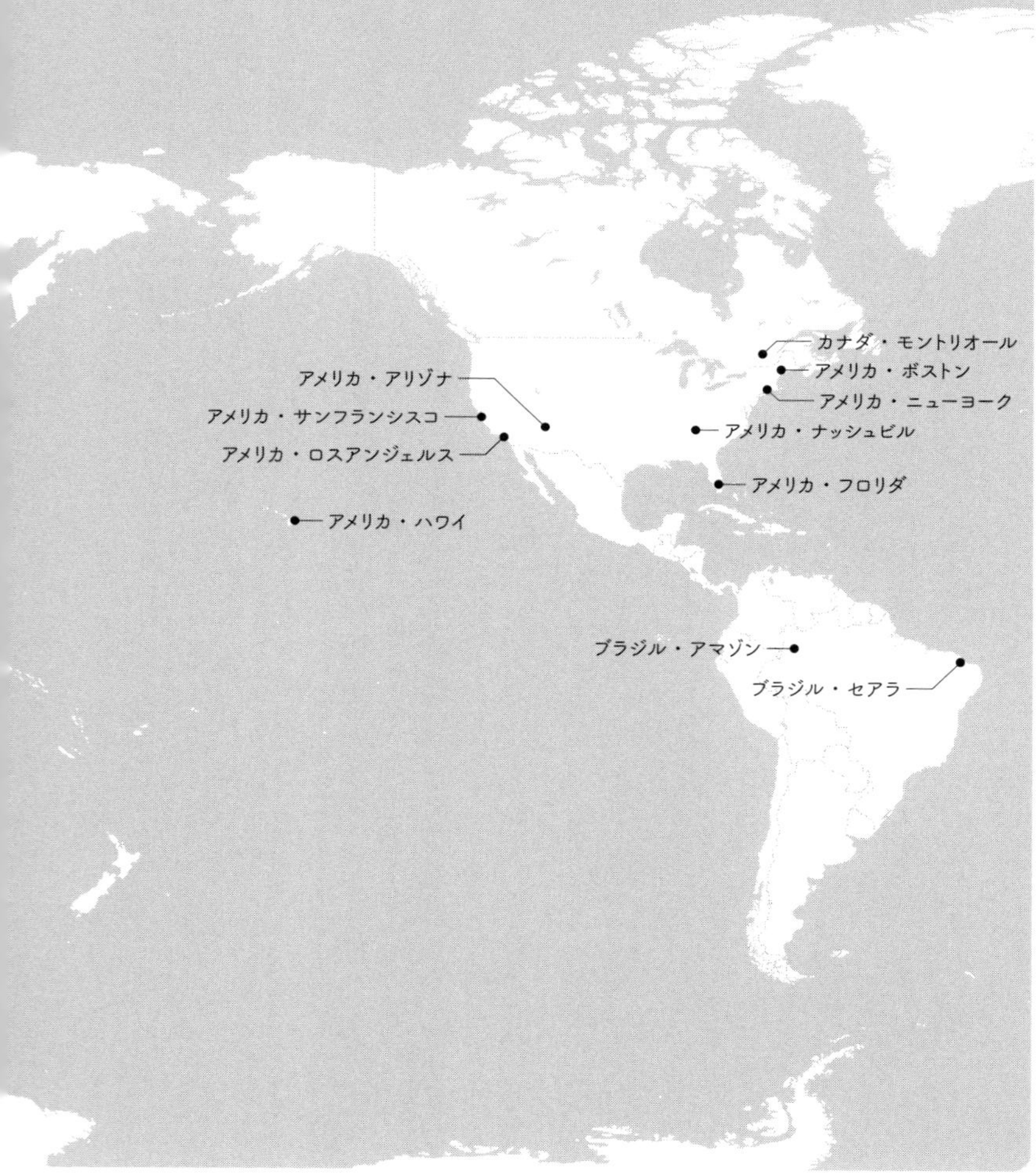
カナダ・モントリオール
アメリカ・ボストン
アメリカ・アリゾナ
アメリカ・ニューヨーク
アメリカ・サンフランシスコ
アメリカ・ナッシュビル
アメリカ・ロスアンジェルス
アメリカ・フロリダ
アメリカ・ハワイ
ブラジル・アマゾン
ブラジル・セアラ

「世界お産」巡った

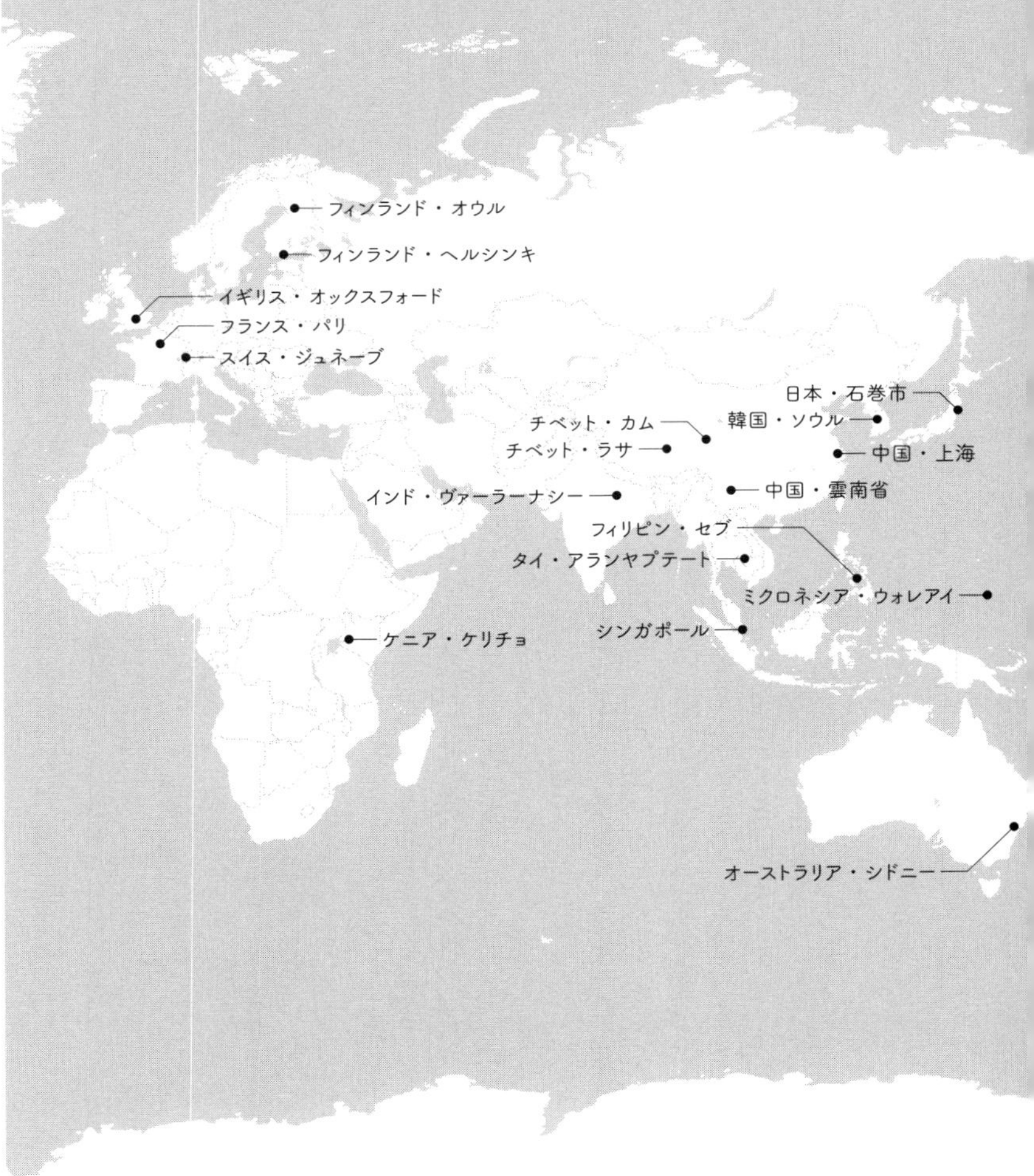
フィンランド・オウル
フィンランド・ヘルシンキ
イギリス・オックスフォード
フランス・パリ
スイス・ジュネーブ
日本・石巻市
韓国・ソウル
チベット・カム
チベット・ラサ
中国・上海
インド・ヴァーラーナシー
中国・雲南省
フィリピン・セブ
タイ・アランヤプテート
ミクロネシア・ウォレアイ
シンガポール
ケニア・ケリチョ
オーストラリア・シドニー

世界のお産事情を知るためのキーワード20

■帝王切開

膣からの分娩が難しい場合に行われる手術。下腹部を横または縦に10センチほど切開し、赤ちゃんを取り出す。前回帝王切開した人や、赤ちゃんが何らかの事情で骨盤から出ることが難しい場合など事前に帝王切開が適応される場合と、出産が始まってから緊急的に適応される場合とがある。

■会陰《えいん》切開

出産で胎児が出てくるときにヴァギナと肛門の間の会陰部に切開を加える医療的処置。会陰裂傷を予防する目的として行われるが、いきみ方を工夫したり熟練の助産師などの誘導によって、会陰切開を必要としないことはある。

■麻酔分娩

麻酔によって陣痛の痛みをとる出産法。欧米では20世紀初頭から行われてきた。麻酔の種類は時代によって変化してきたが、現在では硬膜外麻酔が一般的。硬膜外麻酔は意識がはっきりしているので痛みを感じることなく、いきむことや産後のボンディングが可能。麻酔の種類によっては自由にからだを動かしにくく、姿勢を変えるなどの動作が難しくなる場合がある。麻酔分娩は分娩誘発や帝王切開になる可能性など、医療介入の割合が高くなるという報告がある。英国などではフリースタイル出産を行いながら、笑気ガスなどの麻酔を使用する施設もある。日本では麻酔分娩が一般化するのが欧米諸国と比べて遅く、近年ようやく都市部で実施されるようになってきた。

■ラマーズ法

呼吸法を使って気持ちを落ち着かせ、いきみを逃して、できるだけ薬剤を使わない生理的出産を目指す。「ヒッヒッフー」などの決められたパターンがあり、胸式呼吸で行うことが多い。１９７０年末から１９８０年代に日本に浸透し始め、当時はラマーズ法が自然出産の代名詞となっていた。

■ソフロロジー法

妊娠中から瞑想や呼吸法を練習して、出産に対する不安を取り除き、リラックスして出産に臨む。陣痛が始まってからは、座った姿勢でゆったりとした呼吸をくり返して痛みを乗り越え、瞑想のように呼吸に集中して、からだの力を抜いて出産する。

■水中出産

あたたかい水の中で陣痛期を過ごす出産法。水の中で赤ちゃんが生まれることもある。出産用のプールを使用する場合と、自宅などのバスタブが使用される場合がある。分娩室に出産用のバスタブを設置している施設もある。

■ハンモック出産

南米の先住民は寝具にハンモックを使用しており、自宅出産の際にハンモックで出産していた地域がある。高い位置ではなく、またいで地面に両足がつくくらいの高さで吊ることで、安定した姿勢で出産することができるという。

■フリースタイル出産

分娩台で仰向けの姿勢で産むのではなく、上体を起こした姿勢やよつばいの姿勢など、産婦が楽な姿勢で出産する。分娩台の上で仰向けで長時間過ごし、いきみを続けることは、産婦にとって痛みが増し苦しいばかりでなく、胎児にとっても酸素の供給が減少する可能性があり、リスクが増すと言われている。陣痛の間は立つ、歩く、座る、よつばいの姿勢など、自由にからだを動かせる環境で過ごすことでリラックスでき、陣痛の痛みが和らぐ。

■バースセンター

助産師が運営するクリニック。妊娠経過に問題がなくリスクの少ない妊婦が、バースセンターで出産することができる。助産師が妊娠中から産後まで、ていねいに寄り添い、ケアをしてくれる。病院の医師によるバックアップ体制がしっかりしており、妊娠中あるいは陣痛が始まったあとに、リスクが高いと判断された場合には病院に行って出産する。欧米では病院の敷地内にバースセンターを設けているところもある。日本のように産後は長く滞在することはなく、出産した日か次の日には帰宅する。

■マタニティ・スイミング

妊娠中のからだを整え、出産に向けて体力をつけるためのエクササイズの1つとして水泳が取り入れられている。水泳は全身の筋肉を鍛える効果とともに、水に浮いてリラックスすることで、力の抜き方や呼吸法の練習になる。

■マタニティ・ヨガ

妊娠中のエクササイズとして世界的に人気が高いヨガ。血行を促し、妊娠中のマイナートラブルを予防するとともに、呼吸法や瞑想で精神的な安定をもたらす効果がある。ヨガの呼吸法を練習することによって、出産のとき陣痛を乗り越える呼吸法を身につけることができる。

■オムツなし育児

オムツをできるだけ使わずに、赤ちゃんが排泄しそうなタイミングを注意深く見守りながら、自然な排泄を促す方法。赤ちゃんが排泄しそうになったときに、おまるに乗せたり、オムツを開いてその上にさせたりする。アフリカなどでは、オムツをせずに抱いている母親が赤ちゃんのタイミングを見計らって戸外で排泄させていたと言われている。

■出産準備クラス

出産に向けてからだと心を準備するためのクラス。多くの病院や、自治体の保健センターなどでクラスを設けている。アメリカやオーストラリアなどでは出産準備教育を行うバース・エデュケーターという職種があり、産院の選び方や、妊娠・出産に関する詳しい情報を提示してくれる。出産準備クラスは主にバース・エデュケーターが担当している。

■アクティブ・バース

１９８０年代にロンドンのバース・エデュケーター、ジャネット・バラスカスが提唱したフリースタイル出産の先駆けとなった考え方で、欧米に広がった生理的出産運動のきっかけの1つとなった。妊娠・出産の生理を理解し、妊娠中からヨガなどのエクササイズを取り入れて心とからだを整え、女性のからだに備わっている能力を活性化して生理的に出産する。出産場所、医療者、出産方法を女性自身が選択すること、妊娠・出産の主役はあくまで女性と赤ちゃんで、医療者はそれをサポートする役割であるなど、出産の主体を明確にした。分娩台の上での仰臥位から、上体を起こして重力を利用して産み出す姿勢をすすめる。女性が主体的な権限を守られ、医療者に援助されることで緊張がほぐれ、出産を促すホルモンが分泌されて薬剤の使用を抑えることができるとされている。

■ドゥーラ

医療者ではないが、欧米のドゥーラ協会などでトレーニングを受けた上で、産婦や産後の母親をサポートする人。妊娠中からコミュニケーションをとりながら、出産の準備をともに行い、陣痛が始まると一緒に施設や自宅で過ごしてくれる。欧米ではドゥーラの協会が推薦したドゥーラが登録されていて、地域のドゥーラを選ぶことができる。日本には、出産の立ち会いは行わないが、産後に自宅を訪問し、赤ちゃんの世話や家事を請け負う産後ドゥーラを養成、紹介している協会がある。

■LDR（Labor, Delivery, Recovery）

陣痛・分娩・産後の回復期を1つの部屋で過ごすことができる分娩室。主に病院内の個室を指し、医療機器などは目立たないように収納されている。照明がコントロールできるなど、リラックスできる落ち着いた環境づくりをしている。

■産屋《うぶや》

出産が医療化される以前は、世界じゅうどこでも出産の多くは自宅で行われていたが、地域によっては出産のための小屋がコミュニティに用意されていた。日本には中部地方を中心に、産屋が存在した。日本にはかつて出産や生理の血液が不浄視されていたことから、家族と隔離する意味で、出産だけでなく生理中の女性も産屋で過ごした地域があった。産婦は陣痛が始まると産屋に行き、伝統的産婆や姑などの手助けを受けて出産し、産後も1週間から10日間程度産屋で過ごした。その間は、コミュニティの人々や家族によって食事が運ばれ、母子は守られた空間で産後を過ごすことができたと言われている。

■出産のヒューマニゼーション

「人間的な出産」とも表現され、JICA（国際協力機構）の母子保健プロジェクトがブラジルで広めた考え方。20世紀末のブラジルの病院には助産師が存在しなかったために、出産が「ケア」という考え方からかけ離れて、「非人間的な出産文化」と呼ばれるほど人権が無視されていたケースがあった。そこにあたたかみのある日本の助産「ケア」を取り入れた。「出産のヒューマニゼーション」は現在、JICAの母子保健プロジェクトとして世界数カ国で実施されている。

■生理的な出産

あたたかいケアを受け、産婦が尊重されたリラックスした雰囲気の中で、できるだけ医療介入を抑えた方法で出産する。姿勢は自由なフリースタイル出産。陣痛誘発剤や陣痛促進剤、麻酔などの薬剤や医療技術に頼るのではなく、産婦のからだに備わっているオキシトシンというホルモンの分泌を促して、自然に出産するという考え方に基づいている。1990年代は「自然なお産」と表現されていたが、一般に〈自然〉の捉え方が変化してきたことにより、世界的傾向として〈生理的〉と言い換えられるようになった。

■魔女

神秘的な技法を用い、超自然的な力を持つ存在として認識されていた女性。中世ヨーロッパでは宗教的異端者として「魔女狩り」と呼ばれる裁判にかけられたと言われている。祈りや呪いをする巫女や祈祷師、薬草を用いる治療師などが魔女と呼ばれ、そうした役割の1つにお産の介助があったのではないかと言われている。

■ブラジル

■アメリカ

■ケニア

■インド

■フィンランド

208
宇宙船の中のような先進的な分娩室。
麻酔分娩は欧米のスタンダード。
歩けないけど痛くない
［オウル］

211
「昔はサウナでお産したもんですよ。
わたしの父もサウナで生まれました」
さすがサウナの国フィンランド！
［ヘルシンキ］

217
子育て支援の場「ネウボラ」。
赤ちゃんと母親にやさしい施設が
フィンランド各地に850も

■中国

220
民族衣裳の村では90年代でも自宅出産。
へその緒は裁ちバサミで切り
残った端を羊の毛で縛る
［雲南省］

225
赤ちゃんは股割れパンツを履いて。
どこでもトイレで糞尿は宙を舞う！
オムツなし育児の元祖
［雲南省］

■シンガポール

230
バースエデュケーターによる
マタニティスイミングは
このうえなく幸せな時間

1

ミクロネシア

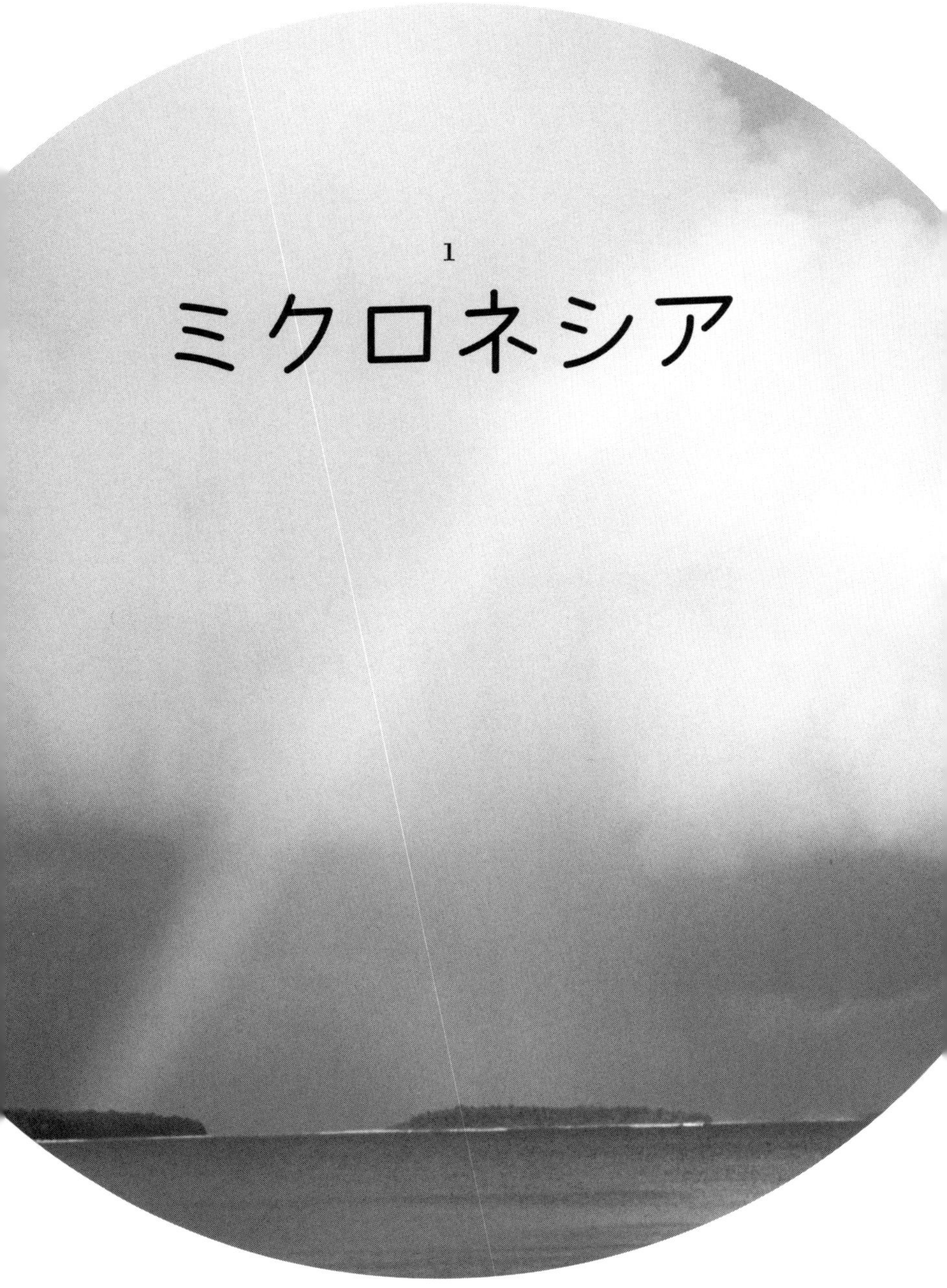

日本にも昭和初期まであった幻の産小屋《うぶごや》が現存する!? トップレスの島の生活になじんだ

［ウォレアイ島］

太平洋のまん中に、ゴマ粒より小さくポツンと浮かぶ島、ウォレアイ島。ミクロネシア連邦の島の1つだ。

そこに「産小屋がある」と聞いたとき、あまりに美しいその言葉の響きにめまいにも似た衝撃を覚えた。日本でも昭和時代初期まで、地域によっては町や村の集落の片隅に「産小屋」と呼ばれる小屋があった。今では当たり前の病院出産の歴史は、それほど古いものではなくて、日本では太平洋戦争のあと、自宅で行われていたお産が病院に移って医療的に管理されるようになった。それまでほとんどのお産は自宅で行われていたのだけれど、中部地方などの集落では産屋と呼ばれる小屋があり、そこで赤ちゃんが生まれていたという伝説のような話が残されている。そんな産屋が現存している。しかもまだ島の女性たちはその産小屋で産んでいるという。ぜひこの目で確かめてみたかった。

わたしはその島へ行くという日本のプロジェクトの方にお願いし、連れていっていただくことになった。けれど、その島へ入るのは簡単なことではない。

「島へ入るためには酋長の許可が必要です。観光地ではないので、宿泊施設もありません。島の人にお願いして泊まるところを提供してもらわなければなりません」とプロジェクトリーダーのKさんが言う。

１９９９年当時、島では自分たちの文化を守るために、外部者の出入りを意図的に制限していた。島へ入るためにはまず酋長にお願いし、さらに小さい島々から集まった各酋長が集まる会議にかけられ、決議される。許可がおりるかどうかは、島の掟を守れるかどうかが決め手になるという。

まず、写真は許可なく撮らない、撮影した写真を商業的な目的で使用しない。女性はメンズハウスに近づいてはならず、漁をしてはならない。飲酒も禁止など、いくつかの禁忌があり、最後に「島民と同じ服装で生活すること」という項目がついていた。島の人々はトップレスで生活しているのだ。

その頃のミクロネシア諸島でも、すべての島がトップレスで生活しているわけではなかったし、当然、この島の人々もほかの島の人たちが服を身にまとっていることを知っている。

人口およそ千人、周囲2キロの環礁の小さな島には公共の車が2台あり、テレビ、ビデオ、カセットデッキなどの電化製品を持つ家も出始めていた。学校を作り、独自の文字を持たなかった島の言葉は英語のアルファベットに置き換えられ、英語の教科書を使って授業が行われている。

そうした外国の文化を取り入れながらも、島の人々は自分たちの伝統を死守し、島の外から入ってくる文化やモノに対して、人々の合意の上で取捨選択が行われていた。男たちは木綿の長いふんどしを腰に巻き、女たちは木綿の糸で織ったラバラバと呼ばれる色鮮やかな厚手の布を巻いている。赤道に近いという土地柄もあるのだろう。からだを覆う目的としての服はどうしても必要なモノではない。

多少不安もあったけれど、島におじゃまさせていただくために島の流儀に従うのは当然だ。持ってきたカメラをカバンの奥にしまいこみ、ラバラバ1枚で生活する覚悟を決めた。

しかし、いつ、どのようにトップレスになればいいのだろう。ものごとにはタイミングというものがある。細かいことだが、気になる点だった。Kさんは「島に降り立ったときには、シャツを脱いでいてください」と教えてくれた。経由地のヤップ島でTシャツに着替え、飛行機が島についたときにシャツを脱ぐのだという。なるほど。かくしてわたしは、飛行機が島に着地した瞬間に、勇気を出してバッとシャツをはぎとり、トップレスになった。

滑走路が1本あるだけの飛行場に降り立つと、ジャングルの中から島民たちがぞろぞろ出てくるのが見えた。島の人にとって月に2回やってくる飛行機は、手紙や荷物、ときにはバースデーケーキや贈り物を運んでくる貴重な定期便だった。たくさんの裸のボディを、しかも戸外で見るのは初めてなので、わたしの目は人々に釘づけになる。彼らもまたわたしたちのことをジロジロと眺めた。わたしの肌は白過ぎて、太陽の洗礼を受けていないから、彼らの目にはなんとも弱々しく見えたことだろう。

ジェンダーギャップをこれほど身にしみて感じたのは、久しぶりのことだ。とにか

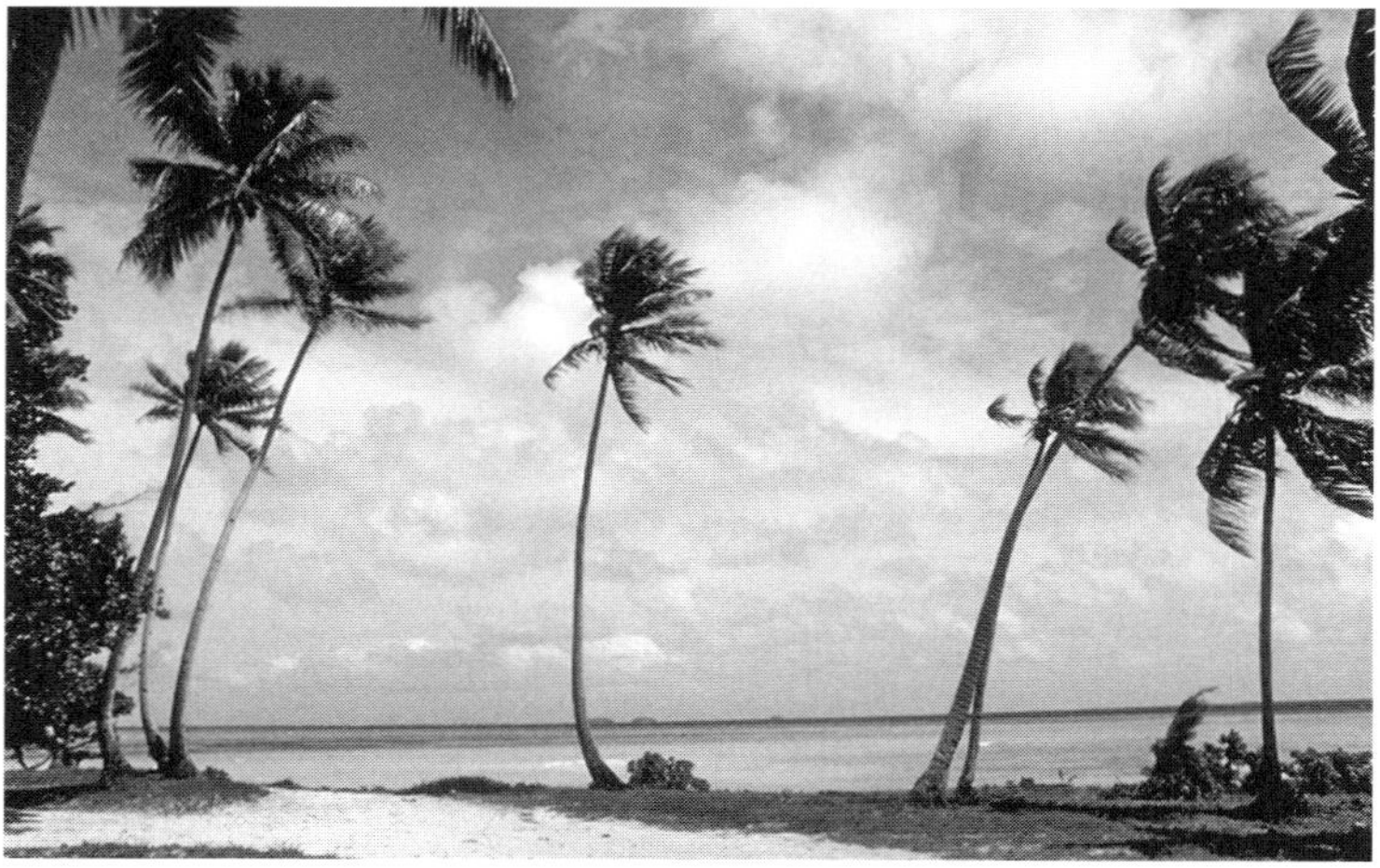

［ミクロネシア・ウォレアイ島］ 太平洋のパプアニューギニアの北に位置するミクロネシア連邦。600以上の小さな島々からなる国だ。ウォレアイ島は美しい環礁。

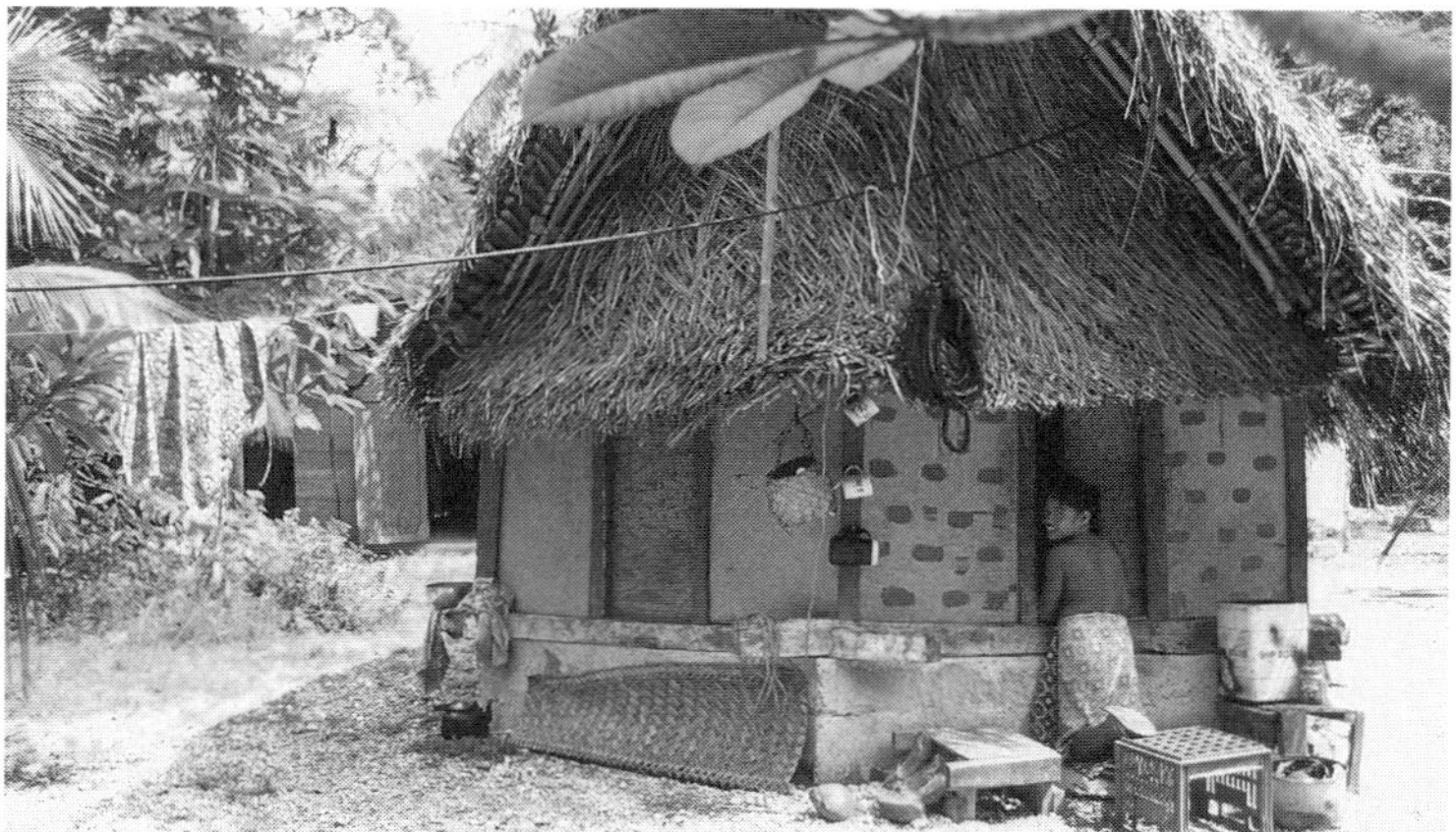

［ミクロネシア・ウォレアイ島］ 島民の家はヤシの葉で葺いた小屋。島にはいくつかの集落があり、母系の親戚が集まって暮らしている。

ミクロネシア

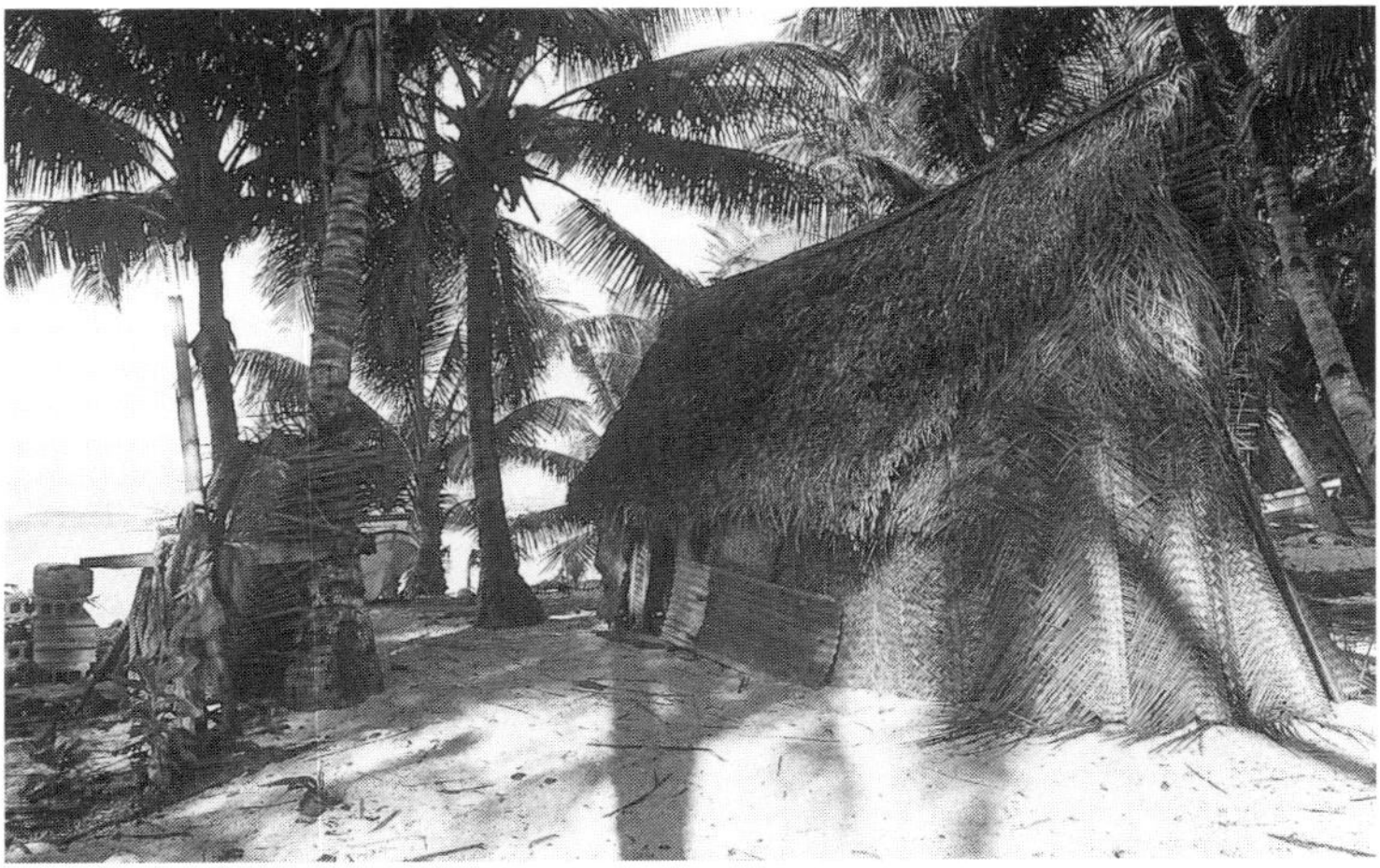

［ミクロネシア・ウォレアイ島］ ビーチに建てられた産小屋。屋根も壁もヤシの葉。ふだんは「女性小屋」として集落のコミュニティセンターとして使われている。

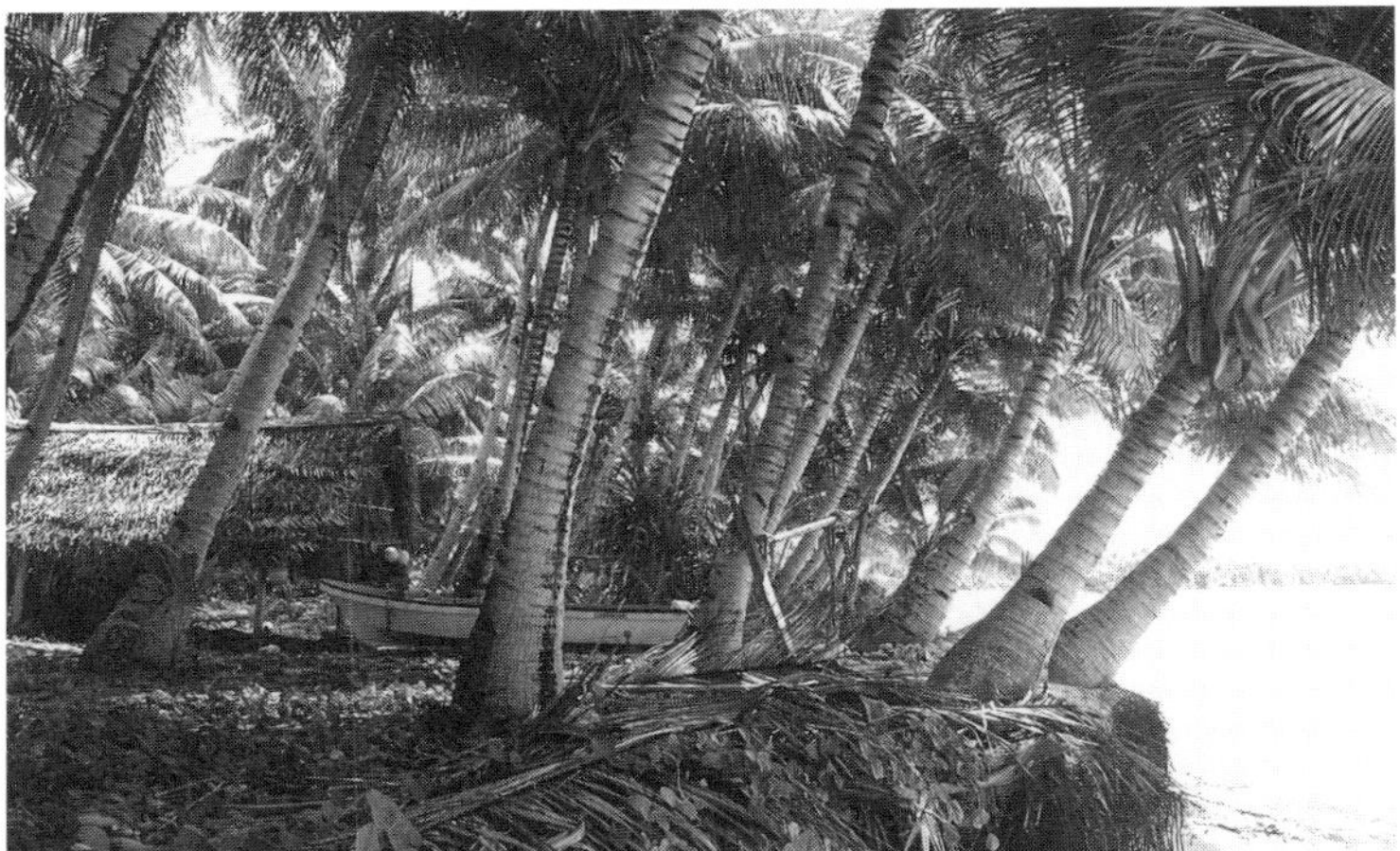

［ミクロネシア・ウォレアイ島］ 島民は海に出て魚を獲り、畑で主食のタロイモを栽培している。海とともにある自給自足の生活。

く歓迎用に首にかけてもらった美しい花のレイで、カモフラージュするしかない。

けれど初めはとまどい恥ずかしかったトップレス生活も、日に日に快適になっていった。頭であれこれ考える現代人の意識以上に、からだは原初的な生活を覚えていたのだろう。人間はしょせん動物なのだ。到着した瞬間にシャツを脱いだのを皮切りに、次の日にはパンツを脱ぐことになり、3日目には食事を手で食べ、4日目に時計を捨てた。下着もフォークもみんな役にたたないモノと化し、時間というときの流れは太陽の位置でおおよその時刻がわかればそれでいい。島はそんなおおらかな社会だった。

神話のような、自然に抱かれたお産。ビーチに建つヤシの葉の小屋が産屋《うぶや》に。海で産湯《うぶゆ》をつかい、女たちは炊き出しを

ウォレアイ島へは、ヤップ島から乗り合いバスのような小さな飛行機が月に2往復していた。わたしのフライトはちょうど満月の日が島入りで、次の新月の朝に迎えがやってきた。まるで月のリズムのような定期便だ。

島に宿泊施設はないので、ある一家にお世話になることになった。わたしにはビーチに建てられたヤシの葉で葺いた小屋が提供された。床も壁もドアもヤシの葉できっちり編んだムシロ（織物）で作られている。15畳ほどのワンルームだ。実はこの小屋が、有事の際に産小屋になるという。なんのことはない、赤ちゃんと母親のための「お産の家」は、ただのヤシ小屋だったのだ。小屋はふだんは女性たちのコミュニテイルー

ムとして使われているので、住人はいない。わたしの食事はお世話してくださる一家のお母さんが作ってくれ、さらにひとりで小屋に泊まってもらうわけにはいかないと、3人の女性たちが一緒に寝泊りしてくれることになった。

島には集落ごとにこうした小屋があって、女性たちは家の近くにある小屋へ行ってお産する。わたしが到着した日の3週間ほど前に、となりの集落で赤ちゃんが生まれていた。さっそく話を聞きに行くと、その母親は陣痛が始まってから、ゆっくりと小屋に赴き、子どもを産んだと話してくれた。産婦の母親と親戚のおばあさんが介助したというが、ふたりとも島ではれっきとした産婆である。この島は人口が1000人ほどなのに、産婆と呼ばれているおばあさんが6人もいるそうだ。もちろん助産師としての教育は受けていない伝統的な産婆だけれど、何がしかの衛生教育は受けているらしく、島の人々に「赤ちゃんをとり上げる人」として認識されていた。

小屋はビーチに続くヤシ林の茂みにひっそりと建ち、床はなく、砂の上にヤシの葉で編んだムシロが敷いてあるだけだ。産婦が寝た姿勢でムシロの上に赤ちゃんを産むと、赤ちゃんと一緒に出た血液や羊水はそのまま砂に染み込んで行く。産婦は、出産直後に目の前の海に入って自分のからだを洗い流すのだそうだ。

「とても清潔でしょう」と、その母親はにっこり笑いながら言った。

パンツをはかない生活だから、出産後の悪露（産後に子宮から出る血性の分泌物）や生理はどうするのだろうと思っていたのだが、1日に何度も海に入るので、パッドなどは必要ないらしい。胎盤をヤシの葉に包んでビーチに埋めると、お産の一連の行程は終了する。

小屋は女性たちだけの空間だ。親戚の女性たちが集まって、小屋の外に石を置いた簡易のキッチンを作り、そこで薪を焚いて煮炊きをする。女性たちが交代でお産した女性と生まれたばかりの赤ちゃんの世話をするのだ。母と子が、守られた空間の中で安心して過ごすことができる仕組みがそこにある。

男の役割・女の役割がはっきりと分かれているこの島では、夫がお産に立ち会うこともなければ、産小屋に近寄ることもない。夫の役目は妻が産小屋で生活している間、漁に出て産婦のために毎日魚を獲ることなのだという。

産婦は10日間、赤ちゃんと蜜月のときをビーチで過ごす。そして毎日何度も、ふたりは海で水浴びをするのだ。この水浴びのことを「テューテュー」といって、島の人たちは老若男女、朝起きても夕食前にもテューテューと、楽しそうに海に入る。彼ら

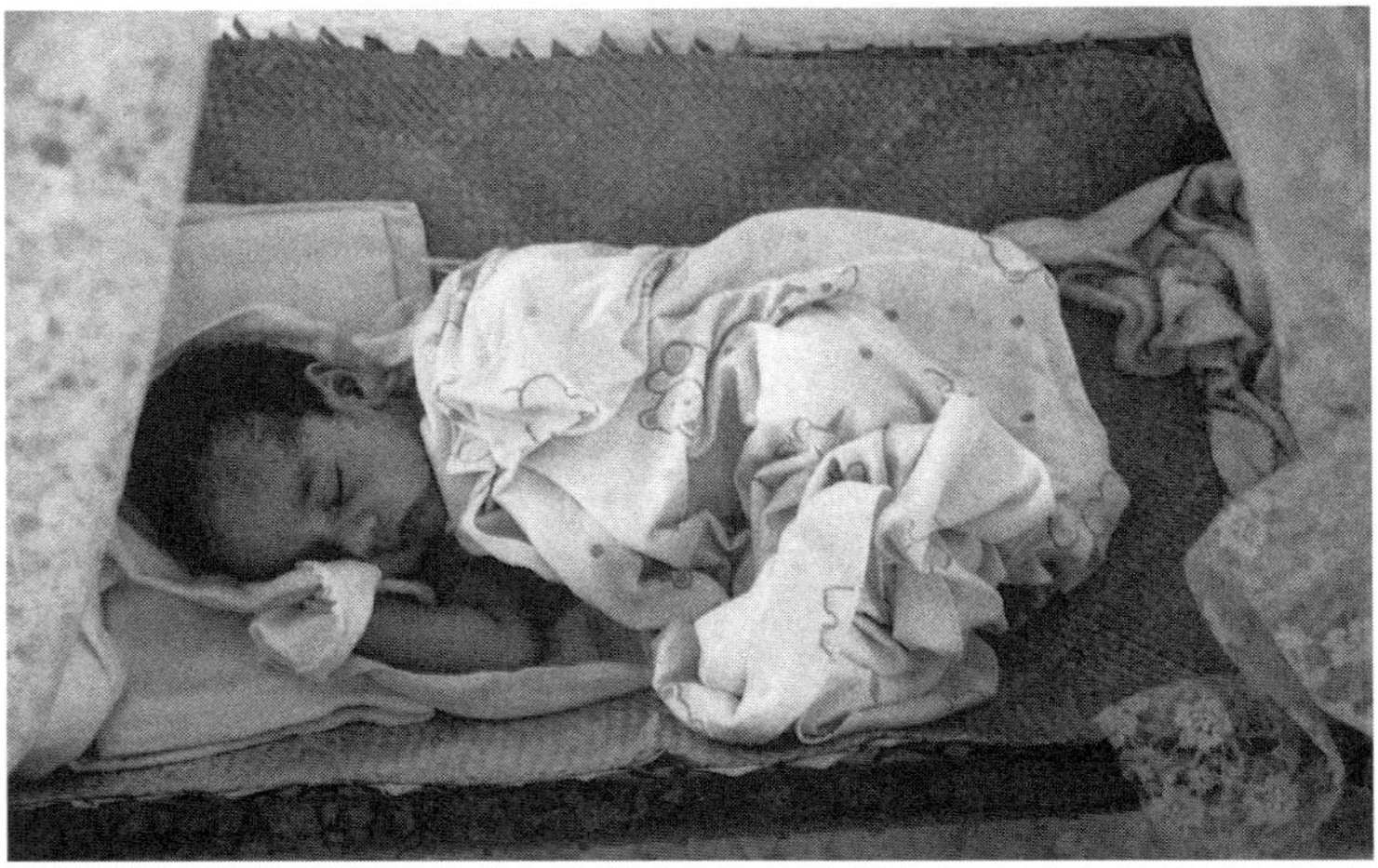

［ミクロネシア・ウォレアイ島］ 数週間前に生まれた赤ちゃん。天井の梁に紐をかけて、ぶら下げたゆりかごでお昼寝。

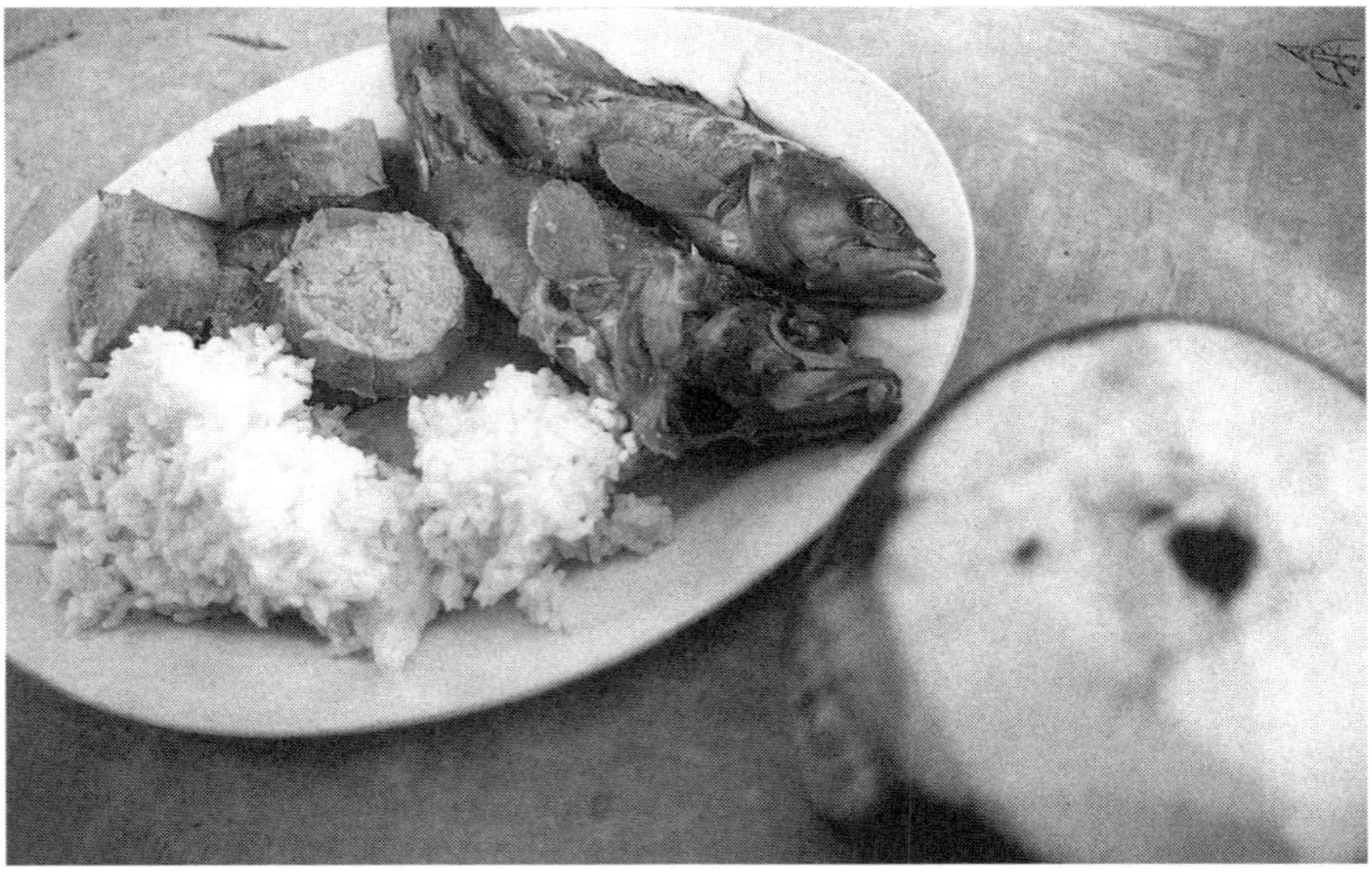

［ミクロネシア・ウォレアイ島］ 主食は米とタロイモ。海で獲れた魚がおかずだ。ドリンクはヤシの実。朝食は、玄関前に吊るされたバナナの房から好きなだけとって食べる。

ミクロネシア

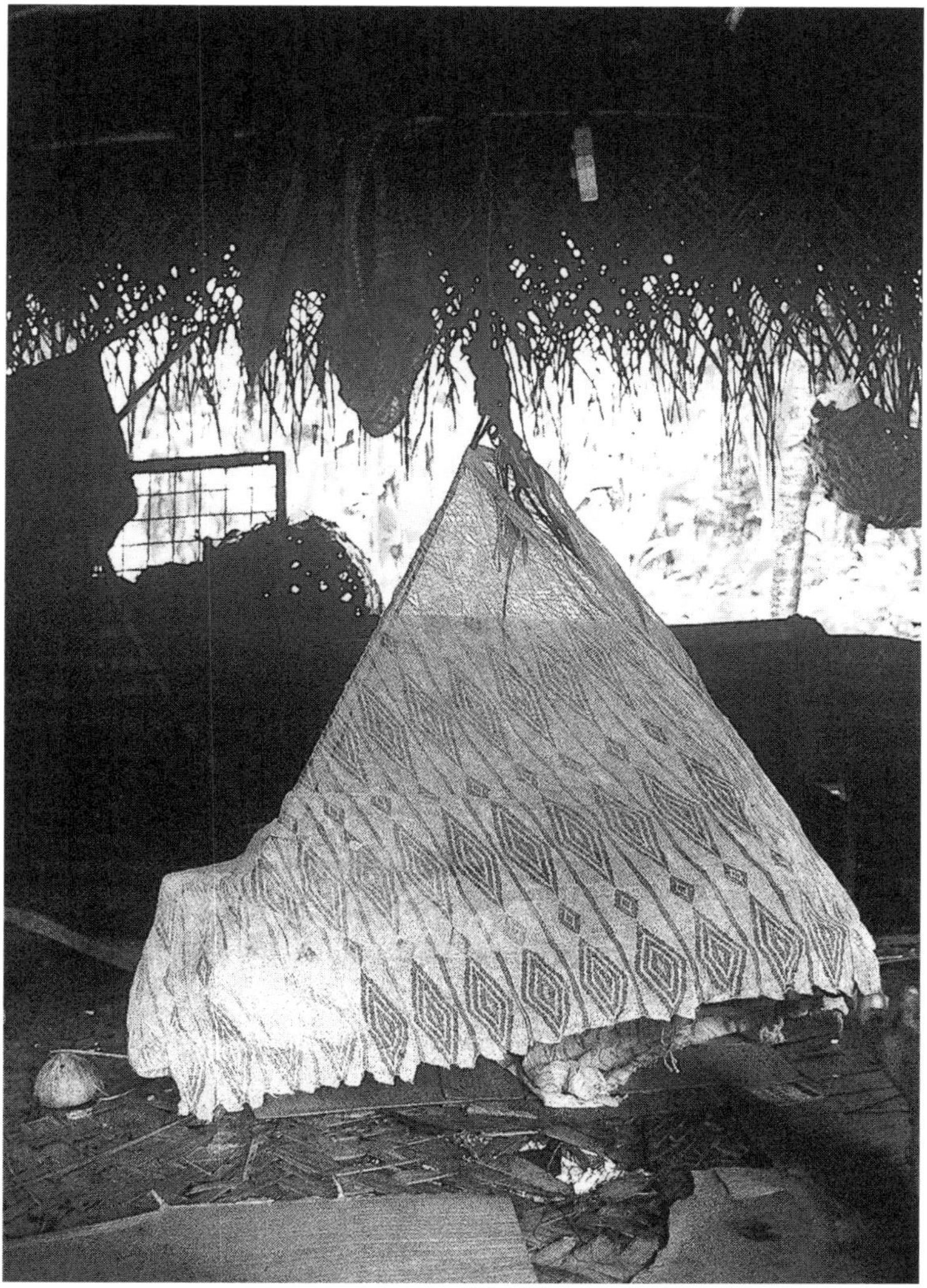

［ミクロネシア・ウォレアイ島］ 赤ちゃんのゆりかごは、蚊やいろいろな虫から守るため、レースの蚊帳《かや》で覆われている。

にとって、海は日常生活には欠かせないもの。珊瑚礁でまったく波のない穏やかなビーチだから、波にさらわれることなく、ゆったりと水浴びができる。

海は風呂でもあり、トイレでもある。わたしは生まれて初めて、海の中で用を足した。自分の排泄物が、透き通った海水にぷかりと浮かぶ様は、なんとも愉快だ。漂っているそれをわたしはまじまじと見つめる。しかし、感慨に浸る暇もなく、色とりどりの熱帯魚がワッと集まってきて、きれいに消えてしまうのだった。

そんな海と一体の島だから、海で赤ちゃんを産む水中出産があったのではと思い、何人もの人に「海の中で出産した人の話を聞いたことはありませんか？」と訊ねてみた。けれど、答えはすべてＮＯだった。もし海にいるときに陣痛が始まった場合は、ただちに陸へ上がると断言した人もいる。とはいえ、島でのお産は海からほんの30メートルほどのところで行われ、波の音に包まれて、海を眺めながら産み、出産直後に海に入る。水の恵みを上手に利用したお産だった。

海岸のヤシの葉で葺いた小屋で、熟練産婆に見守られながら子どもを産む。コミュニティの女性たちがみんなで身の周りの世話をしてくれる。夜には松明《たいまつ》が焚かれることだろう。まるで神話のような、自然に抱かれたお産がまだ島には存在していた。

産婆が亡くなって行く人の見送りも。「おじいさんが死にそうです」松明《たいまつ》が焚かれ島民が大勢で賛美歌を

島の生活にやっとなじんだ、1週間くらい経った頃のことだった。一緒に小屋で寝てくれていたティアーナが「親戚のおじさんが病気なの。行かなくちゃ」と小屋を出ていって、その晩から帰ってこなくなった。世話をしてくれるわが家のお母さんも病人の家に通いだし、その日から周りはなんとなくせわしない状態になっていった。

次の日の夕方、お母さんが「一緒に病人のお見舞いにいこう」と誘ってくれた。病人の家は石の土台の上に建った木造の大きな家で、中にはすでに15人くらいがヤシの葉で編んだ敷物の上に座っている。部屋の中央には、布団に寝た老人が横たわっている。やせ細った老人は、娘や親戚の女性たちに囲まれていた。その老人はすでに1年

ほど前からガンに冒されていたらしく、ほかの島で治療を受けたあと、島に帰って寝たままの生活を続けていたという。急に様態が悪化したのか、親戚が集まってみんなで介護する体制に入ったのだ。

女性たちがヤシの葉で作ったうちわであおいだり、老人の背中や肩をさすったり、ときどき声をかけたりしている。そのひとりに先ほどのお産を介助した産婆がいた。堂々とした身のこなしとその表情に、彼女の深遠な精神性がにじみ出ている。

人々が次々と集まってくる。40人くらい集まっただろうか、誰からともなく歌声が聞こえてきた。するとそれに呼応するように、たくさんの人が歌い始めた。それは教会で歌われる聖歌だった。島の人はみな、熱心なキリスト教信者なのだ。あたりは次第に暗くなり、闇に閉ざされて行く。

想像してみてほしい。暗がりの中で、中央に死にゆく人を囲んで、裸の老若男女が部屋に集い、南国らしいのんびりしたメロディーを口ずさむ様を。褐色の肌が、松明の淡い光で揺れている。その歌声は、チベットの死者の書のように、老人の魂を癒しているのだった。

それから毎日、わたしはその家に通うようになった。いつもうしろのほうで眺めているだけだったけれど、帰る日には一番前の席を与えられ、初めてうちわで老人をあおぐ役を仰せつかった。

今日は、老人の手を握ってお別れを言おう。

家族の人が「この人は、今日のヒコーキで日本に帰るんですよ」と言ってくれた。すると老人はわたしのほうをジロッと見て、「MATA、KURUKA」と言ったのだ。最初はわからなかったけれど、なんとそれは耳慣れた日本語だった。この島は日本軍の基地として統治された歴史を持っていて、子どもたちは学校で日本語を習わされていたのだ。

風のたよりで、老人はその後1ヶ月ほどで亡くなったと聞いた。その知らせにわたしは、流れる時間について思いをはせる。

老人の家族や親戚は島の外に住んでいる人が多かったから、ハワイやサイパンから駆けつけてきた親戚もいた。今、日本の暮らしの中で、大切な親族が亡くなりそうだと聞いて遠方から駆けつけたとしても、1ヶ月間、病人のそばに寄り添っていられる人がどれだけいるだろう。わざわざ海外から駆けつけるとなれば、なおさらだ。

でも、と思う。人々はもしかしたら「その日」を待っていたわけではなかったのではないか。そこにはただ、その老人との最期の日々を分かち合い、ともに生きる暮らしがあり、日没になってはまた陽が昇るという単純な「とき」がそこに重ねられていたに過ぎない。孤立化した家族の中での介護ではない、大勢の人々と一緒に支え合う看取りの形がそこに息づいていた。

島では、こうしたターミナルケアが年間2〜3人あるという。人々は子どものときから、病いの人や死にゆく人を暮らしの中でじっくりと見つめ、死者を送ってきたのだった。

現代社会はあまりに忙しくて、誕生や死に関わる時間の余裕を持てなくなっているから、人々はいのちに寄り添うケアは医療サービスに任せ、直接関わることを避けてきた。でも、暮らしの中で誕生や死をしっかり見つめてきた島の人々にとって、看取りは何ものにも代えがたい大事な行事だった。

わたしはこの島で自分の腰巻きを買ったとき以外、2週間お金に触ることなく過ごした。生活は島の人の善意に支えられ、お金に変えられないものばかりだった。

2

オーストラリア

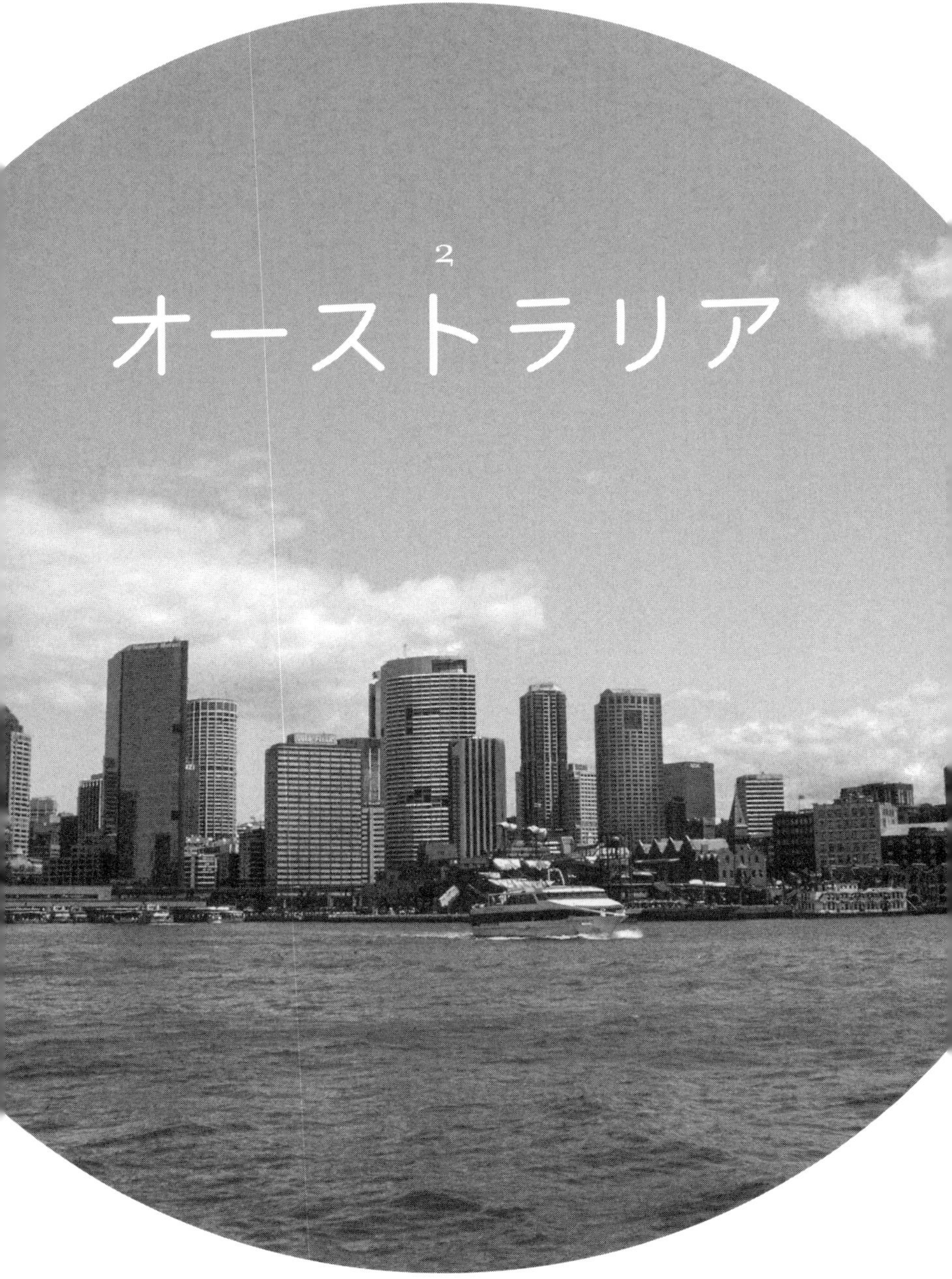

出産後の入院ナシでその日に帰宅！バースセンターでは産後にお昼寝をして帰ります。

［シドニー］

うららかな秋の午後。シドニーのバースセンターのベッドルームで、赤ちゃんが生まれていた。産後のいくつかの処置が終わったのだろう、新しい家族は川の字でお昼寝をしている。おだやかで幸せなひとときだ。

胎児は生まれる準備が整うと、陣痛を起こす信号を母親に送ると言われている。陣痛は波のようにやってきては母親の子宮口を徐々に開き、その扉が全部開くと胎児は少しずつ外に出ようとする。母親の膣を通って生まれてくる胎児は、狭い産道を時間をかけてゆっくり慎重に進む。そしてまず頭を出して（逆子でなければ）、次にからだ全

オーストラリア

体が出てくる。ヒトのからだからヒトが出てくるのだから、やはり不思議なことだ。ようやく生まれるとそこにはいきなり広い世界が広がっていて、突然、眩しい光に包まれる。だから生まれる瞬間の赤ちゃんの表情はすぐににっこりというわけにはいかなくて、たいていは難しい顔をしている。それからグスッと鼻を鳴らすようにして、鼻や口に入った羊水を出して、人生初の呼吸をするのだ。

赤ちゃんは生まれると「おぎゃあおぎゃあ」と泣くものだと思われがちだけれど、実際は母親と急に引き離すことがなければ、泣かずに呼吸を始める子は多い。そして呼吸が整うと、ゆったりした表情になる。ときにはパッチリ目を開けて、なんでもわかっているような顔つきで周囲を見回す子もいる。

カップルに挟まれて、赤ちゃんは気持ちよさそうに眠っていた。その肌は羊水に包まれていたときの面影を残し、陣痛を乗り越えた母親の顔は達成感に包まれていた。

わたしが子どもを産んだとき、とても満たされた気分になった。それは情緒的な感情というより、出産をやり遂げた安堵感と、からだが芯から喜んでいた多幸感のほうがずっと大きかった。その充実した感覚は、入院中延々と続いていたように思う。

人生には忘れられない特別な時間が、誰にでもきっとある。

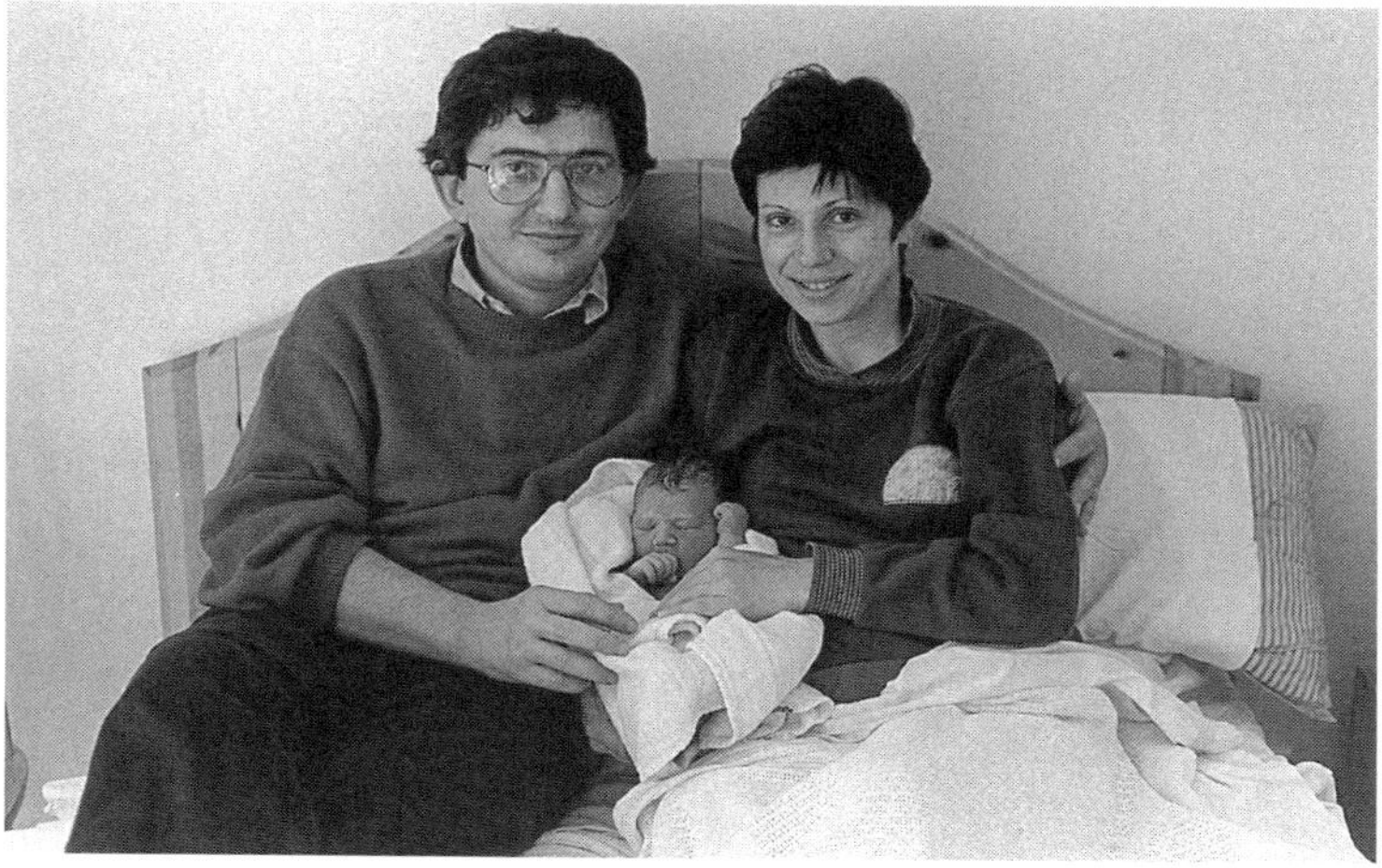

［オーストラリア・シドニー］ バースセンターで数10分前に生まれた赤ちゃんと両親。

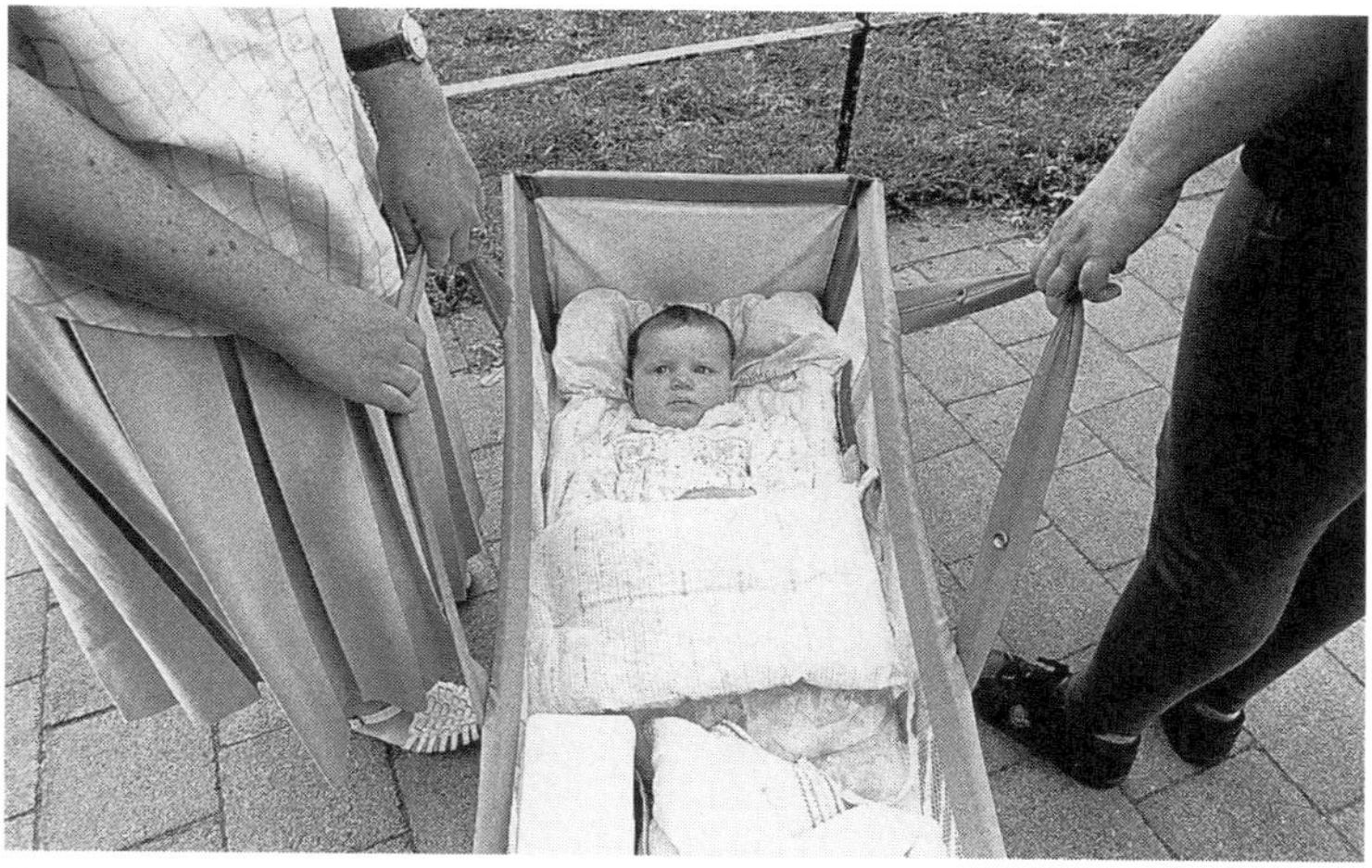

［オーストラリア・シドニー］ シドニーで開かれた国際会議に来た参加者と赤ちゃん。ベビーコットに入れられて会議に出席していた。

オーストラリア

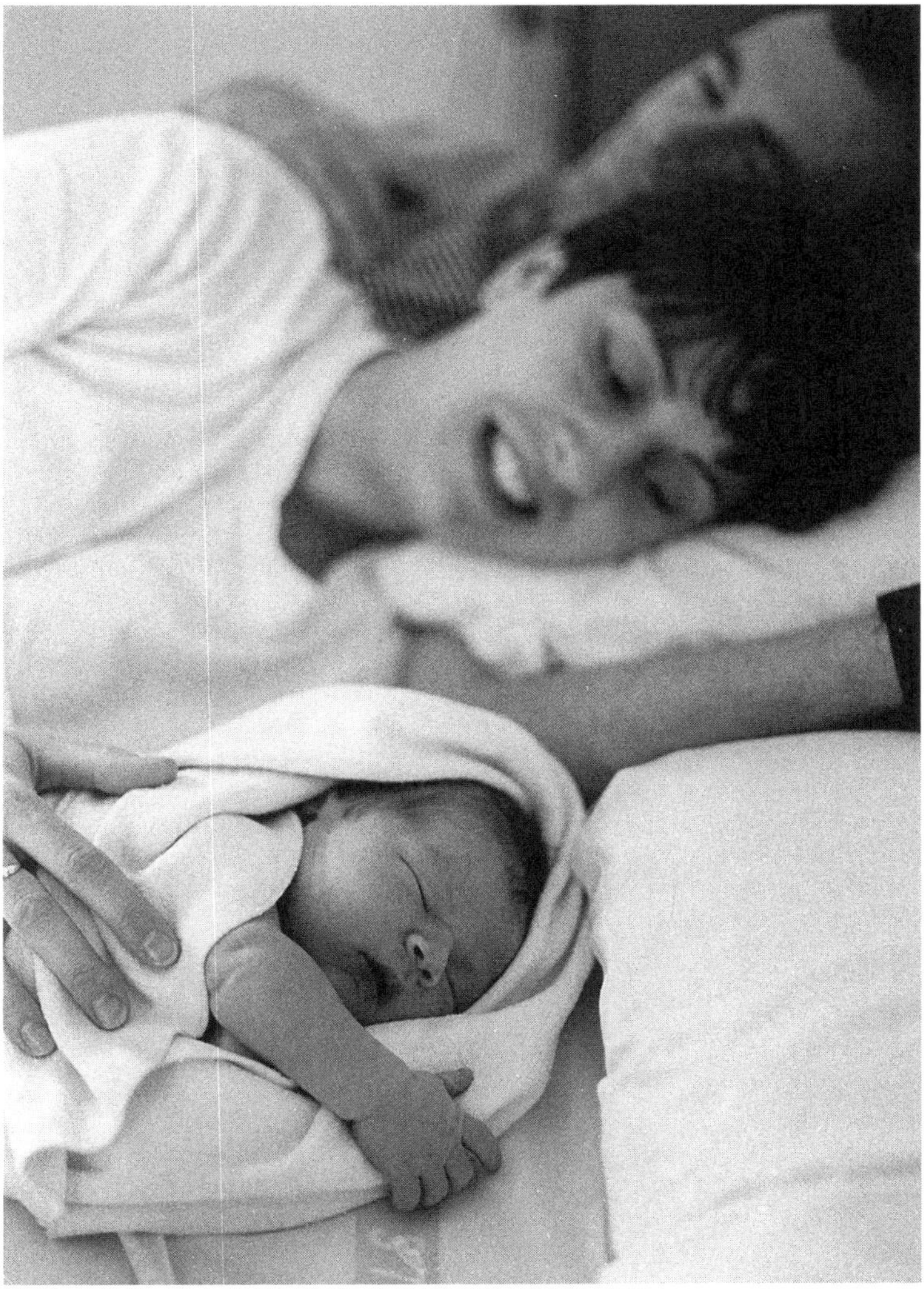

［オーストラリア・シドニー］ バースセンターで数時間前に出産したカップルが、赤ちゃんと一緒にお昼寝をしていた。夕方には揃って退院する。

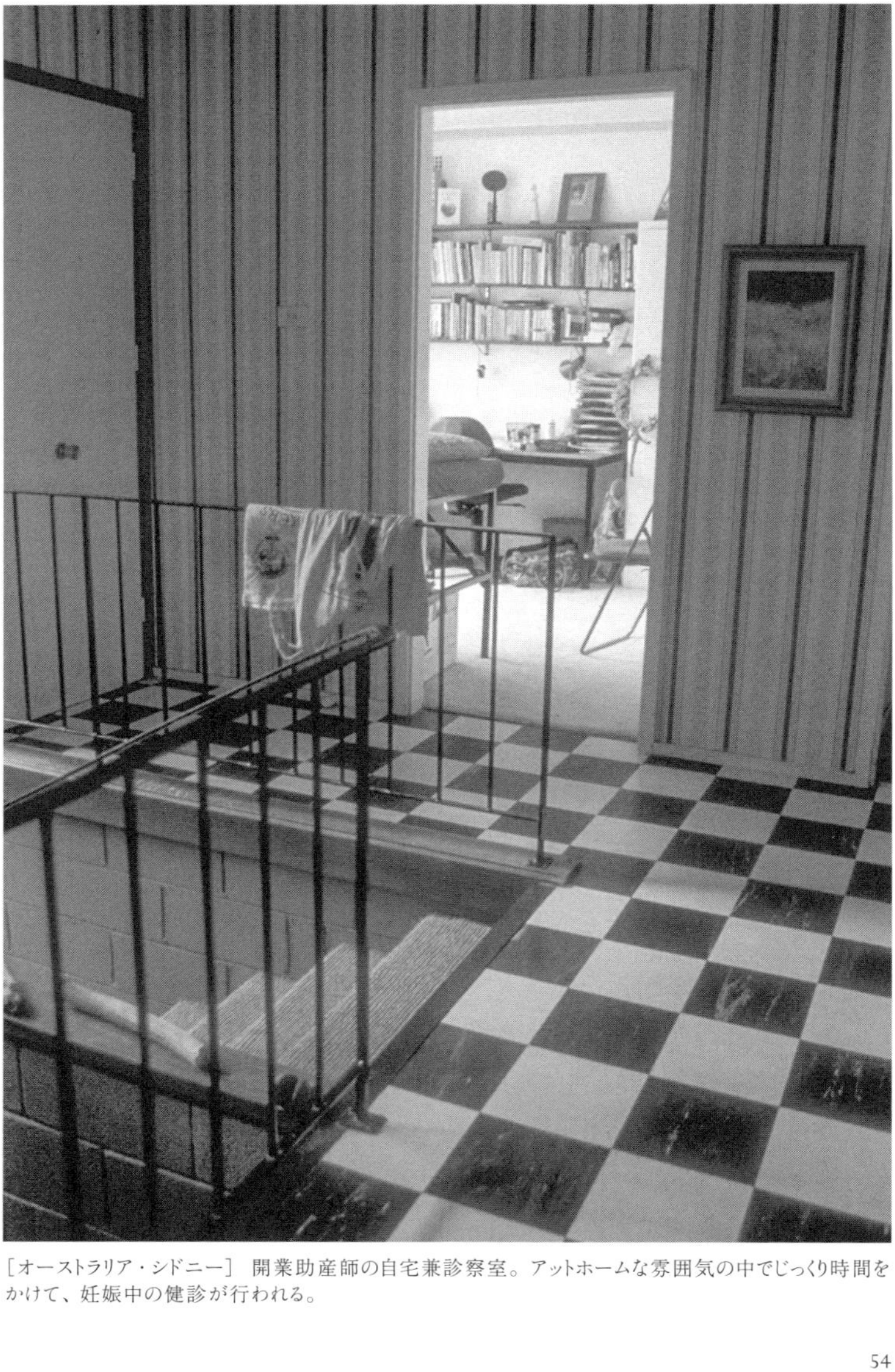

［オーストラリア・シドニー］ 開業助産師の自宅兼診察室。アットホームな雰囲気の中でじっくり時間をかけて、妊娠中の健診が行われる。

3

ブラジル

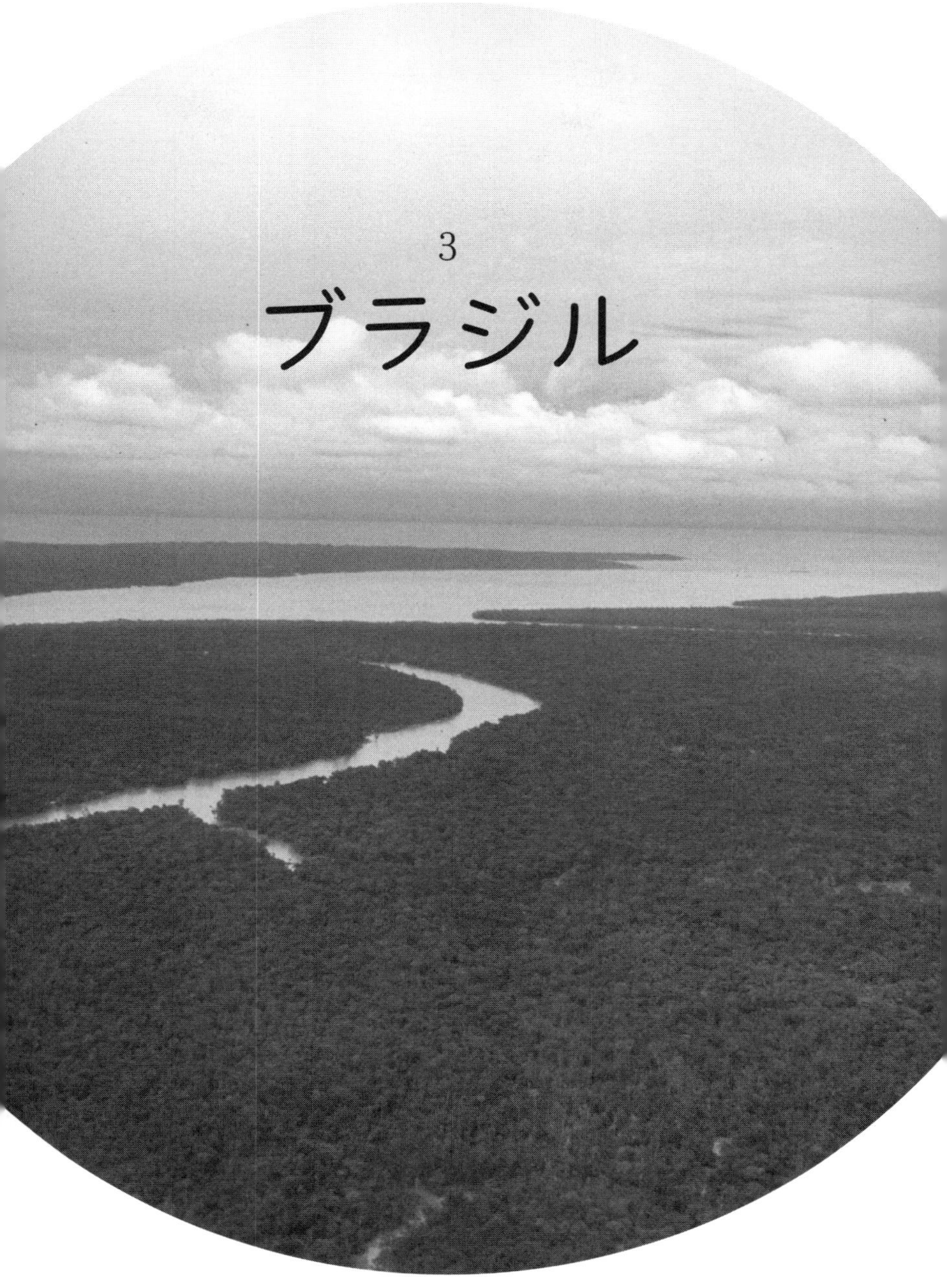

大学病院でのとある出産風景。誕生の祝福も出産の喜びもなく慰めの言葉をかける人もいなかった。

［セアラ州］

「ブラジルにはすべてがある」と言う人がいる。未来も過去も、善も悪も混然一体となってそこにあるのだという。

サンパウロやリオ・デ・ジャネイロなどの大都市から飛行機で何時間か飛べば、アマゾンのジャングル上空にたどり着く。そこには、古代のような生活をしている先住民がまだ住んでいるし、ウォーターフロントに高層ビルが建ち並ぶ町から車を2時間走らせれば、電気ガス水道なしの土壁の家に住んでいる人々の村がいくらでもある。

今では目ざましい経済発展を遂げているブラジルも、かつては赤ちゃんや子どもたちの死亡率が高い時代があった。国の発展には、母親と子どもの健康を守る政策が欠かせないのはどこの国も同じだ。ブラジルは国を挙げて母子保健にとり組み、自宅で産むことが当たり前だった地方の女性たちに、病院出産を奨励するようになった。とはいえ、20年前の地方では病院そのものがまだ開発途上にあったから、そこでの出産はケアの行き届いたスマートな出産とはほど遠いものだった。

２０００年、わたしはブラジルの東北部セアラ州の大西洋を望む美しい町、フォルタレーザにいた。赤道からほんの少し下がった南大西洋に面しているこの町の気候は、暑いか、ものすごく暑いかのふた通りで、いつも強い太陽の光が降り注いでいた。

フォルタレーザ市内にある大学病院はその前年、４０００件を超える出産があったほどの大型病院だった。こうした基幹病院にはリスクを抱えた産婦が遠くから送られてくる上に、公立病院の医療費は無料ということもあって、多くの人が集中する。

分娩棟の廊下で、わたしはいきなり、血液に真っ赤に染まったシーツを抱えた人とぶつかりそうになった。先進国では出産のときに使うシーツやガーゼ、注射針などはディスポ（使い捨て）が当たり前になっているのだけれど、その当時のブラジルでは、大学病院といえどもシーツは滅菌消毒後、洗って何回でも利用されていた。

わたしは真っ赤なシーツを見て、てっきり出産が済んだものと思っていたのだけれど、奥の分娩室からはまだ産婦の叫び声が聞こえていた。いかにも大学病院といったいでたちのガウンをまとった医師や看護師など、何人もの人々がばたばたと分娩室を出入りしている。間欠泉のように不定期にあがる雄叫びは、廊下の隅々まで響きわたっていた。分娩室のドアは開け放たれている。どうしても気になったので、ほんのちょっと覗いてみることにした。

叫び声をあげる産婦は分娩台の上で、鐙《よろい》のような足台に両膝を乗せられ、脚が大きく開かれている。すでに会陰切開（P20＝赤ちゃんが出てくるときに、膣の会陰と呼ばれる部分を切開する）が行われているのだろう、下には血に染まったシーツが置かれていた。産婦の胸の上には小さなカーテンが敷かれ、彼女の顔は医療者には見えないようになっている。顔のない、名前もない女性はそれでも叫び続けた。叫ぶことによって自分の存在を主張しているようにも思えた。

なかなか生まれないとみえ、さらに会陰切開が行われ、医師が産婦の上に馬乗りになるような格好でおなかを押し、みんなでいっせいにかけ声をかけあいながら、ひとりの医師が吸引器で赤ちゃんの頭を下からひっぱった。３回ほどそれがくり返されたのち、ようやく生まれた赤ちゃんは４０００ｇを超えるほどビッグで、血まみれで、あまり元気そうには見えなかった。

心音が落ちて、早く出さなければいけない状態だったのだろう。顔のない女性は疲れきった様子で、カーテンの向こうから起き上がってはこなかった。

なんと悲惨な光景だろう。そこには誕生の祝福も出産の喜びもなく、産婦の顔を見てなぐさめの言葉をかける人もいなかった。医療者たちは「まったく、なかなか生まれない困った出産だ」というような表情をし、赤ちゃんが産婦のからだからひっぱり出されると、みんな「やれやれ」という顔をして、それぞれの持ち場に散っていった。

ぐったりとしていた赤ちゃんは、検査室に運ばれて酸素の吸入を受けると呼吸は整っていった。その頭には生々しく吸引器のあとがついている。元気なことが確認されたからなのか、赤ちゃんはひとりぼっちで台の上に乗せられていた。話しかける人もいなかったので、わたしは写真を撮らせてもらうためにひとり言のようにつぶやいた。

「生まれてきておめでとう。大変だったわねえ、苦しかったでしょう。でも、もうだいじょうぶよ。かわいいあなたを、ちょっと撮らせてね」

あいさつは肝心だ。とはいえ日本語だったから、通じなかったかもしれない。

帝王切開率40％以上という
ブラジルの産科医療は消費スタイル!?
大都市のプライベート病院では90％以上

ブラジルは世界に名だたる帝王切開王国である。

サンパウロやリオなど大都市のプライベート・クリニックでは、90％以上の帝王切開率を誇る病院がある。とはいえ2000年当時はまだ、東北部やアマゾンなどの奥地では自宅出産が昔のままに残っていたから、ブラジル国内をおしなべてみると、帝王切開率は全体の40％ほどだろうと言われていた。

ところがこうしたランキングトップのブラジルの逸話は、すでに過去のものとなりつつある。今では世界各地で帝王切開率が上がり続けていて、とりわけアジア諸国が急上昇中だ。これまで日本は、先進国の中では珍しく帝王切開率が低い国と言われていたのだけれど、こちらも2000年代以降右肩上がりに上昇している。はっきりとした数字は示されていないものの、その率は出産全体の25%を超えるのではないかと言われている。

これにはいくつもの理由がある。まず、かつては経膣分娩（膣を通して赤ちゃんが生まれる出産）をしていた逆子や双子の出産を帝王切開にするようになったこと。高齢出産や、不妊治療後に妊娠する人が増えてきたことも理由の1つだ。一方で、いつ始まるかわからない陣痛を待つより、あらかじめ日程を決めることができる帝王切開を望む女性が増えてきていることなど、産む女性や家族のニーズも変化している。

それにしても帝王切開率が90%という大都市のプライベート病院の数字は、医学的にどうしても帝王切開が必要な人の割合を遥かに超えている。これはある意味、帝王切開出産が流行のようになっている面もあって、プライベート病院で出産するセレブな女性たちを見て、ちょっと素敵で合理的、と思う人がいるのかもしれない。女性たちはいつの時代でも、母親世代のやり方を古臭いと感じて、常に新しいことに挑戦してきた。出産のチョイスにもまた、消費のスタイルが映し出されているのだ。

産科学より人間らしさに産婦を大事にするキー概念「出産のヒューマニゼーション」

ブラジルはそれまで、56ページで紹介した大学病院での出産シーンのように、産婦にとっては不本意な出産が少なくなかったと言われている。助産師制度がなかったということもあって、産婦ひとりひとりに質の高いケアを提供する土壌がまだ作られていなかったのだ。

こうした状況に一筋の光を灯したのが、JICA（国際協力機構）が1996年にフォルタレーザに立ち上げた家族計画。母子保健プロジェクトの提唱した「出産のヒューマニゼーション（人間的な出産）」というコンセプトだ。プロジェクトは日本の助産師のケアをブラジルの医療者たちに伝える活動などを展開し、出産環境の改善に貢献

ブラジル

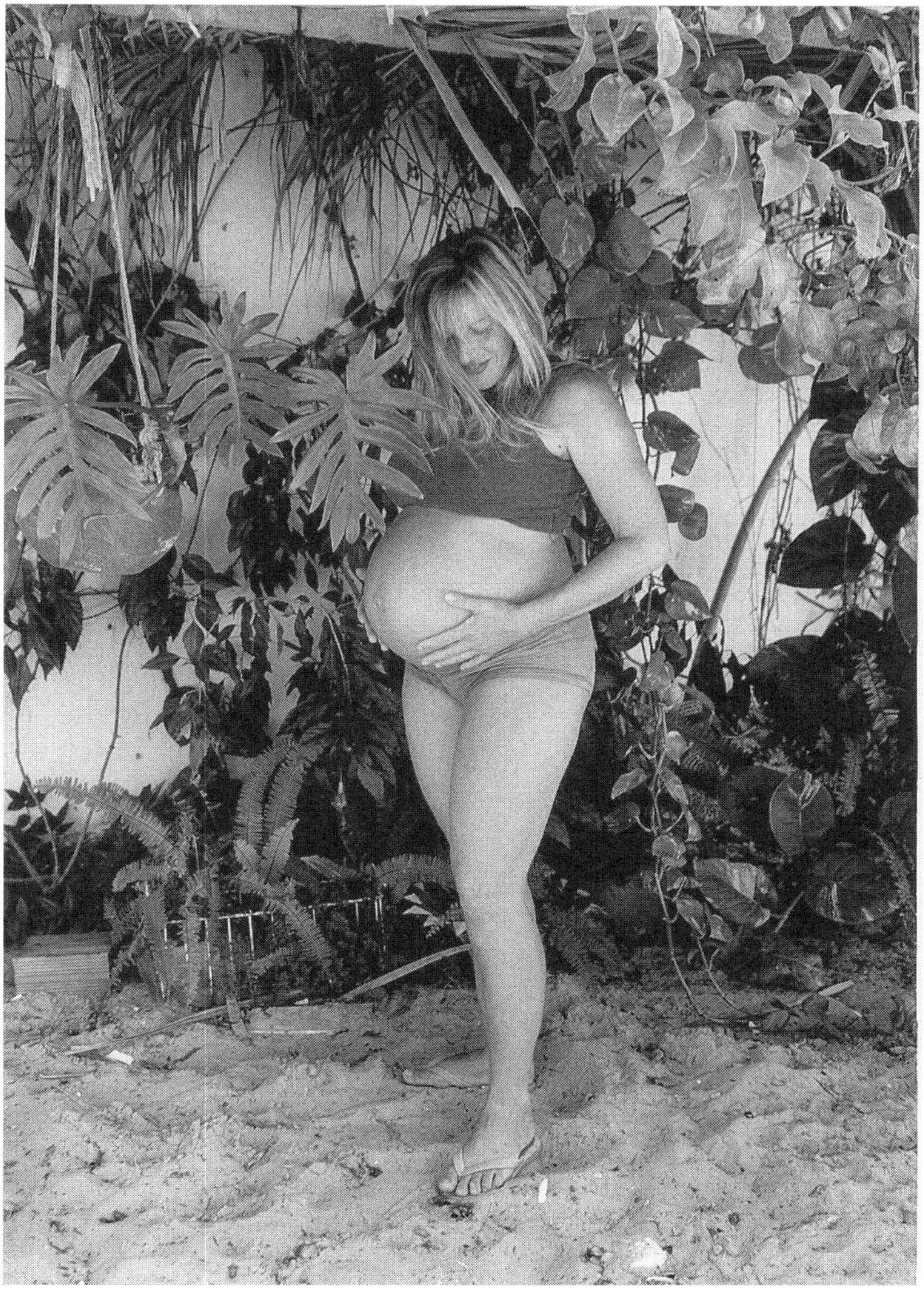

［ブラジル・セアラ］ 海岸沿いのリゾート地に住む妊婦。彼女はおなかを出したファッションで、ビーチサンダルで街を歩いていた。

した。

とはいえ、そもそも「出産のヒューマニゼーション」という概念が用いられること そのものが、出産&誕生に対する尊厳が欠けていた悲しい事実を物語っている。出産の医療化を急ぐあまり、出産はどうあるべきかという理念が忘れられていたのだ。

このときフォルタレーザで開催された国際会議で、小児科医で元WHOヨーロッパ母子保健部長のマースデン・ワグナーは雄弁にこう語っている。

「出産のヒューマニゼーションとは、女性が患者ではなくひとりの人間として尊重されること、そして医師や医療者は出産を管理するのではなく援助する存在であることを明確にする概念です。現代のテクノロジーによる出産は、医師が指導権を握り、女性が主体的になれる場を提供してはきませんでした。これまでの出産は人間性より産科学が優先されてきたのです。それは社会そのものが、個人よりテクノロジーを優先する構造になっているからです」

出産の場で女性が大切にされていなかったのは、ブラジルに限ったことではなく、開発途上国と呼ばれる国々ではどこも同じような問題を抱えていた。産婦たちは管理され、十分なケアが受けられず、付き添いもない中で孤独に産んでいたのだ。

フォルタレーザから車で2時間ほどの距離にアラカチという小さな町がある。アラカチというのは、インディオの言葉で「海から吹く風」という意味だ。大西洋にほど近いこの町には、時折名前の通りの気持ちのいい風が吹いていた。

アラカチにある病院でも、スタッフたちが「出産のヒューマニゼーション」についての研修を受けて、産婦を尊重したケアにとり組むようになった。医師や看護師を始め、病院のスタッフ全員が何度もミーティングを重ねて、人間的な出産に向けて改革を始めたのだ。

すなわち、「産婦をもっと大事にしましょう」。

すると、高かった帝王切開率は下がり、女性たちの満足度は上がっていった。そればかりでなく、働くスタッフも同じように互いを尊重するようになって、病院全体が明るくなっていった。

愛や思いやりは誰にとっても必要だ。

産婦の腰をさする掃除のおばさん。スタッフみんなで出産に寄り添うカトリック教会が運営する病院

［セアラ州］

人々が家の前に椅子を出して夕涼みをしているアラカチの町に、どこからかサンバのリズムが聞こえてくる。そこには老人がいて子どもがいて、ティーンエイジャーやセクシュアル・マイノリティや赤ん坊がいる。あちこちで馬とロバが行き交い、猫や犬が風景に溶け込んでいる。いろいろな肌の色のいろいろな年齢の人々、いろいろな種類の動物たちが一緒に空間を作っているこの町は、とても健康的に思える。

カトリック教会が運営している病院には、とてもチャーミングなベテランシスターの看護師がいて、病院全体にほっこりとした雰囲気が漂っていた。病院の入り口では

ブラジル

患者と見舞いに来た人たちのひそひそ話と、うれしそうに赤ちゃんを胸に抱いて退院する家族の笑い声が交錯していた。分娩室はいたってシンプルだけれど、あたたかいケアが提供されれば満足の行く出産は十分にできる。

この病院では、夫の立ち会いはそれほど多くはなくて、分娩室に入る夫はたぶんに緊張気味だ。ときには産婦の母や妹が付き添うこともあるけれど、付き添いのいない産婦には、コンパニオンと呼ばれる付き添い婦が担当制でつくという新しい試みが始められていた。プロジェクトのトレーニングを受けたスタッフが、今でいう欧米のドゥーラと同じような役割を担っていた。彼女たちは妊娠中から関わっていて、担当する女性が陣痛で入院してくるとマッサージをしたり、時間がかかりそうな場合には廊下に連れ出してゆっくり一緒に歩いたりする。

産婦の腰をさすっている人を見て、てっきり看護師かと思っていたら、それは掃除のおばさんでした、なんていうこともあった。けれどそのおばさんは、にこやかながらも真剣な表情で、産婦に貢献できることを誇りに思っているようだった。

もしかしたらケアするということは、ケアする側にも喜びや充実感をもたらす、不思議な作用があるのかもしれない。

生まれてすぐに乳首に吸い付く「ガッツキ指数」の高い赤ちゃんは見事なサバイバル法を身につけている

無事に生まれると、看護師は母親の胸の上に赤ちゃんを乗せる。すると母親たちはなんのためらいもなく、赤ちゃんをすっぽりと腕の中に入れる。そのしぐさは、目を見張るほど自然だった。

乳首のそばに顔が近づいた赤ちゃんは、あら不思議、首を傾けておっぱいを探すしぐさをして、口をパクパクさせている。そしておもむろに乳首にしっかり吸い付くのである。この吸い付き動作を、さしあたり「ガッツキ指数」と名付けてみよう。とにかく、赤ちゃんのガッツキ指数は日本よりずっと高くて驚いた。

たとえばブタの赤ちゃんは、生まれてすぐに母親の乳首にたどり着いておっぱいを吸う。何匹いても、まるで指定席でもあるかのように、決められた乳首めがけてきょうだいが争って乳首を目指す。ガッツいていなければサバイブできないのだ。

人間の場合は、哺乳類とはいえ生まれてすぐに乳首にうまく吸い付ける赤ちゃんばかりではない。なにしろ生まれて初めての行為だし、母親も慣れていなければなおさらだ。授乳行為は「母と子ふたりが一緒にダンスをするように、手に手をとって練習するもの」と言われているくらいだから、うまく吸えるようになるまでにはけっこう時間がかかる。

すんなりパクっと乳首に吸い付いているブラジルの赤ちゃんたちを見ていると、生まれた瞬間から、生きることになんて積極的なんだろうと、ほれぼれしてしまう。

赤ちゃんを母親に抱かせるのは、病院出産ではもはや儀式の1つと言っていいほど特別な意味を持っている。動物の母親は、生まれた赤ちゃんに顔を近づけて舐めたり、肌を寄せたりする。猿ならたぶん抱き上げるだろう。

それまでブラジルの病院では、母親から早々に引き離し、赤ちゃんを観察したり、体重や身長の測定をするのが決まりごとだった。文明化された人間は動物とは違うのだから、生まれたばかりのヒトには医療的措置が必要だと考えられていたのだ。

今では、母親と赤ちゃんの早期接触が「ボンディング（親と子の絆づくり）」をもたらすことが知られている。赤ちゃんは生まれてすぐ母親に抱かれることで安心できるし、母親も赤ちゃんへの愛着を感じることができる。早期接触の効果が科学的に示されるようになってから、世界じゅうの分娩室で赤ちゃんは母親と引き離される前に抱っこされるようになった。これは、胸に赤ちゃんを抱くスタイルから「カンガルーケア」と呼ばれている。

日本の病院でもカンガルーケアを取り入れている施設は多い。ただ、日本の分娩室で見ていると、生まれたばかりの赤ちゃんを「はい」と渡されたとき、どうやって抱いていいのかとまどってしまう母親がけっこういる。

実際、生まれたばかりのヒトはぬめぬめしていて裸のままだとちょっと抱きにくい。落っことしてしまうんじゃないかと不安にもなるし、赤ちゃんの肌に血液がちょっとでも付いたままだったとしたら、なおさら気になる人もいるだろう。助産師に支えられてようやく腕の中に抱いても、赤ちゃんの顔を乳首までもって行く動作は学習したことのない未知の世界だから、これがなかなかうまくできない。

ところがどっこい、アラカチの母親たちは、「おっぱい吸わせてね」と看護師に声をかけられると、「そうね」とばかりに赤ちゃんを抱き寄せて、その口に乳首を差し出す。それが無意識にできているのだ。わたしが見ていた20人ほどの産婦の中ではひとりだけ、乳首のくわえさせ方がわからずに看護師に手伝ってもらっていた初産の女性がいたけれど、それ以外の人はすべてすんなり。ティーンエイジャーの母親も例外ではなかった。

もちろん経産婦が多いというのも理由の1つだろう。ふだんの生活の中で子どもや赤ちゃんに触れる機会が多かったり、授乳している人を身近に見ていればなおさらだ。百聞は一見にしかず。育児は、見ればわかる、動物的な世界なのだから。

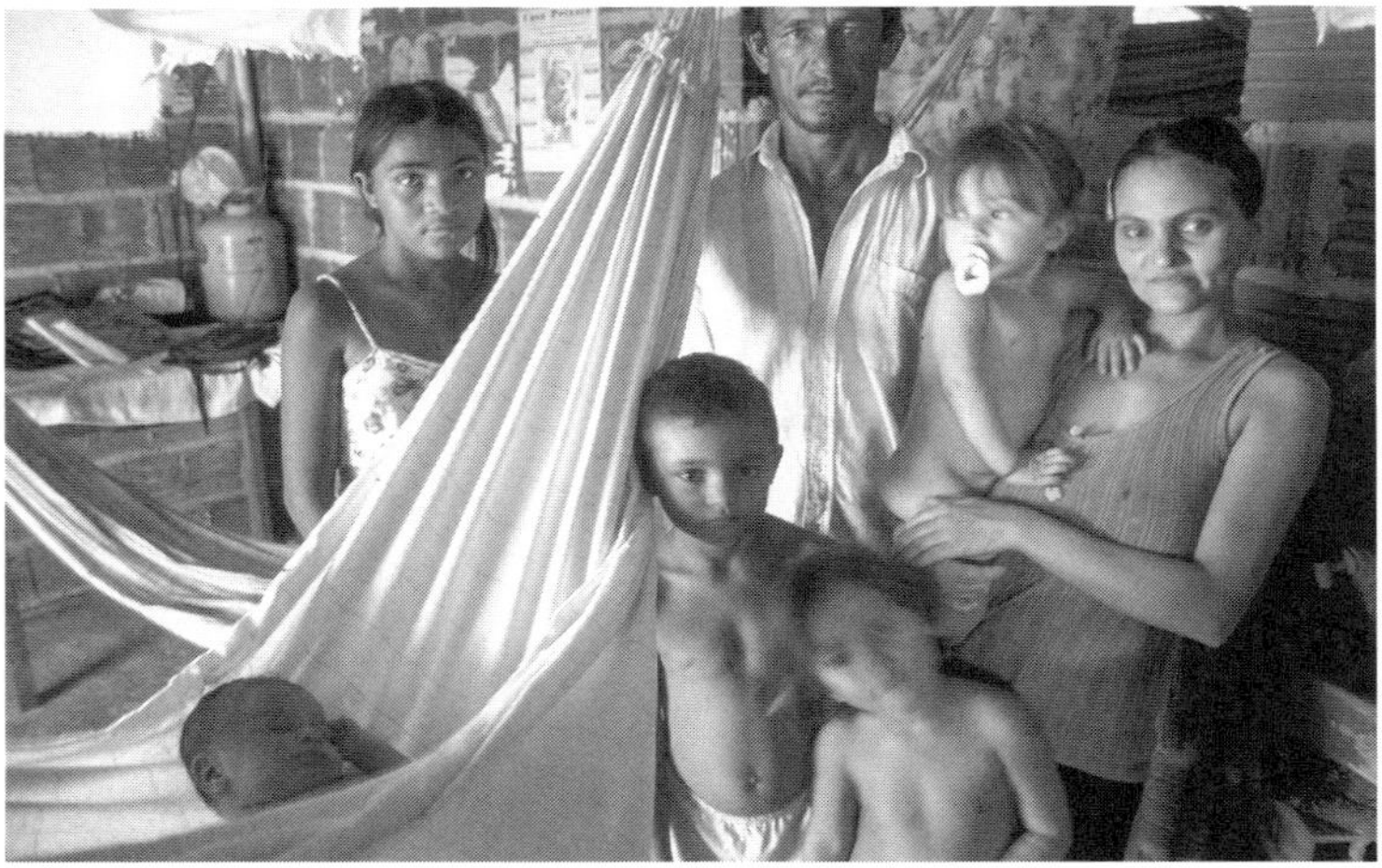

［ブラジル・セアラ］ フォルタレーザから車で2時間ほどの村に住む一家。家族の寝具はハンモック。当然、ベビーベッドもハンモックだ。

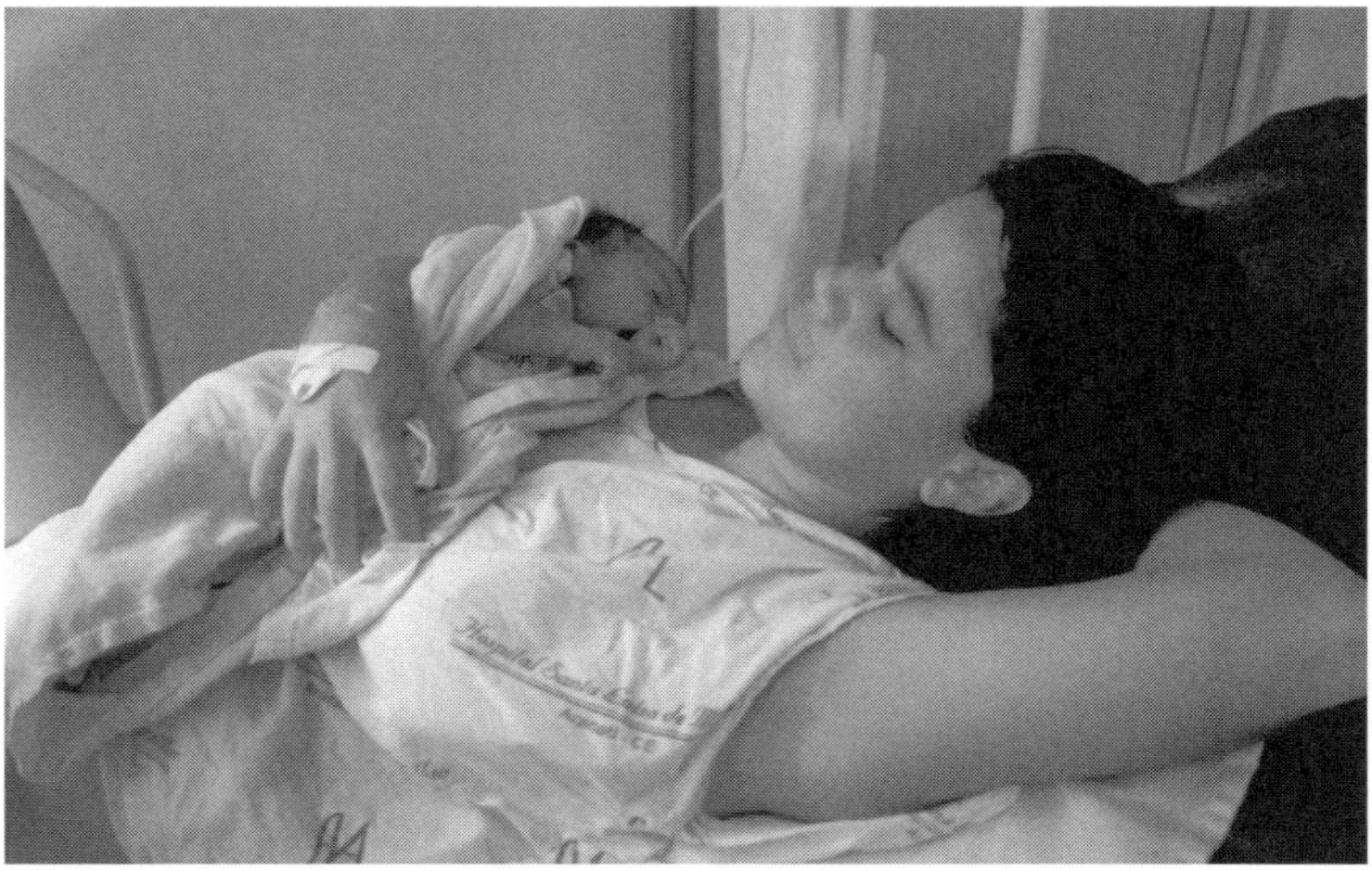

［ブラジル・セアラ］ アラカチの病院の分娩室で。出産したばかりの母親が、片手で軽々と赤ちゃんを抱いている。

ブラジル

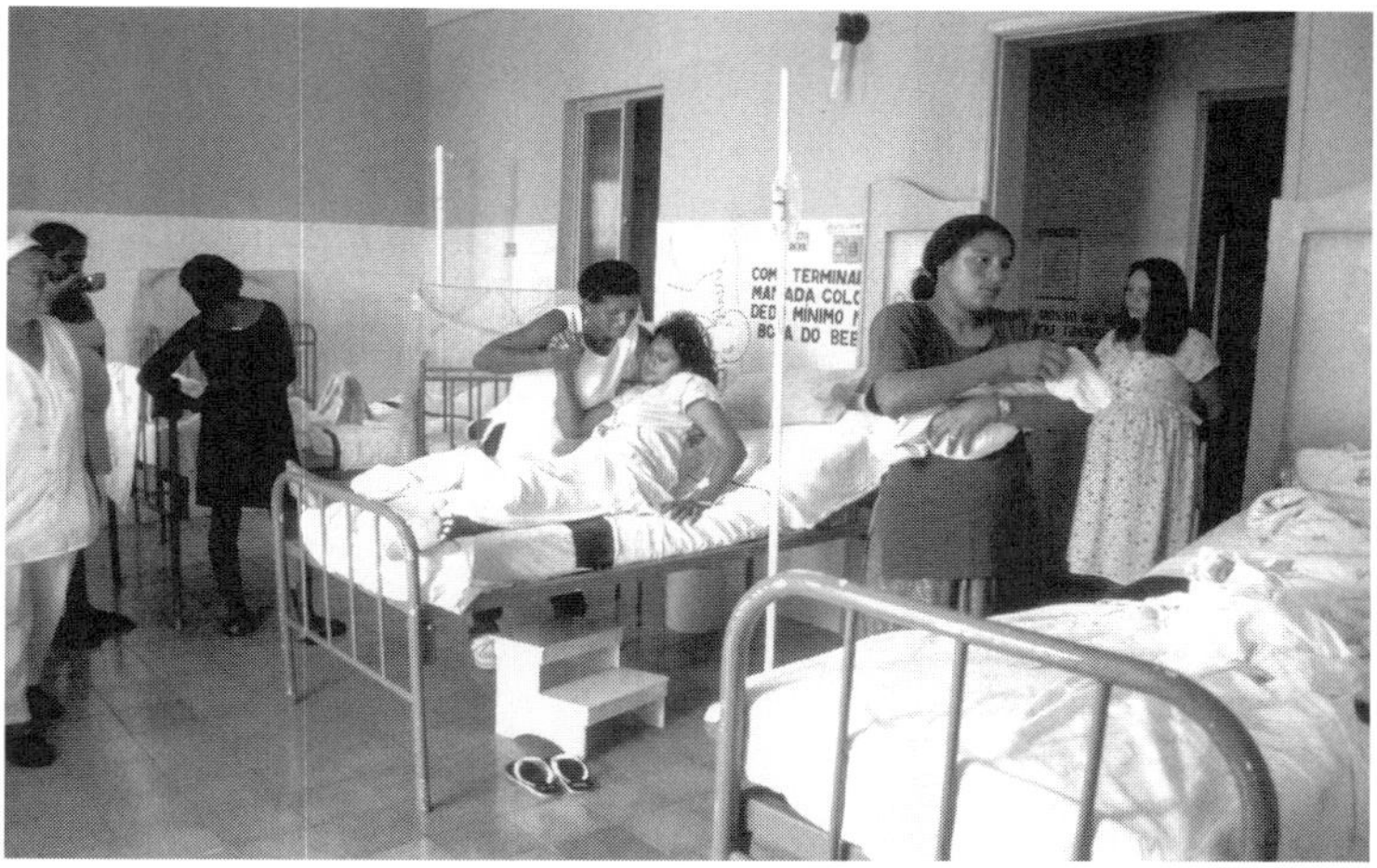

［ブラジル・セアラ］ アラカチの病院の産後の入院室。バースアテンダントがさまざまな世話をしてくれる。10代で出産する女性も多い。

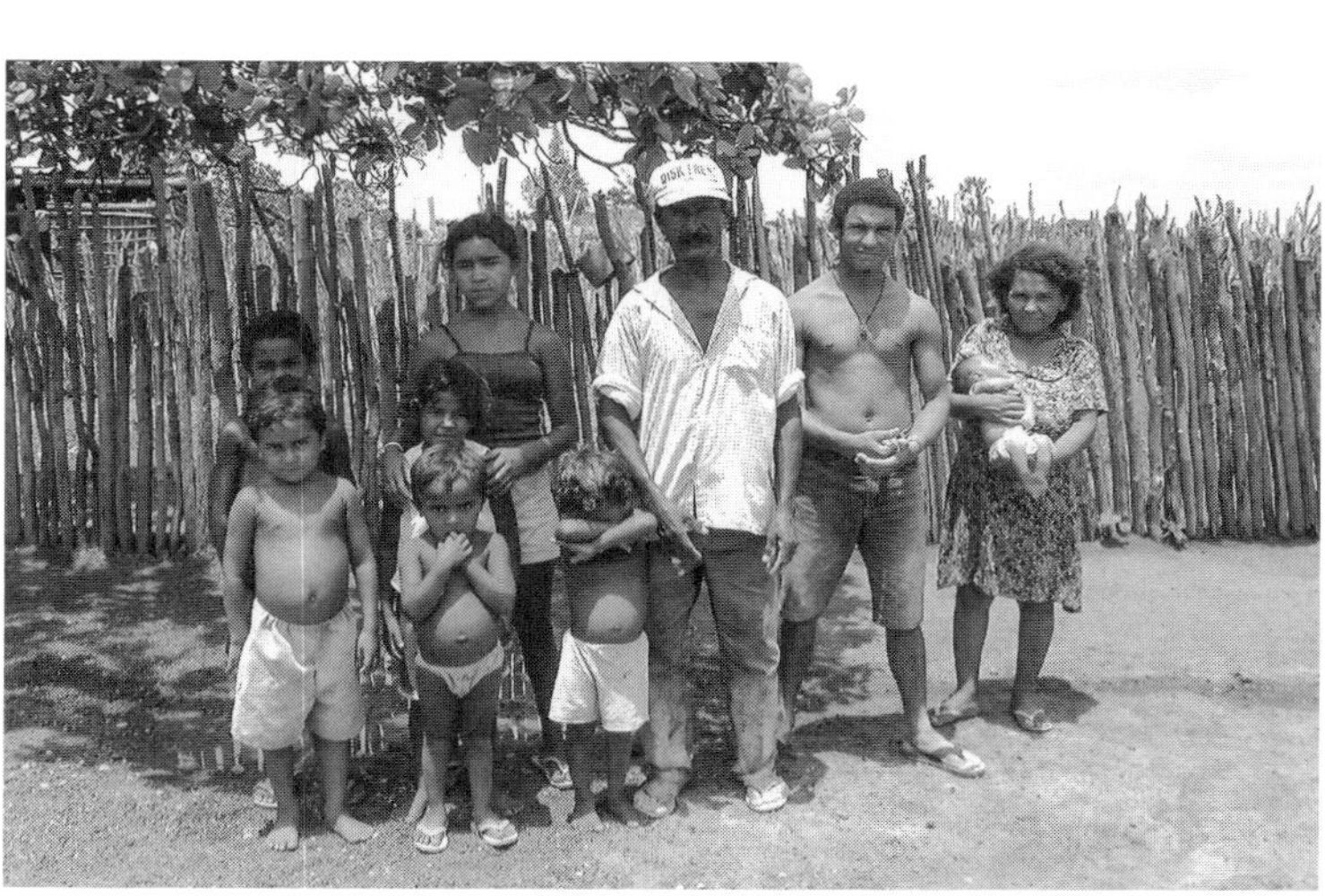

［ブラジル・セアラ］ 病院のある町から117キロ離れた村に住むマリア（右端の女性）一家。彼女は16回妊娠し、13人の子どもを育てた。

38歳で13人目を産んだマリアが別れ際に流した涙は16才から22年間の出産への思いか

［セアラ州］

出産はときに女性にとって、人生の晴れ舞台になることがある。それは民族を超えて、世界共通のこと。子どもを産むという特別な瞬間を自ら祝いたいという、いじらしい気持ちの表れかもしれない。

パジェロは時速１００キロのスピードで内陸に向かってつき進んでいた。雨季になったせいで、周辺の景色は様変わりして、１ケ月前までカラカラに乾いていた大地が潤い、みるみるうちに大地は緑に覆われた。植物たちは灼熱の太陽の中、辛抱強くこの恵みのシーズンを待っていたのだ。大地に新しいいのちが誕生していた。

ブラジル

車外の気温は38度。街道の周辺に無数の蝶が乱舞しているのが見える。さなぎからかえった黄色と白の蝶が、何万羽もの集団となって南へ移動して行く。車はその中を、速度を緩めずつき進む。フロントガラスには叩きつけられた蝶の残骸が、べちゃっとつぶれて次々に張り付いた。

わたしはひとりの女性の家に向かっていた。彼女の名前はマリア。西洋の血とインディオの血が長い年月をかけて入り混じった土着的な顔立ちをした、小柄な女性だ。

その前の週、わたしはアラカチの病院に泊まりがけで撮影に出かけていた。ちょうど満月の前後で、出産はラッシュだった。ある日、マリアが入院してくると、シスターがわたしに「この人は13人目の赤ちゃんを産むのよ」と教えてくれた。入院服の彼女ははちきれそうなおなかで、少し恥ずかしそうにはにかんだ。付き添いのいない彼女は、重たい腰を自分でさすっていたけれど、まだまだ産まれそうには見えなかった。

夜、昼間から陣痛室に入っていた別の若い産婦が出産した。会陰切開もなく、薬剤も使わないほのぼのとしたいいお産だったなあと思いながら、赤ちゃんの写真を撮っていると、看護師が呼びにやってきた。

「あっちの分娩室で、もうひとり生まれました」

急いで行ってみると、分娩台の上にマリアがいて、生まれたばかりの赤ちゃんを胸に乗せている。さっき会ってから3時間ほどしかたっていなかった。分娩室に入ってから15分くらいで生まれたようだ。彼女はまだ少し緊張していたけれど、苦しそうな表情はなく、むしろほっとしたような顔をしていた。いかにもベテラン経産婦らしく、あっけないほど軽いお産だった。

13人もの子どもを産んだ彼女の家族に会いたくて、わたしは病院のあるアラカチ市から運転手を頼んで、車を飛ばしてやってきたのだった。ところが、ちょっとそこまでと思っていた家は、行けども行けどもなかなかたどり着かない。いくつかの小さな町を抜け、街道からガタガタ道に入りなお、馬や山羊、豚、牛のいる村を通り過ぎ、やっと目的の町に着いたころには、出発してからすでに2時間がたっていた。なんという距離を彼女は子どもを産むために移動してきたのだろう。

家はさらに村のはずれにあった。細い木の枝をそのまま並べた庭の柵。土がむき出しになったままの壁。粗末な家から、子どもたちがいっせいに出てくる。

わたしたちの訪問は突然のことだったのだけれど、マリアは花柄のワンピースを着て現れ、病院で会ったときよりいくらか若く元気そうに見えた。夫も仕事先から戻ってきて、総勢10人の家族が集まった。

マリアは16才で結婚し、同じ夫との間に16人の子どもを妊娠した。およそ1年4ケ月にひとりの割合で妊娠していた計算になる。とはいえ妊娠生活はすべて順調だったわけではなくて、3回の流産と、2回の死産という悲しい体験を乗り越えていた。ブラジルは子だくさんが多いのだけれど、さすがに11人の子育ては珍しいそうだ（20人とか25人産んだという女性もいるらしい）。避妊方法を用いないカトリックであることも、彼女が子どもを産み続けた理由の1つなのだろう。

それにしても、病院までの距離は117キロもある。東京からだと静岡県熱海市までの距離だ。彼女は陣痛が始まりそうな予感がしたとき、見計らってバスに乗ったのだろう。村から町まで、ローカルバスを2台乗り継いで5時間。ガタガタ揺れるバスの中で産気づいてしまうこともなく、見事に産むタイミングを見極めていた。

村の女性はすべて、この距離を病院に産みに行っているのだろうか。

「ほかの人たちは、村の近くにある小さな施設で出産します。でも、わたしはあの町で生まれたし、大きい病院のほうが安心だから。子どもたちはすべて町にいって出産しました」という。

ブラジルでは公共の病院の出産はすべて無料だけれど、バス代は自費だ。つましい暮らしではバス代もままならない。それでもマリアは、子どもを産むたびに町へ出かけて行ったのだった。彼女がそこまで出産場所にこだわったのは、いくたびかの流産と死産を乗り越えていたからかもしれない。

撮影を終えてわたしがおいとましようとしたときだ。マリアは目にいっぱい涙をためていた。それは別れを惜しんで見せた涙ではなくて、出産にかける自分の意気込みを見知らぬ外国人に気づいてもらえたことで、胸につかえていた感情が溢れ出した涙のように思えた。

女はときとして、出産を人生の晴れの舞台にする。妊娠、出産、子育てをくり返してきたこの22年間。彼女にとって妊娠は日常のことだった。子どもを育てるのも当たり前のことだ。そうした暮らしの中で、出産は1つの通過儀礼として、1つのイベントにもなりえる。彼女は村のほかの女性とは違う形で、出産を演出し、遠距離にわざわざ産みに行くことで、自分の出産を祝っていたのだ。

人にはいろいろな幸せの形がある。

アマゾン・ネグロ川奥地の村の人たちの炎天下の労働を見ていて出産に潜む人間の「野性」を考えた

［アマゾン］

大晦日、わたしはアマゾン上流にあるインディオの小さな村にいた。アマゾン川流域の都市・マナウスから小さな飛行機に乗ってベネズエラ国境に近いサン・ガブリエラ・ド・カショエーラに飛び、そこからボートでさらに3時間ほどさかのぼった地域だ。電気、ガス、水道ナシのその村には、トゥッカーナという、アマゾンに棲息している大きな鳥と同じ名前の民族が住んでいる。

村人はキリスト教を信仰していて、服を身にまとってはいたけれど、わたしの目には人々の生活は、大昔の生活がそのままそこにあるように見えた。村には学校と小さな教会があったけれど、お店はなくて、まさに自給自足。お金は町に出たときに生活用品を買うために少しあればいい、という程度の価値しかないように思えた。

朝起きると村人はみんな忙しそうに働いていた。インディオの旧暦の正月は西暦とは違うのだろうけれど、キリスト教の信者である彼らにとっての感覚では、すでに正月は1月1日。正月にごちそうを食卓に並べたいと思う気持ちは、いずこも同じだ。

村の牧師の夫婦は、いたって実直そうで、朝から人一倍働いていた。

まず、家の中を丹念に掃除してから、3人の娘と2匹の子犬とともに、ボートに乗って出かけて行くところだった。特に何をする予定もなかったので、わたしはそのボートに一緒に乗せてもらうことにした。アマゾンのヒオ・ネグロ、黒い川と呼ばれる川の支流は、その名の通り黒く輝いている。まるでコーラのような透き通った水だ。ボートはほんの10分ほど走って、ジャングルに横付けされた。そこからまた10分ほど歩くと、彼らの畑に出た。

うっそうとしたジャングルを伐採して造った開墾地。見上げると木々の間にぽっかりと四角い空が見えた。そこで彼らはマンジョーカを栽培している。

気温は40度近い。光は、カメラの露出計の針が振りきれるほど強く、風もなく空気は湿気をたっぷり含んでいた。ブヨのような刺す虫の群れが、耳元で羽音をブンブン響かせ、わたしの皮膚を容赦なく襲撃してくる。リアルなジャングルがそこにあった。鼻から入る息が熱くて、肺が苦しい。ちょっとオーバーに思われるかもしれないけれど、そのときは、本気でからだを自由に動かすことができなくなりそうな不安に襲われた。都会人はほんとうにヤワな生き物だ。

「降参です、ごめんなさい」

わたしはこんなはずじゃなかったと後悔しながら、おずおずと退散を申し出た。一家のほうは当然、悪条件の中で（少なくともわたしにはそう思えた）夕方まで黙々と労働し続けた。木の棒でマンジョーカを掘り、篭に入れ、頭に担いで、森を歩き、ボートに乗せる。それを何10回もくり返すのだ。

彼らはうらやましいほど、からだを動かすことの意味を知っている。からだを動かすことは、動物のエネルギーの源なんだろうと思う。ヒトも動物だから、からだを動かすことで生きていける。あるいは、からだを動かすことがヒトのヒトとしての本来のありようかもしれない。

食べるために生き、生きるために食べている人々には、野性の面影が感じられる。

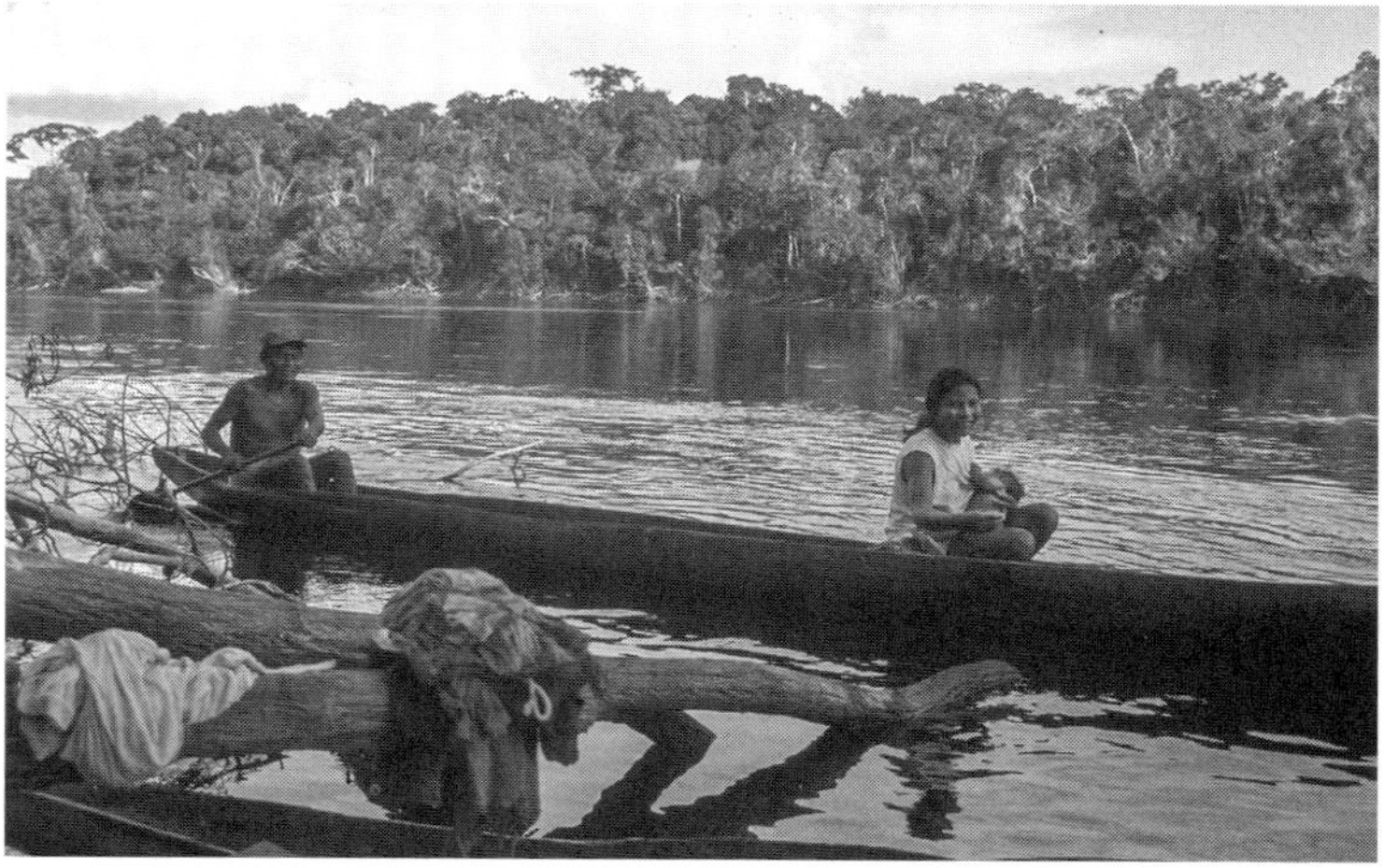

［ブラジル・セアラ］ アマゾナスの州都マナウスから北部のサン・ガブリエル・ダ・カショエーラに飛行機で飛び、さらにボートでネグロ川をさかのぼる。川は人々の交通の要だ。

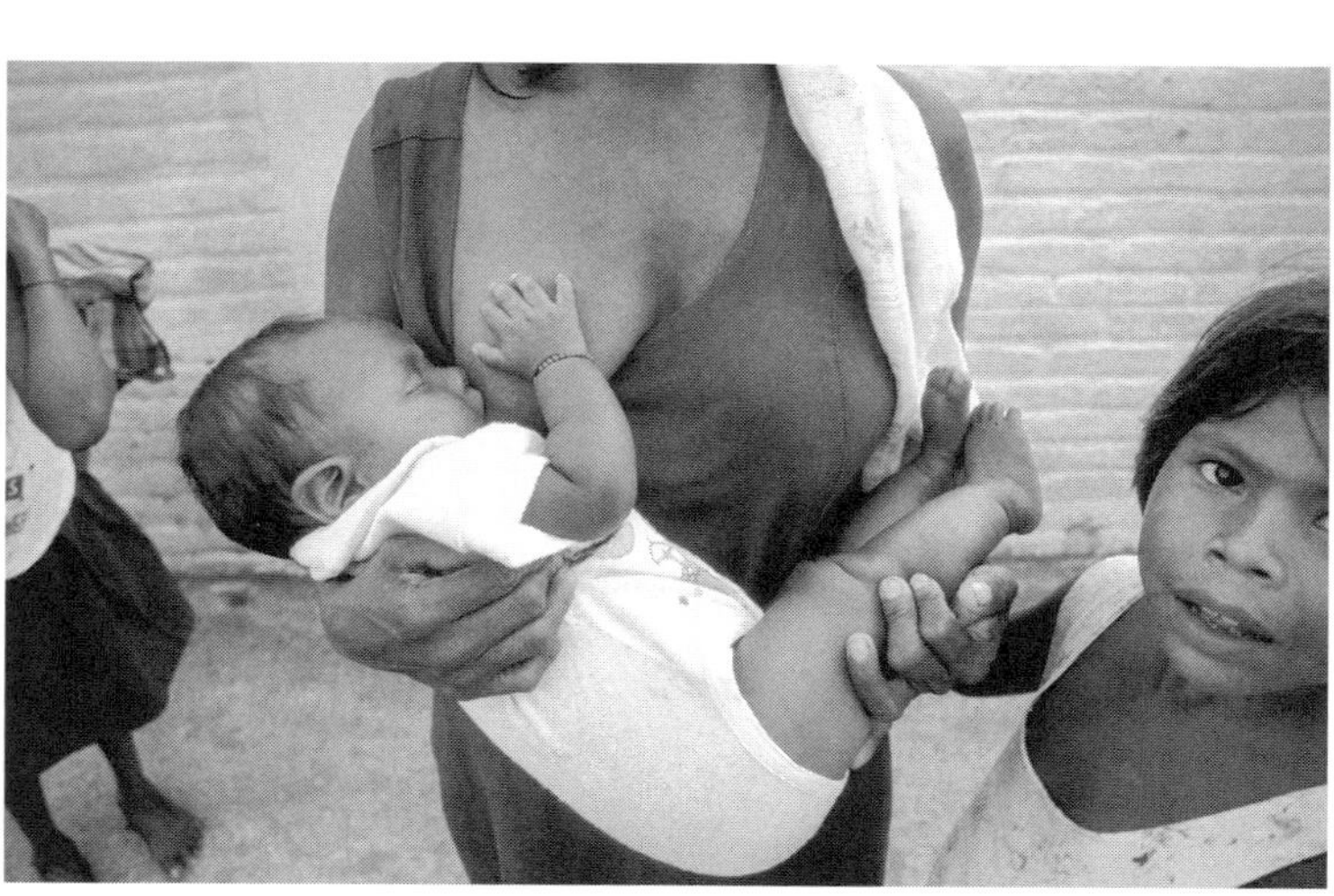

［ブラジル・セアラ］ マナウスの街角で出会った親子。お出かけだけど、赤ちゃんが欲しがればいつでもどこでも授乳する。

ブラジル

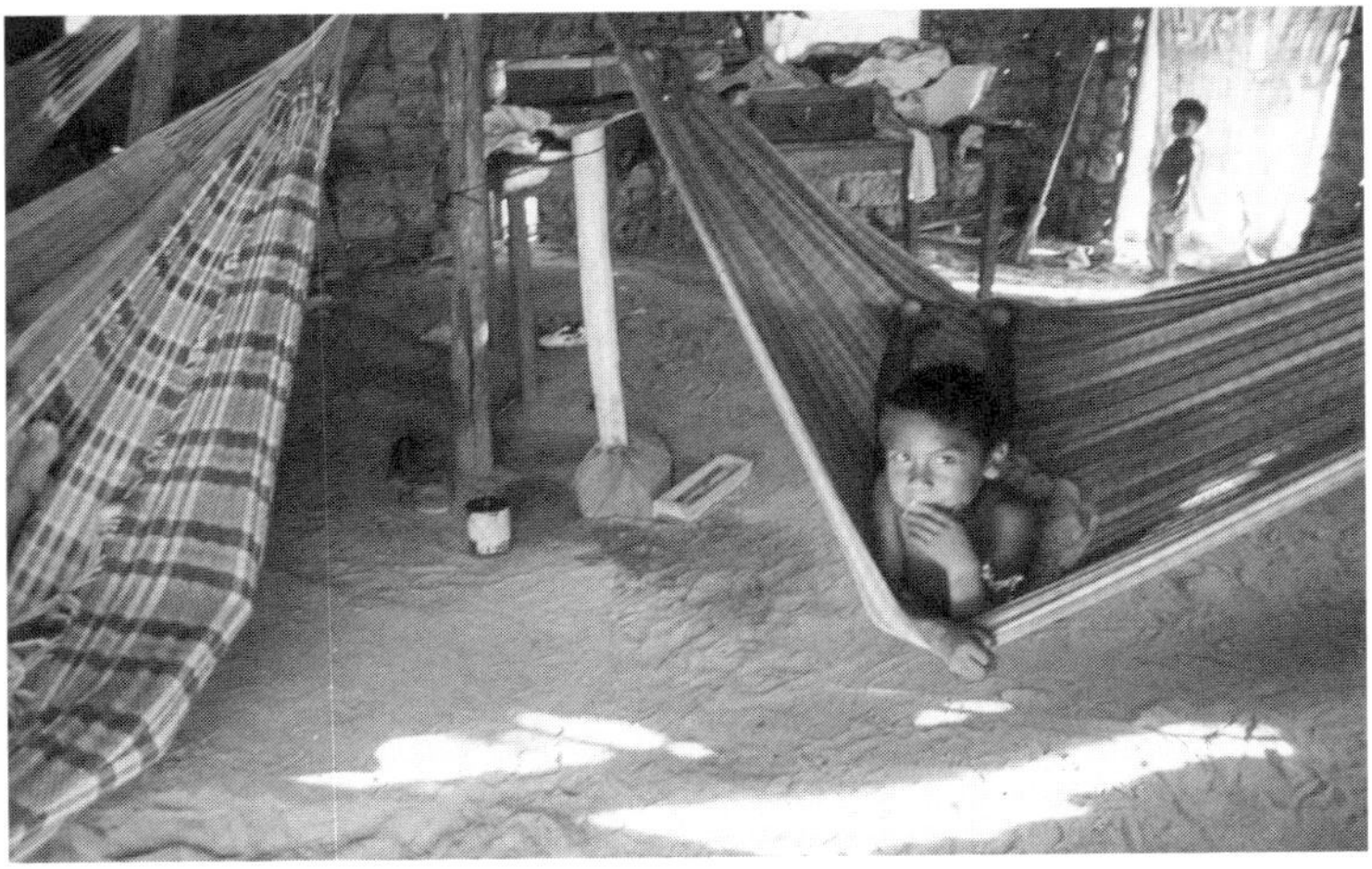

［ブラジル・セアラ］ ネグロ川流域のインディオの村の家屋の内部。ひとりに1つのハンモック。日中もお昼寝などでくつろぐ。

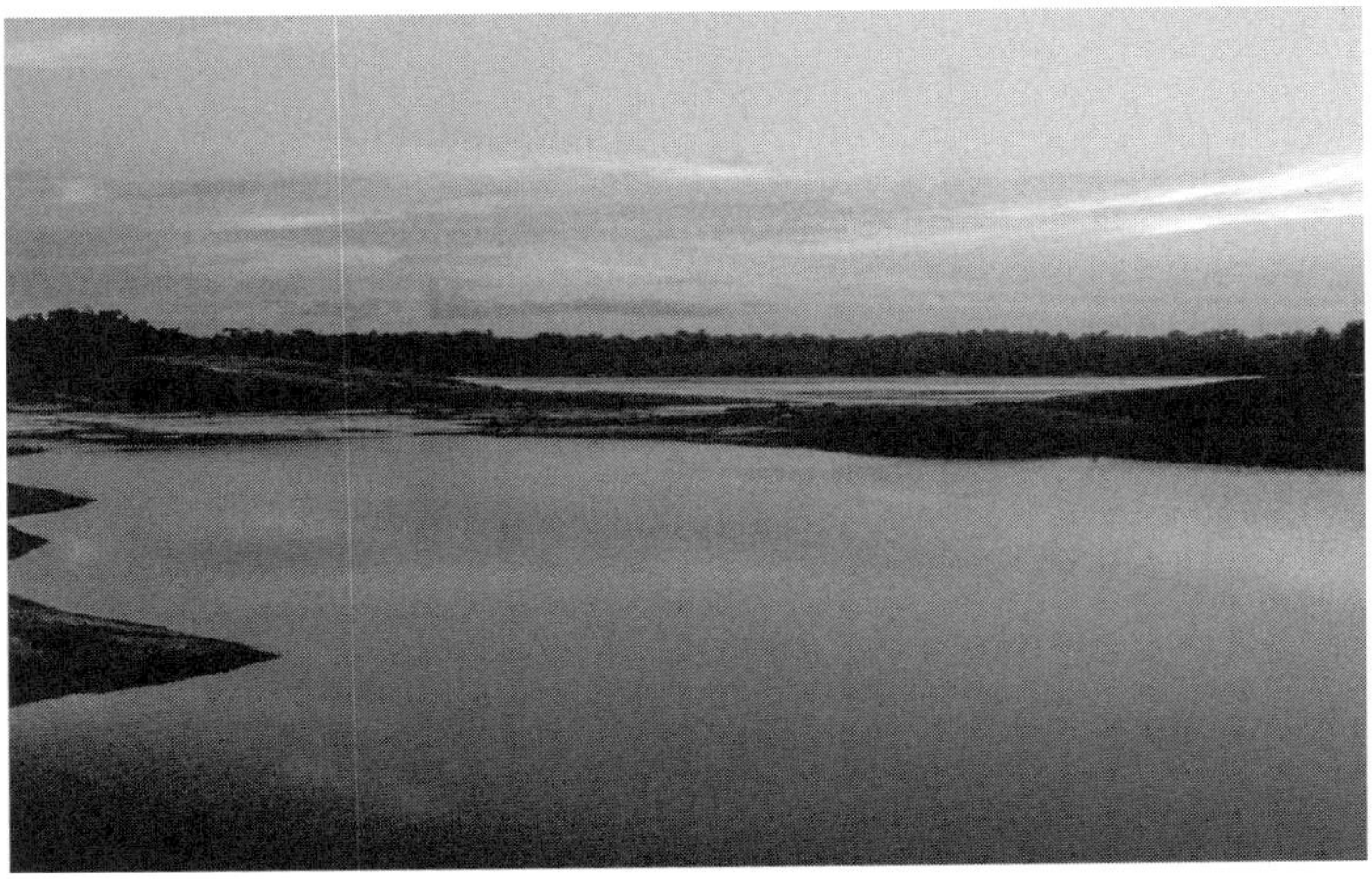

［ブラジル・セアラ］ 21世紀の始まり。マナウスのネグロ川でのミレニアムの夜明け。

わたしたちのからだにも、どこか隅っこのほうに、あるいは細胞の片隅に、同じような野性はまだ記憶されているのではないか、と思う。

　そんなふうに思うのは、いくつもの出産を見てきたからだ。そこには「野性」が潜んでいる。女性の性器から生まれるヒトは、ときに血にまみれ、ときには羊水を飛び散らせて、この世に登場してくる。はだかのままで、文明にまだ染まる前の、こんなにも野性的なヒトというものを、わたしは誕生の場面以外で見たことがない。アマゾンでも、たぶん東京でも、本来人間は動物なのだということを、出産は見せてくれる。

インディオが暮らすヤシの葉で葺《ふ》いた家。セックスもお産もハンモック。胎盤はココナッツに入れて土間に埋める。

さて、アマゾン川流域の密林地帯に暮らすインディオたちは、いったいどうやって子どもを産んでいるのだろう。

お産の話を聞かせてくれたのは35歳のロペスさん。1年半前に、6人目を出産したという。その当時、村の子どもたちは全員、自宅で生まれていた。

「どこで産んだのですか」と聞いてみることにした。

家はジャングルで切り出してきた材木で建てられ、屋根はヤシの葉、床は土間というシンプルな設計だったから、どこでどのようにお産したか、ぜひ知りたかった。

「ヘッジ（ハンモック）で産んだのよ」

「ほおお〜」思わずニンマリする。いつか耳にしたことのあるハンモックでのお産の話を、この耳で初めて聞いた瞬間だった。

インディオたちはハンモックで寝起きしているので、家にはベッドの代わりのハンモックがむき出しの梁に家族の人数分だけ吊り下げられている。寝具がハンモックということは、セックスもハンモック、お産もハンモックであっても何ら不思議はない。

でも、宙ぶらりんのハンモックでどうやって子どもを産むのだろう。

その答えは、ハンモックを低く吊ることにあった。ハンモックは吊るす紐を調節することによって高さを自在に変えることができる。お産のときは、床から30センチほどの高さに吊るのがコツだ。

陣痛がきつくなると、椅子に座るようにしてハンモックの片側に浅く腰かけて、両足を地面にしっかりつける。それから足元の土間にぼろ布を敷いて、その上に赤ちゃんをそっと置くように産み出したと、ロペスさんは実演して見せてくれた。出てくるときは、誰も赤ちゃんに触れなかったというから、たぶん最後は地面にしゃがみ込んだのだろう。腰をうまく動かさないと赤ちゃんを無事に着地させることができないから、かなり難易度の高い離れ業である。

へその緒は文房具用の小さなハサミで切り、胎盤はココナッツの殻を半分に割った容器に入れて埋めたという。埋めた場所は、部屋の中央の柱の下。ここなら野生動物に食べられてしまうことがないから、安心なのだとか。

産婆もいないし、病院も遠い。でもインディオの人たちはいたっておおらかだった。もちろん病気になることもあるし、平均寿命は日本に比べればずっと短い。それでも人々は、自然と向き合う術《すべ》を知っているように思える。そこに生息する野生動物と同じように。

お産はからだの仕事だから、からだを常に動かしている彼女たちは、病院に行かなくても陣痛の始まりや、生まれそうなタイミングなど、自分のからだに起きる出来事をうまく受け止めることができるし、次になすべき行動をちゃんと心得ているのだろう。

話を聞いているうちに、だんだんと陽が傾いてきた。ふと気がつくと、空気の色が変わったように感じた。急いでおいとまをして外に飛び出すと、どうだろう、村じゅうが黄金色にきらきらと輝いている。教会の屋根も地面も、木々も子どもたちの顔までもがゴールドに染まっていた。

夕陽を反射した村の風景。ただそれだけのはずなのに、このときは世界じゅうがゴールドに包まれたように感じられた。わたしの手も足も、カメラも、境界が定かでなくなり、すべてが世界に溶け込んでしまった感覚。

それが、アマゾンの特殊な気象や湿度などの影響による光の現象だったのかどうかはわからない。ただ、この世のものとは思えない異空間が地球の片隅に存在しているという事実がきらきらと眩しく、わたしを幸福にさせた。

自然はときとして、生命を脅かすほどの厳しさで襲いかかってくるけれど、一方で大きな幸せで包み込んでくれることがある。自然は客観的な対象としてどこかに存在するだけでなく、ひとりひとりのからだの中にもあるものだ。ゴールドの世界は、わたしも自然の一部なのだと感じさせてくれた、自然に包み込まれた一瞬だった。もしかしたら、子宮の中はこんなふうだったのかもしれない。

その光景は、これまで見たどこの夕焼けよりも美しかったけれど、アマゾンでは珍しいことではないだろう。人々はどこ吹く風といった感じで、誰ひとり話題にもしていなかったから。お産と同じ、いつものことなのだ。

4
イギリス

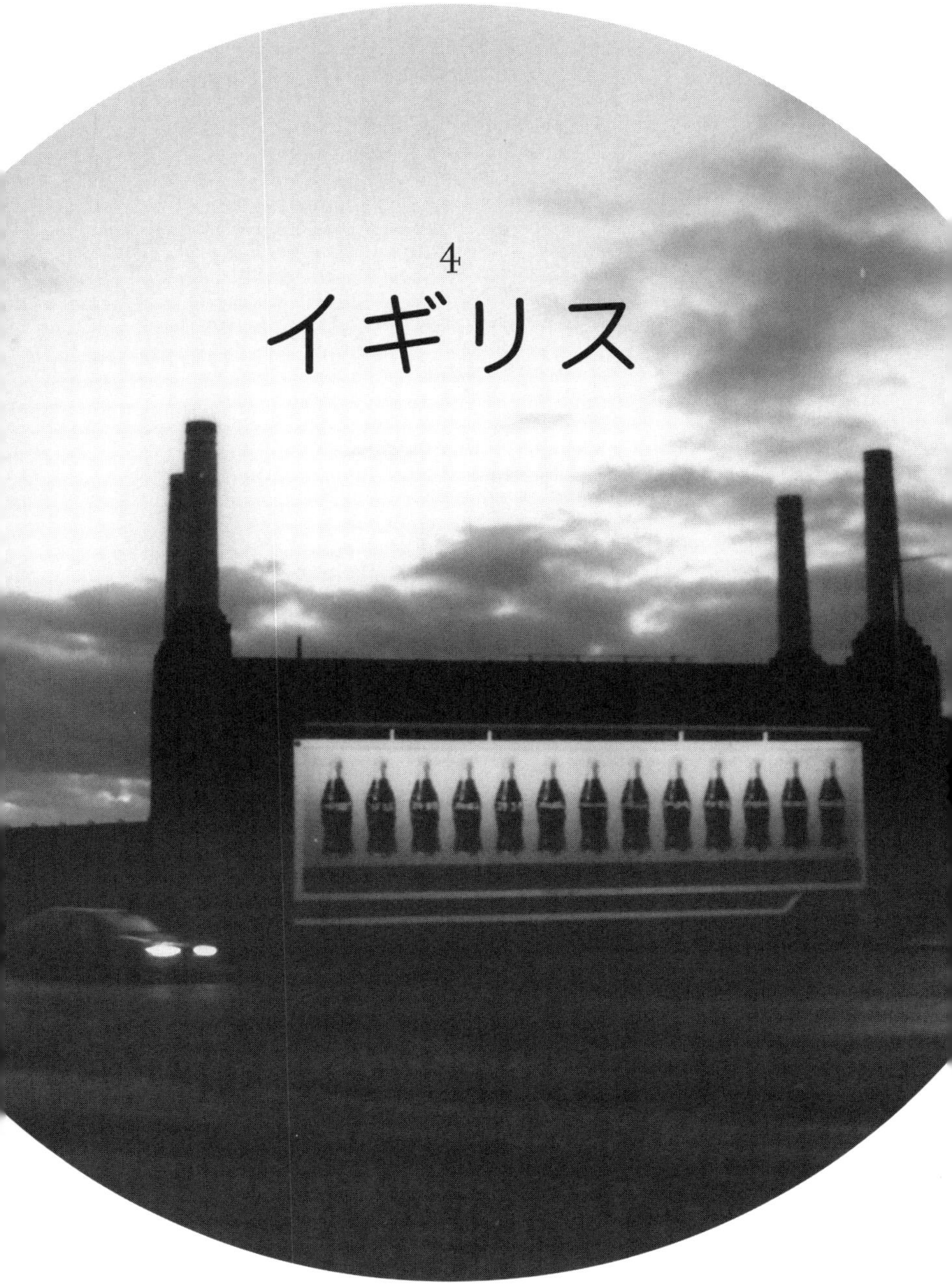

ロイヤルベビー誕生の話題は いつの時代でもお約束 イギリス国民が期待する王室の出産

第一報がインスタグラムだったことが話題になったロイヤルベビーの誕生。「It's a BOY!」の知らせに、どことなくほっとした雰囲気が漂ったように映ったのは気のせいだろうか。

ヘンリー王子の妻・メーガン妃の初めての出産は当初、自宅出産でドゥーラがつくのではないかと噂されていた。それに対し、イギリスの医師たちの間からは批判的な意見が出たと報道されている。実際は37歳という年齢と予定日を超過したことから病院出産となり、無事に赤ちゃんは誕生した。

一方、兄のウィリアム王子の妻・キャサリン妃の場合は毎回、出産後の退院の早さと華麗な立ち居振る舞いに人々の注目が集まる。ロンドン西部のセント・メアリーズ病院での3人目の出産では、朝8時過ぎに入院し、11時1分に出産、その日の夕方にはもう報道陣の前ににこやかに立っていた。経過が順調だったので医師たちは隣室に控え、ウィリアム王子の立ち会いのもと、ふたりの助産師がサポートしたと報じられている。

それにしても産後7時間で退院し、しかも美しく化粧をしてヘアを整え、ヒールの靴を履いて、赤ちゃんを腕に抱えたまま人々の前ににこやかに立つキャサリン妃の身体性は、驚きをもって伝えられている。その姿は、人々がイメージするほど出産がヘトヘトになる重労働ではなく、案外軽い人もいることを世界に示すことになったのだけれど、多くの女性たちは、自分はとても同じことはできないと感じたようだ。メーガン妃にはすぐにマスコミへのお披露目をしないでほしいという意見まで出たと言われている。メーガン妃は、産後2日目におなかがふくらんだままの姿で、世界じゅうの人々の前に現れたので、ほっとした人は多かったかもしれない。

とにかくイギリスの王室もまた、男性は必ず結婚し、その妻は産むことを一番に期待される存在であることを、否応なく示してくれたのだった。

仰向けの分娩姿勢は痛みが増す！からだを起こした姿勢で産むフリースタイル出産は水中でも床でも

［ロンドン］

実を言うと、日本のように産後5日間も入院するサービスを設けている国はほとんどない。イギリスでは朝生まれると夕方には帰宅するし、夜に生まれれば一晩泊まって次の朝には帰宅する。日本の感覚だと、そんなに早く帰されて大丈夫かしらと思ってしまうけれど、産後は助産師が毎日自宅を訪問して、授乳の仕方や赤ちゃんの様子を見てくれるサービスが行き届いているのだ。

National Health Serviceという医療制度のあるイギリスでは、保険料を支払っている人は公立病院で受ける医療費や産後の訪問はすべて無料だ。一方、皇室関係者や各界の著名人たちが利用するセレブなプライベート病院もある。将来、国を背負って立つ人々は都心にある一定の病院で生まれるというエピソードは、どこの国でも密かな定説になっているが、もちろん充実したサービスが用意されている。

ロンドン北部の高級住宅地にあるセント・ジョン＆セント・エリザベス病院は、木立ちに囲まれ、落ち着いた雰囲気が漂うプライベート病院だ。こじんまりとした産科ユニットのＬＤＲ分娩室はピンク色の花柄の壁紙に包まれ、カーテンも同系色にコーディネートされていた。分娩室につきものの医療器具はチェストに収納されているので、ふつうの家庭の寝室のような心地のいい印象を与えている。

この病院は、フリースタイル出産を早くから実践してきたことでも知られていて、水中出産用のバスタブがあり、床のマットの上でも出産が可能。分娩数は公立病院に比べて少ないものの、その当時は7割ほどの産婦がお風呂を利用していた。音楽や照明にも配慮がなされていて、産婦がくつろげるような雰囲気だ。

陣痛を緩和するもう1つの方法として、本場イギリスのエッセンシャルオイルによるアロマセラピーが行われている。アロマの香りは心とからだをリラックスさせ、ときには陣痛を促進させる効果もあるとか。オイルは20種類以上揃っていて、好きな香りを選ぶことができる。

入院すると産婦はお風呂に入ったり、歩いたり、座ったり、マットの上によつばいになったりと、自由な姿勢で過ごす。

「分娩台で長時間仰向けに固定される姿勢では痛みが増してしまうので、自由に過ごしてもらっています。声を出してもいいし、ときには叫ぶ人もいますが、でも大丈夫。産婦さんがリラックスできる方法を取り入れてから、医療介入の割合は少なくなりました」と助産師が教えてくれる。

産婦は自由な姿勢をとることによって緊張がほぐれ、産む力を発揮することができると言われている。そのためには、妊娠中からヨガなどのエクササイズによるからだの準備は欠かせない。

一方この病院では、バスタブに浸かりながら吸引することのできる笑気ガス麻酔が準備されていたし、硬膜外麻酔分娩も行われている。どんな方法であっても助産師がしっかりサポートするシステムは、女性たちの声によって作られたものだ。欧米の女性たちは自分たちのニーズを医療者に伝えることで、医療を変えてきたのだった。

イギリス

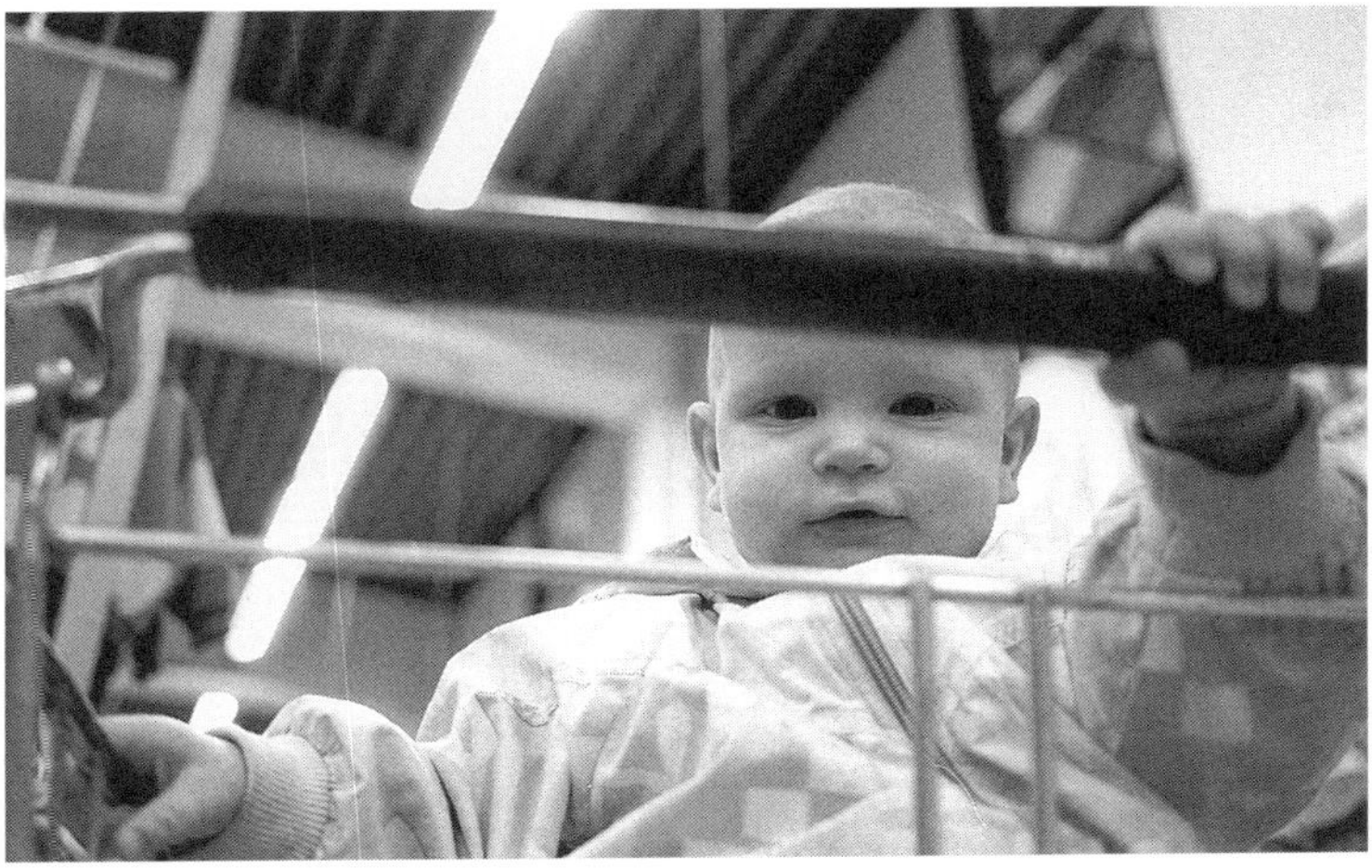

［イギリス・ロンドン］ 市内のスーパーマーケットで。大きなカートで赤ちゃんもゆったりとお買いもの。

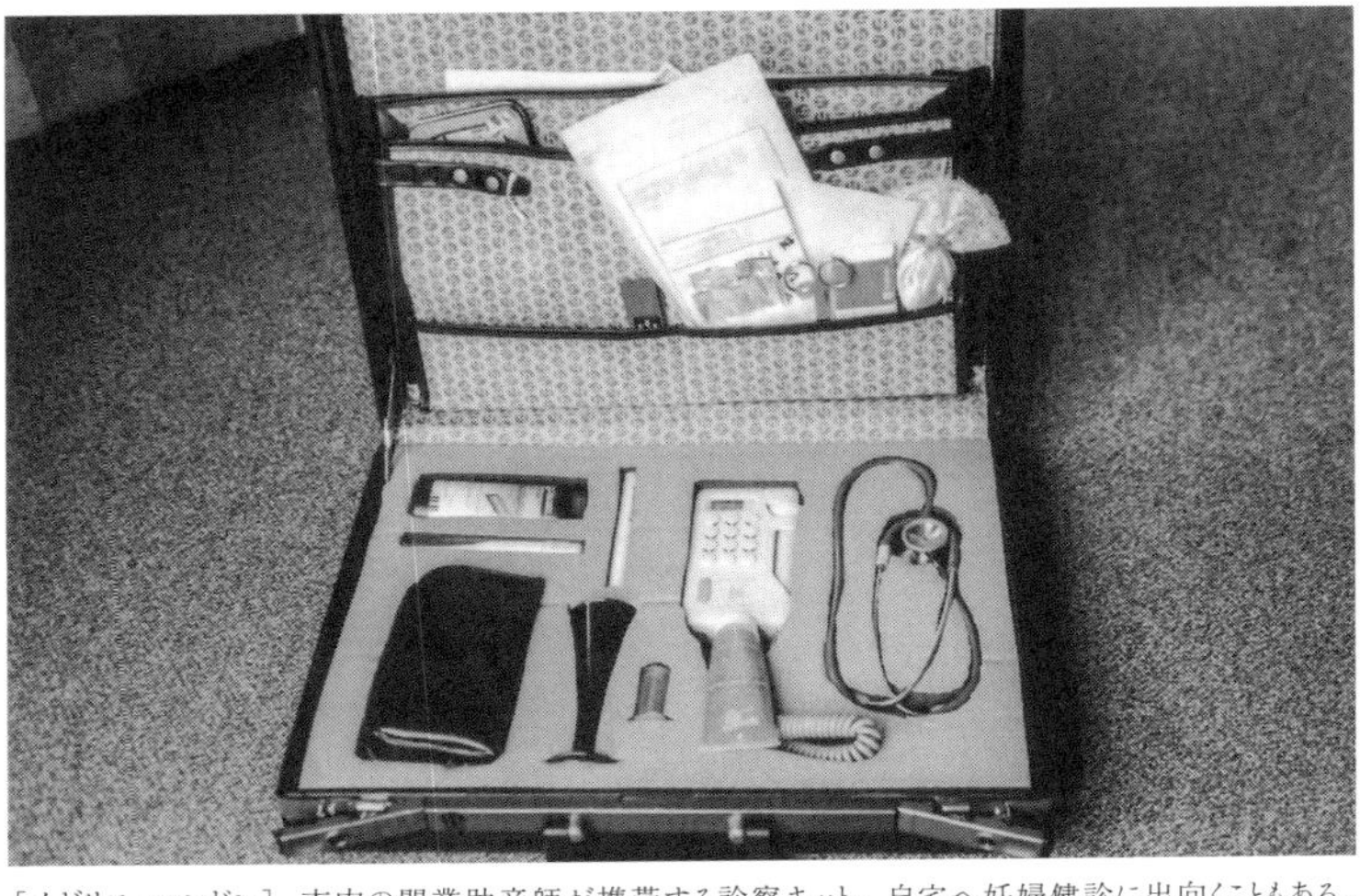

［イギリス・ロンドン］ 市内の開業助産師が携帯する診察キット。自宅へ妊婦健診に出向くこともある。

#「夫と愛し合ったベッドで産んだ」出産のセクシュアリティを語った社会人類学者の存在の大きさ

［オックスフォード］

「わたしは夫と愛し合ったこのベッドで、子どもたちを産んだのです」

誇り高くそう語り、世界各国から集まった助産師や出産関係者に自宅のベッドルームを披露してくれたのは、イギリスの自然出産活動の第一人者で、社会人類学者でもあるシーラ・キッツィンガー女史だ。出産や育児関連の多くの著書は、世界十数ヶ国で翻訳されている。シーラと呼ばれて親しまれていた彼女は、そのベッドで亡くなった。

オックスフォード郊外の築６００年を越えるマナーハウスで、シーラは５人の娘たちを産んだ。彼女が出産した１９５０年代から60年代は、イギリスでもすでに病院出産が当たり前だった。ゆえに、その時代に自宅で出産することは、途上国での伝統的な自宅出産とは大きく意味が違う。シーラは「出産の主役は女性と子どもです。だから女性は自らの意思で出産場所、立ち会う人、医療者を選択する権利があるのです」といつも語っていた。そうすることで女性は自らのからだに自信と責任を持つことができるのだと。「出産は性的な営み」と言ったのもシーラだった。出産のときにはセックスと同様のホルモンが分泌され、産後には満たされた感覚が広がることがあり、出産は女性の人生で豊かな性的な体験の1つになりうるというのだ。

わたしは実際に薄暗い分娩室のバースプールに入ったカップルのお産に立ち会い、ふたりの寝室に紛れ込んでしまったような気分になったことがある。ハアハアと喘ぐ産婦の呼吸や陣痛の合間にふと見せるうっとりとした表情は、まるでオーガズムを感じているかのようで、夫がその裸体に身を寄せ支える姿はこの上なくセクシーだった。

そうはいってもイギリスは、れっきとした麻酔分娩発祥の国である。1853年にヴィクトリア女王がクロロホルムの麻酔を使って出産したことから、貴族の間で麻酔分娩が流行りのようになっていったと言われている。当時はまだ病院出産ではなかったので、医師が産婦の家を訪れて麻酔注射を施していたのだけれど、ヴィクトリア女王のこの選択は勇気ある功績として、一定のフェミニストの間で賞賛されてきた。

皇室の出産へのコメントをマスコミから求められるシーラだったが、ときにフェミニストたちから批判を受けてもいた。自然出産や母乳哺育を強調することは、女性を家庭に縛りつけてきた従来のジェンダー役割を固定化してしまうというのだ。

そもそも「母性」というワードに「愛」や「本能」といった尾ひれが付けられ、女性＝母性とされてきたことが、女性たちの混乱を生み出してきた。出産しても子どもに対してすぐに愛情を持てない人はいるし、育てられない人もいる。産めない人や産む必要を感じない人もいる。今やセクシュアル・マイノリティも子どもを持つ選択ができるし、トランスジェンダーの男性が出産する時代になってもいる。女性／男性の境界は限りなく多様なセクシュアリティで彩られ、「役割」や「本能」などという言葉に女性たちは縛られる必要はなくなってきているのだ。

しかし、医療化された出産の現場が今のような快適な環境になってきたのは、産むことにこだわり、医療のパターナリズム（保護・支配構造の関係を維持しながらよかれと思ってふるまう父権的温情主義）にはっきりと異議申し立てをしたシーラのような女性たちの存在があったからだということを、わたしは忘れたくない。

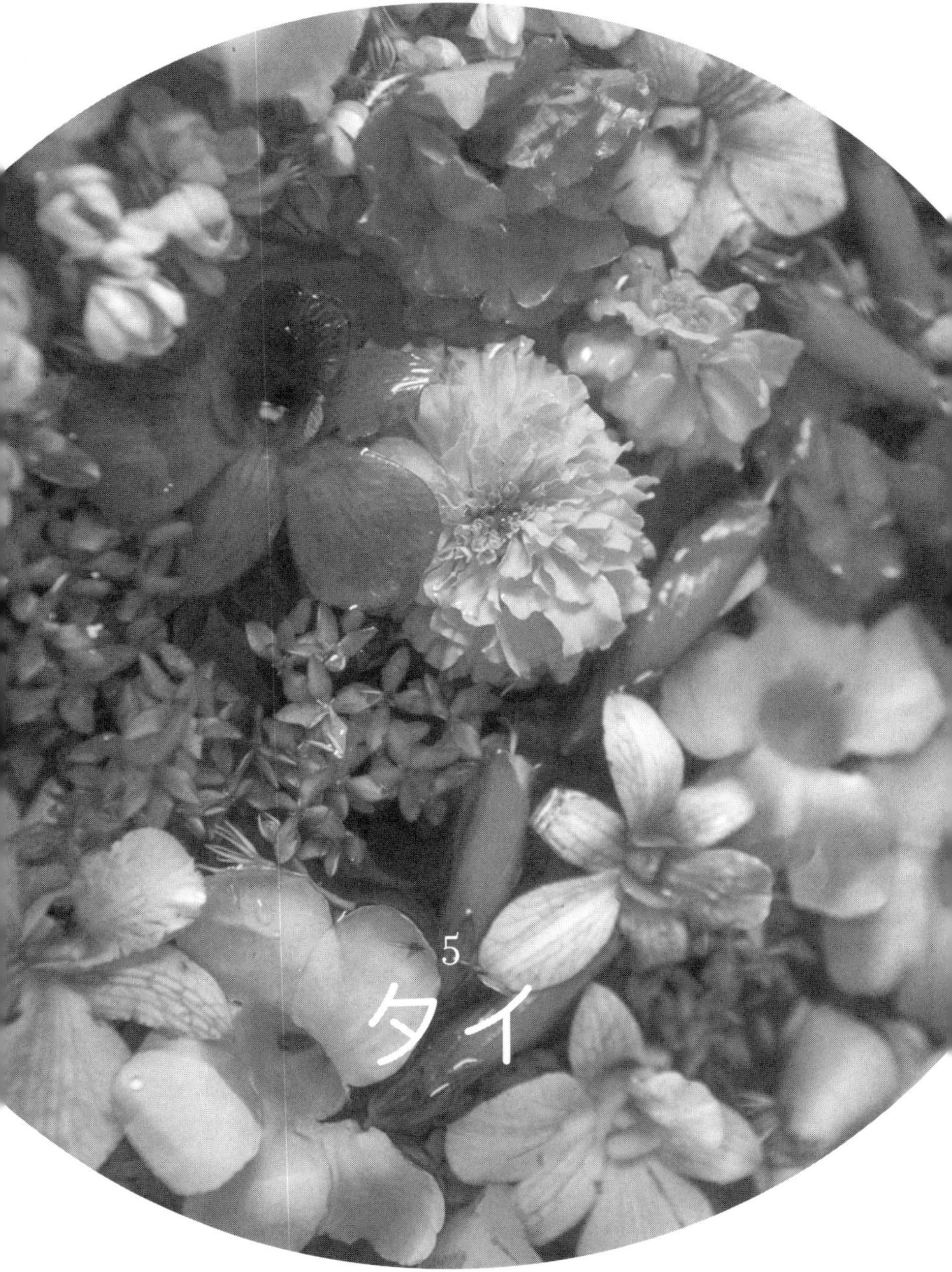

5
タイ

難民キャンプで生まれる赤ちゃん。物乞いをしなければならない妊婦の姿に胸が締めつけられる

今も、世界各地で祖国を追われた難民たちがキャンプ生活を強いられている。人がいるところには、必ず赤ちゃんが生まれているから、難民キャンプであろうが避難するボートであろうが、もちろん例外はない。

タイのアランヤプテートに、カンボジアの内戦から逃れてきた人々のための難民キャンプが開設されたのは１９７９年年末。ずいぶん遠い昔のことになってしまったけれど、わたしの初めての子どもが生まれる時期と重なっていたこともあって、伝えられる報道を聞くたびに難民の子どもたちのことがずっと気になっていた。

それから月日が過ぎ、やっと訪れたときはカオイダン難民キャンプができてからす

でに10年以上が経ったころで、その後閉鎖になると伝えられていた。街には国連のトラックが往き交い、キャンプは有刺鉄線で囲まれていたが、塀の内側は意外にゆったりとした時間が流れていて、東南アジアによくある村の風景のようにも映った。

それでも多くの人々が殺害されたり、飢餓で死亡したりしたカンボジアから逃れてきた人々の心には深い傷が残されていた。キャンプから外に出られない、押し込められた生活を強いられている人々は、どんな気持ちで日々を送っていたのだろう。

キャンプにはたくさんの子どもがいて、保育施設では幼い子どもたちが水浴びをしていた。ピチピチとはしゃぐその子たちはみんなキャンプ内の病院で生まれた子どもたちだ。

病院は細い木の柱にカヤで編んだ壁を貼った粗末な建物だったものの、世界各地のNGOから派遣された医師や看護師たちがアクティブに働いていた。土がむき出しの入院室に竹製のベッドが置かれ、そこに数日前に生まれた2組の赤ちゃんと母親がぽつんといた。付き添いの家族がひとりもいないのは、なんとも不自然に思える。避難する途中で家族や親戚とはぐれてしまい、離れ離れになって、キャンプで新しい家族を作ろうとしているのかもしれない。あるいは感染予防のために、家族の付き添いが

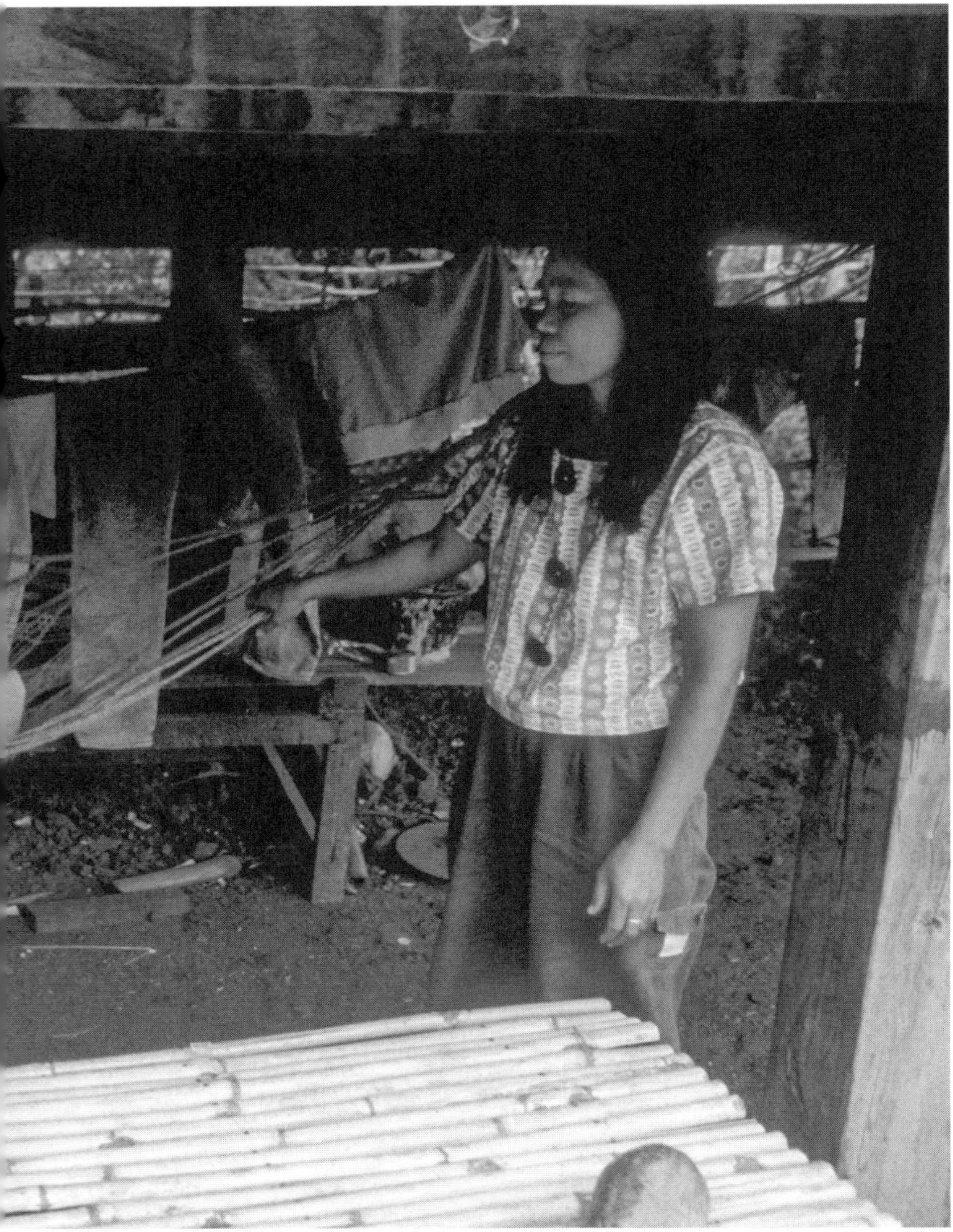

タイ

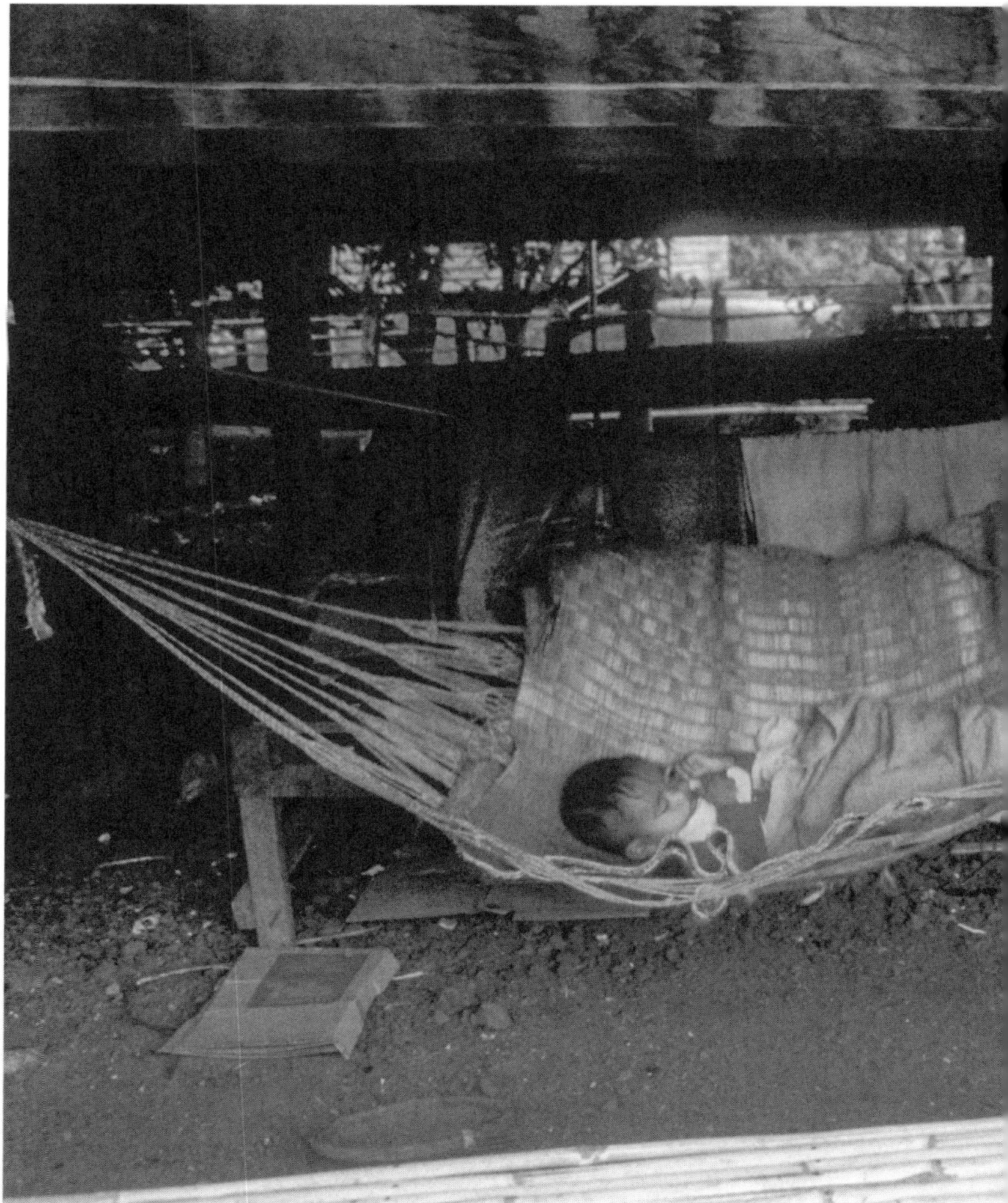

［タイ・アランヤプテート］ 村では開放的な小屋にハンモックが吊るされ、母親が赤ちゃんをあやしていた。

制限されていたのだろうか。

ベッドの下に何か置かれている。よく見ると、炭が入れられたブリキのたらいから、うっすらと煙が立ち上っていた。これは東南アジアで昔から伝えられている産後のからだをあたためる習慣で、カンボジアでも女性たちはずっとこうしたケアを受けてきたという。火であたためることによって、産後の子宮の戻りを早めて、悪露（P41）を促す効果があると信じられているのだ。それにしても暑い国で産後の女性が何日も火に炙られるとは、さぞ大変だろう。目の前の母親立ちはうっすら汗をかいていた。

西洋諸国の医師団が管理する病院で、ずいぶん昔の習慣を取り入れているものだと感心していると、オーストラリアの女性医師が、「故郷での伝統的な習慣を取り入れることで、みなさんに安心してもらえるのなら、科学的ではなくても大切にしていきたいと思っているのです。難民キャンプではなおさら、安心できることが人々の心の支えになると思う」と話してくれた。

となりの小児病棟では、やせ細った子のかたわらに母親が心配そうに付き添っていた。子どもの腕には点滴のチューブが入れられている。別のベッドでは1歳ほどの赤ちゃんに、おっぱいを含ませている母親の姿があった。静かな暮らしの時間が流れているように見えるその空間には、そこはかとない悲しみが沈着しているように思えた。有刺鉄線でくっきりと縁取られたキャンプに別れを告げて街に戻ると、雨が降りだした。内戦のあおりを受けて、田舎町には似つかわしくない国連の車が行き交い、皮肉にも小さな町がわずかに活気を帯びていることはわたしの目にも見てとれた。

宿のそばの小さな食堂で夕飯をとっていたときのことだ。外に出したテーブルの奥のほうに、ひとりの女性が立っていた。身動きせずにじっと柱の影に潜んでいるようでもあり、それでもせり出したおなかを隠すことはできなかった。妊婦だ。

食堂の客ではなさそうだし、右手にお椀を持っていたから、たぶん物乞いをしているのだろう。暗くてよく見えなかったけれど、古ぼけた草履を履いた脚はただだれているように見えた。

気になって、見えにくくなっている顔に目をやると、どうやら顔もただれていて、それをスカーフで隠しているようだった。あとひと月ほどで生まれてしまいそうなおなかを抱えた妊婦が病気に侵されている。重い病にかかった女性が妊娠したのか、あるいは妊娠したことで病気が悪化したのだろうか。暗がりに立ち、物乞いをしなければならない妊婦の姿に、胸が締めつけられる。それでもおなかの赤ちゃんは確実に成長しているのだ。

病院で治療を受ける余裕はないのだろう。寄り添ってくれる家族はいるのだろうか。彼女を守ってくれる人はいるのだろうか。そう思うと、食事が喉を通らなくなってしまった。

世の中はなんて理不尽なことに満ちているのだろう。内戦で故郷を追われる人々、身内を殺される人々、そして平和なはずのタイの田舎町には貧しい妊婦がいて、それでも子どもたちは生まれてくる。その子たちが平和で幸せな社会に生きられることを願うしかなかった。

シトシトと降る雨があたりを覆い、足元には小さな水溜りができ始めていた。それでも妊婦は動かずに、立ち続けていた。

6
フランス

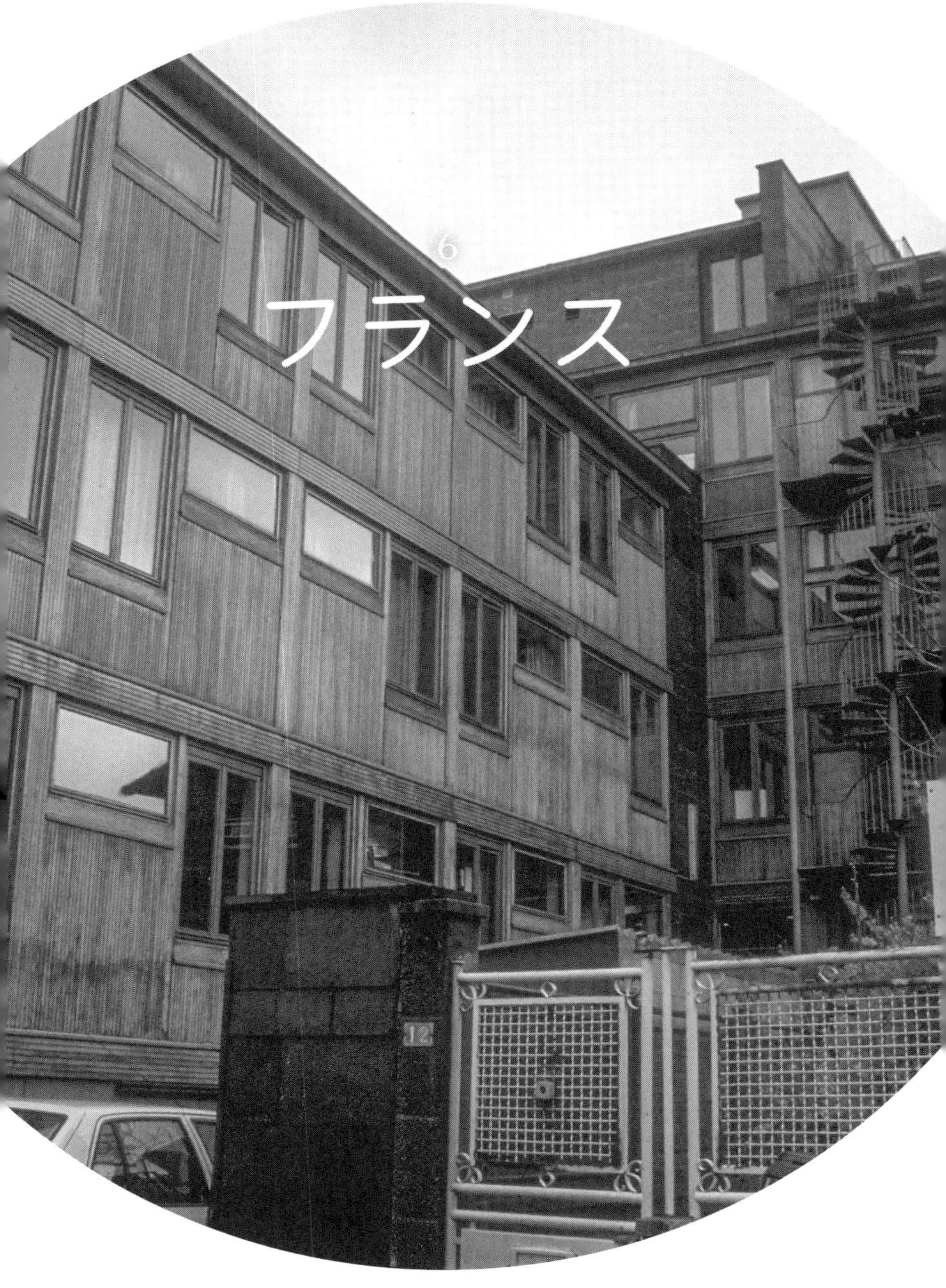

瞑想とイメージトレーニングで痛みや不安を抑えるソフロロジー法。医療者たちが笑顔で迎えてくれる

［パリ］

呼吸法が出産に効果があることは、よく知られている。とりわけ胎児が出てくる瞬間には、息を止めてグッといきむので、産婦は誰でも無意識に呼吸法を行っていることになる。帝王切開の場合でも、緊張して、浅い呼吸をしていると気持ちが乱れて焦ってしまうから、呼吸法は落ち着きを保つために効果がある。

ゆっくりした呼吸は、実際に気持ちを穏やかにする。この呼吸法の原理を出産に取り入れたのが、「ソフロロジー式分娩法」と呼ばれる方法だ。呼吸を整え、気持ちをコントロールして、落ち着いた状態で出産しようというもので、瞑想のような東洋的

な考え方がベースになっている。

ソフロロジー法が日本に紹介されるきっかけとなったは、パリのノートルダム・ド・ボンスクール病院だった。現在、フランスでこの出産法を実践している病院があるかどうかはわからないけれど、日本ではソフロロジー法を取り入れているクリニックがいくつかある。

90年代初頭に訪れたノートルダム・ド・ボンスクール病院では、ソフロロジー法を指導していたエリザベット・ラウル助産師がきらめく笑顔で出迎えてくれた。笑顔は人の心をほぐす、魔法の力を持っている。

ラウルさんの出産準備クラスでは、マットを敷き詰めた部屋に妊婦があぐらをかいて座り、呼吸法を練習していた。まるで瞑想会のような雰囲気だ。呼吸法だけでなく、陣痛のときの姿勢も教えてくれる。さらに分娩室の見学では実際に分娩台に乗って、いきみの練習もする。

ゆっくりした呼吸法をくり返し練習して行くと、心は次第に瞑想に近い状態になって行く。瞑想では「今」からだに起こっていることを見つめ、受け入れるように促される。これを出産に応用すると、陣痛のときは痛みから逃げ出そうとせずに、からだ

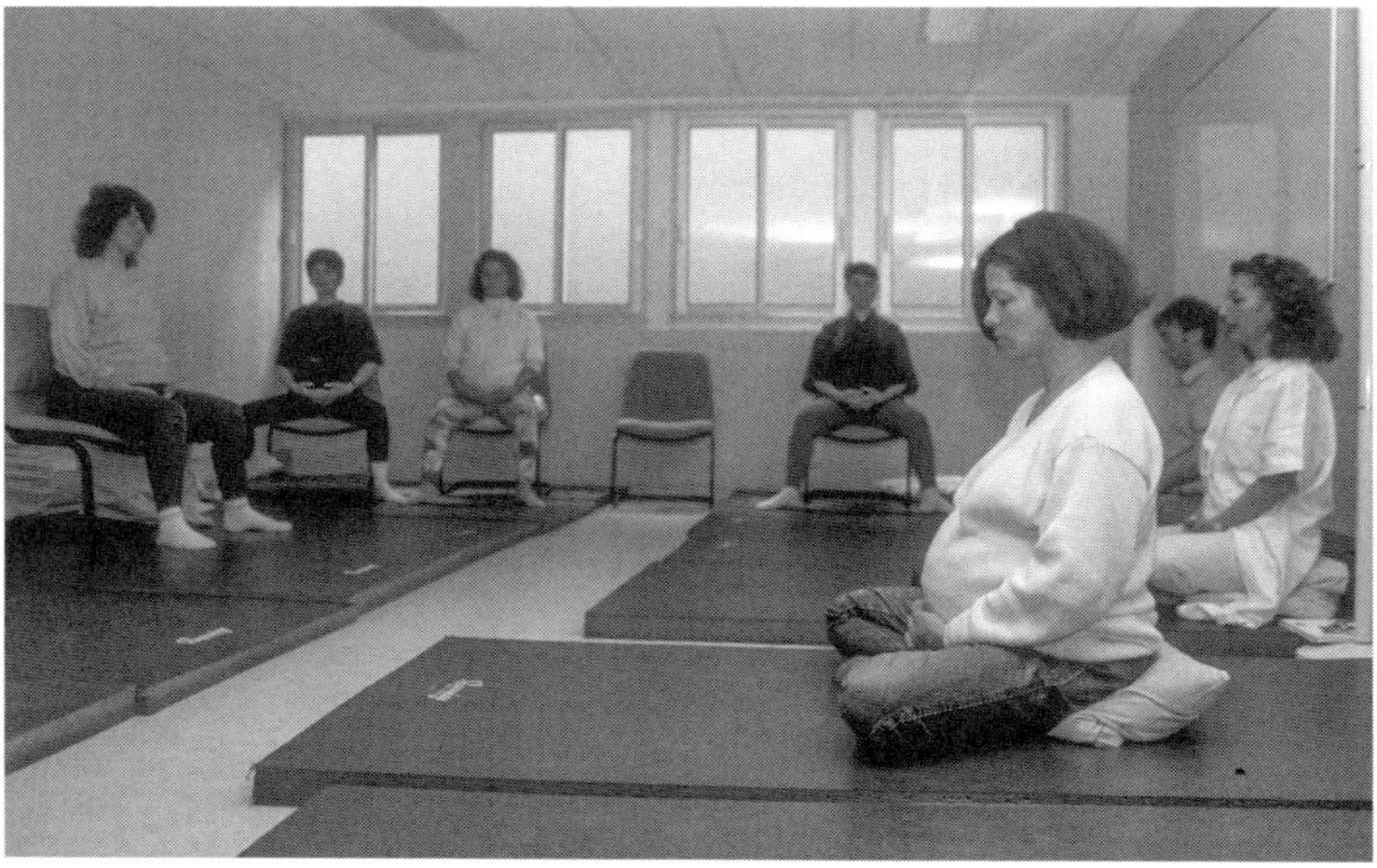

［フランス・パリ］　パリ郊外のノートルダム・ボン・スクール病院で行われていたソフロロジー法の準備クラス。瞑想で呼吸と心を整え、陣痛に向けて準備する。

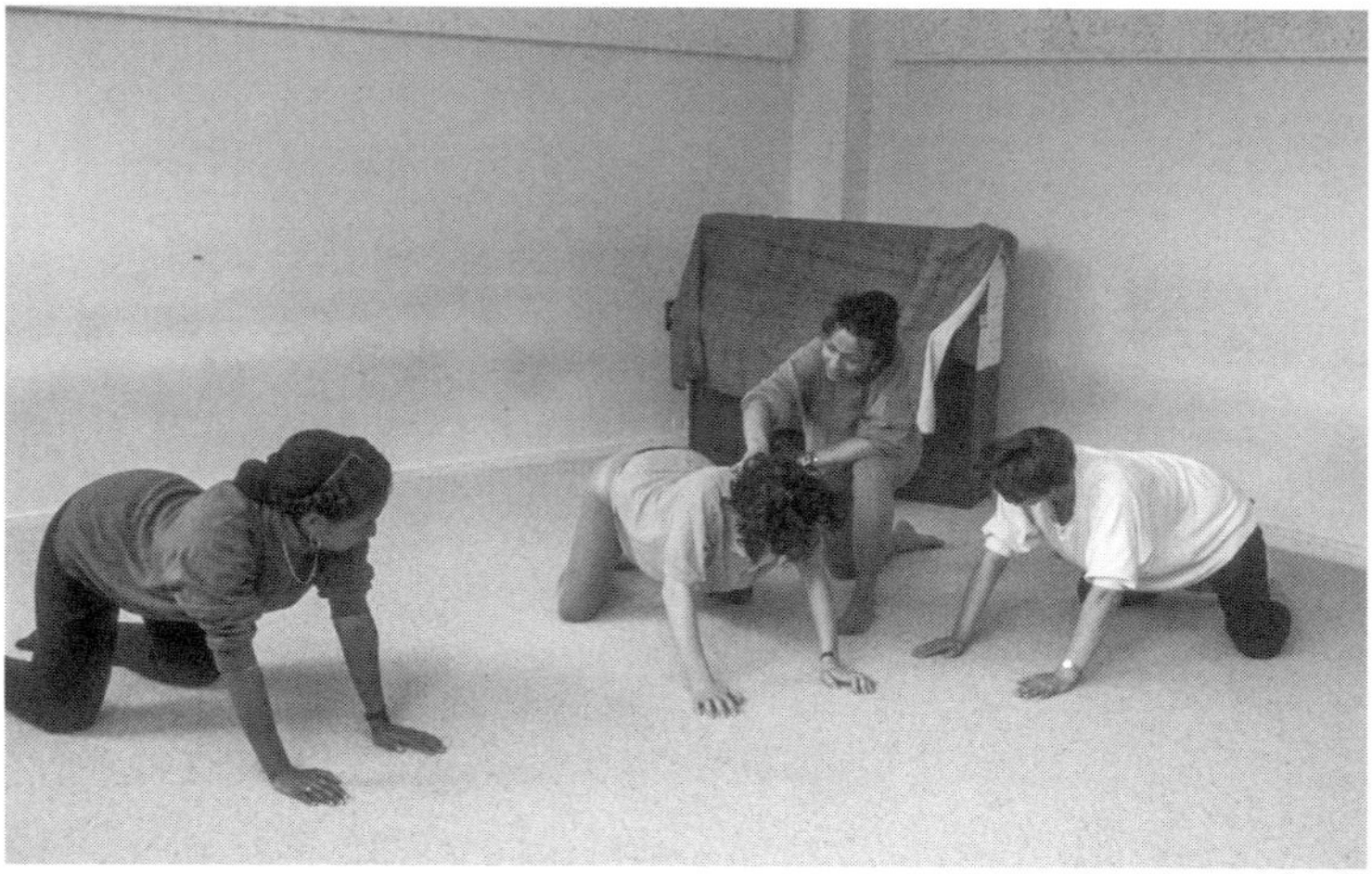

［フランス・パリ］　マタニティヨガのクラスも開かれていた。よつばいのポースは腰を楽にする効果がある。

フランス

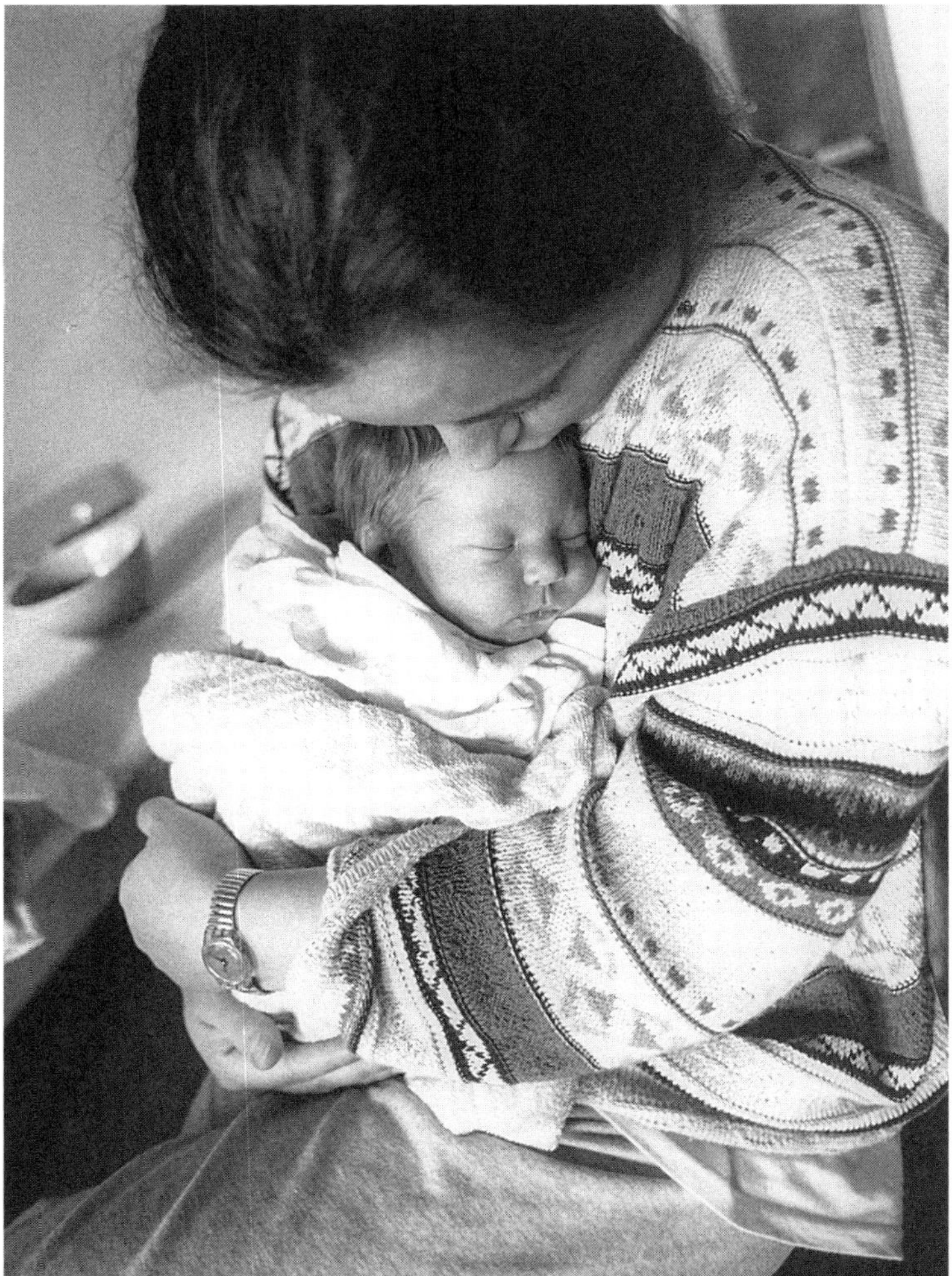

［フランス・パリ］ パリ市内の病院。退院前の赤ちゃんを母親が愛おしそうに抱きしめる。赤ちゃんはすっかり安心した表情だ。

に起こっていることを冷静に見つめることで、陣痛を受け入れることができるというわけだ。

「陣痛を嫌なものと決めてかかると、不安が強くなって、余計痛みが増してしまいます。陣痛は赤ちゃんを産み出すために必要な子宮の収縮と捉えて、からだに起こることを受け入れ、呼吸法で陣痛を乗り越える。すると案外うまく行くものです」とラウルさんは説明する。

ただ、呼吸は簡単なようでいて、出産のときにいきなりやってもうまくいかないことが多い。だから妊娠中から呼吸の練習をしたり、痛みをうまく乗り越えるイメージトレーニング用の誘導テープを聴くことがすすめられている。

こうした○○法という出産方法は、いかに陣痛の痛みを緩和し、尊厳ある出産ができるかということを先人たちが真剣に考えて、あれこれ知恵を絞って工夫してきたたまものだ。とりわけ医師たちは、女性が少しでも楽に産めるようにいろいろな方法を編み出してきた。

意外に思われるかもしれないけれど、フランスは医師による出産方法の提案が多かったお国柄である。たとえば、ル・ボワイエという医師は「生まれたばかりの赤ちゃんを大事にていねいに扱いましょう」と、生まれてすぐの赤ちゃんに産湯をつかわせることを思いついた。そんな当たり前のことと思うのは日本人だからで、ヨーロッパではそれまで、産後すぐに赤ちゃんをお風呂に入れる習慣はなかったのだ。さらに、生まれて泣かない赤ちゃんを、医師や助産師が両足を持って逆さに吊るし、お尻を叩くという蘇生法をやめることを提案した。全員に行ったわけではないけれど、こんな虐待めいたことが実際に行われていたのだ。ルボワイエ医師の提案は「暴力なき出産」と呼ばれ、その後、赤ちゃんたちは穏やかな出生を迎えることができるようになった。

次に登場するのが、出産に呼吸法を用いることを提唱したラマーズ法で、これもフランスのフェルナンド・ラマーズ医師が考案したものだ。ラマーズ法の呼吸法がソフロロジー法と違うのは「ヒッヒッフー」などの呼吸パターンがあったこと。

80年代に入ると、ミシェル・オダン医師が水中出産を考案した。水中出産もまた、痛みの緩和に有効な方法で、今でも世界各地の病院やクリニックなどで取り入れられている。こうした先人たちの知恵によって、出産の状況は少しずつ改善されてきた。

とはいうものの、痛みの感じ方は個人によって異なるものだし、鼻の穴からスイカが出てくる（小豆程度という人もいるが）と表現される陣痛の痛みを冷静に受け止めることが本当にできるのかと、疑う人もいるだろう。要は人によるのである。ヨガや瞑想に興味がある人もいれば、そうでない人もいるのだから。

日本の場合は特に、○○法が一時的に流行のようになっては、消えて行くことがくり返されてきた。日本で1つの方法が長続きしないのは、「○○法が一番！」と言われてしまうと、うまくいかなかった人がなんとなく居心地の悪い思いをしてきたからかもしれない。妊娠中からヨガや呼吸法を練習しなければならないことも、働く妊婦にとってはややハードルが高い。

ということで、陣痛は痛いし、呼吸法なんて習得できないという妊婦のために、この病院では麻酔分娩でもラマーズ法でもいいですよと、いくつかのオプションが用意されていた。

産み方にはさまざまな選択肢があって、自分の好きなようにすればいいという考え方はスタッフの姿勢にも現れていて、自由でおおらか。個人の自由と尊厳を重んじるフランスは、出産にもしなやかなエスプリが映し出されていて、それが女性たちの気持ちをほぐし、ほっとした気分にさせてくれる。

7

チベット

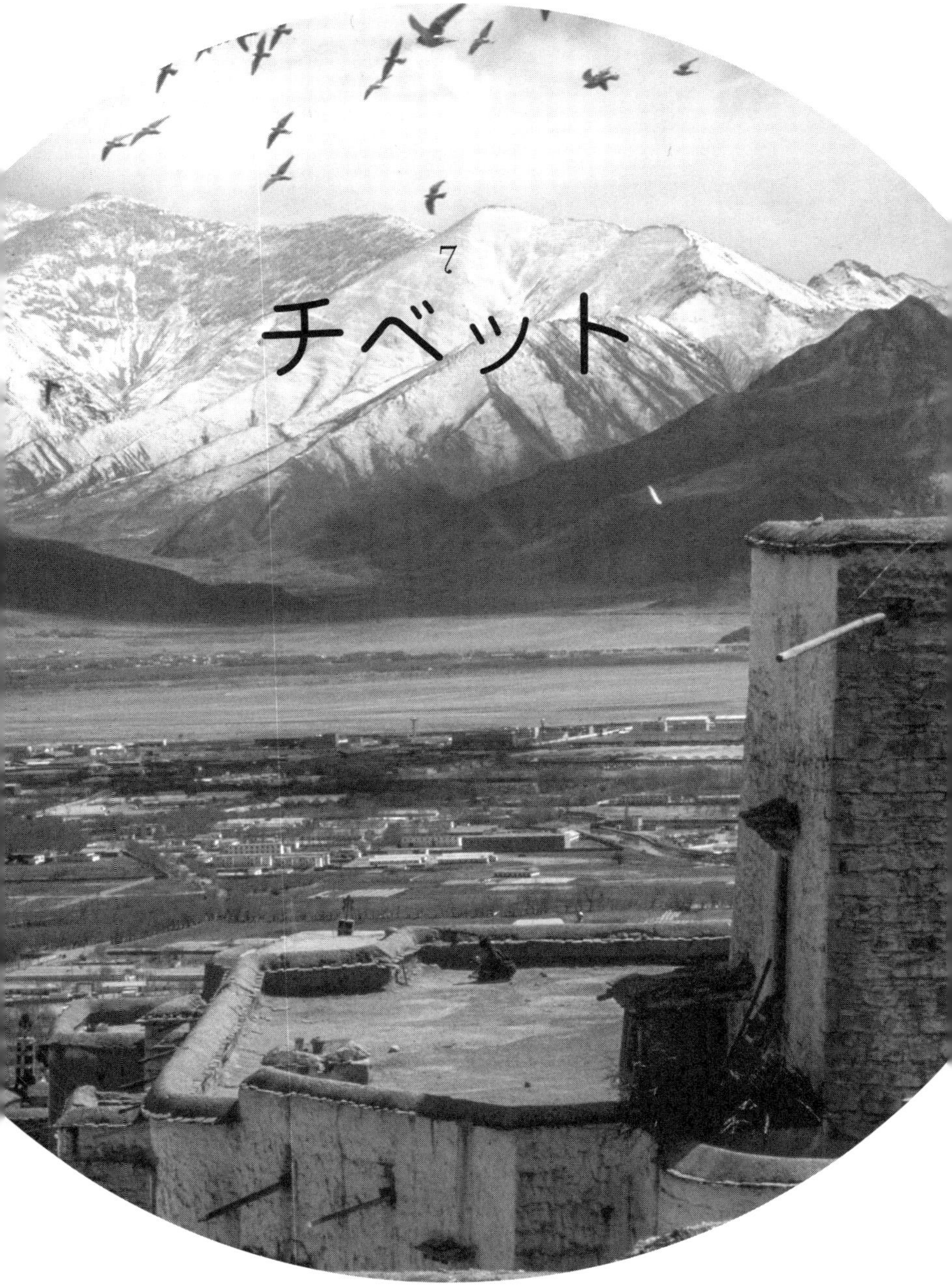

お産は病気じゃなく生理的な営み。だから病院に産科がなく、出産は産婆ではなく家族でとり上げる

［ラサ］

「お産は病気じゃないから」

ラサの街で、人々は口々にそう言った。

ラサには伝統的なチベット医学の病院があると聞いたので、ある春の朝、病院を訪ねてみることにした。正面玄関に掲示された看板にふと目をやると、婦人科はあるのにどういうわけか産科という項目が見当たらない。不思議に思って街の人に聞いてみると、チベット医学では、お産は病気ではなく、からだの健康な営みの1つと考えられているので、自宅でのお産が当たり前とされてきたからだという。

だから、病院に分娩室がなかったわけだ。

それではと、街で産婆を探してみることにした。世界各地、自宅でのお産には必ず産婆が登場していたから、さぞやたくさんいるに違いない。けれど、チャイ屋のおじさんや、ホテルの女将さんに聞いても、予想に反して「産婆はいない」と答える。そんな話はこれまでどこの国でも聞いたことがなかった。

チベットは20世紀後半から中国化が進み、都市部には西洋医学と中医学を融合させた病院が建てられて、ラサ周辺の女性たちは次第にそうした病院の産婦人科で出産するようになっていた。それでもまだ１９９０年代まで、自宅で生まれる赤ちゃんは地方にはたくさんいた。

しかし、なぜ産婆がいないのだろう。

よく考えてみたら、その答えのカギは遊牧民という特殊性にあるのだと思い当たった。そんなちょっとしたことを、わたしはすぐに思いつかなかった。どうやらぬくぬくとした日本の日常を、あたかも世界の共通規範のように感じてしまうクセがついている。だからその物差しを色メガネとして世の中を見てしまうのだ。

もともと、チベットの人々の多くは遊牧、あるいは半遊牧的生活を営んできた。家宝のように大事に育てているヤクやヤギの食べ物を大地の恵みに頼っている遊牧民は、町から遠く離れた場所を転々と移動する生活を送っている。そこに妊婦がいたとすれば、お産はいつどこで始まるかわからないから、たとえ産婆がいたとしても、呼びに行くことも、産婆が駆けつけることも距離的に難しい。だから職業としての産婆は成り立たなかったというわけだ。

赤ちゃんが生まれる時期が近づいたら、病院のある町のそばに移動しましょう、という選択はその当時はまだなかったから、赤ちゃんはみんな遊牧の移動先で生まれることになる。つまりお産はそれほど一大事というわけではなくて、暮らしの中のひとコマなのだ。

移動は家族単位なので、お産をとり上げるのは産婦の母親や義母、ときには夫の場合もある。彼らにとってお産は家族で助けあう、生理的な営みだ。食べて眠り、セックスをして妊《はら》み、子どもは生まれて、成長する。

今ではチベット遊牧民の多くが定住するようになって、石やレンガで造られた家で暮らすようになったけれど、それでもかつてのように多くはないにせよ、自宅で生まれる赤ちゃんはたくさんいる。

チベット

世界じゅうどこでも、人のいる場所にはお産がある。自宅出産とひと口にいっても、文化が違えば住む家も違うから、移動式のテントの場合もあるし、イヌイットが暮らすような氷の家や、赤道直下の地域には、ヤシの葉で編んだ小屋もあっただろう。ときには家屋の周辺で生まれていたこともある。納屋だったり、畑のあぜ道だったり、草原やブッシュだったり。

医療施設がない地域で生まれる赤ちゃんが、まだたくさんいることを実感したとき、ずっとこうして自然の中で生まれたり死んだり、生物としての営みを脈々と続けてきた人々の文化に思いを馳せた。

もちろん先進国社会の感覚からすれば、近代以前のお産の形態は不衛生で、危険という見方がなされるだろう。けれど、そうしたお産の話を聞いていると、産む／生まれるという営みが、いのちの力強さとして迫ってくるように感じられるのだ。

「あなた産んだことないの？」「お産は女の役割。なんでこわいのですか」「そりゃあ、まれには死ぬこともある」

［ラサ郊外］

乾いた空気のせいだろうか。高台に立つと、この世の果てまで見渡せるのではないかと思うほど、遥か彼方の稜線までがくっきり見え、チベット高原の圧倒的な風景が広がっていた。眩しい新緑の絨毯に、ヤクがゴマ粒のように点々と散らばっている。

ラサから車で3時間ほど離れた小さな村で、1ケ月前に出産したという女性に出会った。ふらっと出かけた旅先で、「最近お産した方はいませんか」と話を向ければ、どんなに辺境な土地でも母親に会える。人がいれば、赤ちゃんがいて、お産がある。

その女性は赤ちゃんを抱きながら、石造りの家に案内してくれた。近所の子どもたちが、どこからともなくわたしたちの周りを囲み、興味深そうにあとをついてきた。

夫は半年間の遊牧生活に出ていて留守だった。さながら長期出張中というところだろうか。夫は遊牧、妻や子どもは定住する半遊牧的生活。お産は、彼女の母親がとり上げたというから、自給自足は食料だけでなく赤ちゃんのとり上げまでまかなわれる。

一人っ子政策の中国でも、少数民族にはきょうだいが認められている。母親の腕でスヤスヤと眠っている赤ちゃんは3人目の子ども。それでも生まれるときは陣痛が長く続いて、とうとう3日目の朝を迎えることになった。

彼女はおもむろに家から外に出て、ヤクの小屋へ向かった。ヤクはウシ科の動物で、遊牧には欠かせない家畜だ。家財道具を運んだり、畑を耕す助っ人でもある。当時のチベットにはまだ、お産を不浄とする考えが残っていて、家の外で産む女性は多かったと言われている。

ヤクの小屋に入ってみると、片隅に藁が積み上げられている場所があった。小屋の中はきれいに片づけられてはいたものの、地面にこんもり盛り上がる藁の山は少々埃っぽい。彼女は直観的に、産む場所を見定めたのだろう。どこで産んでもいいわけではないのだ。もちろんマニュアルがあるわけではないけれど、とにかく彼女は藁の山に歩み寄って、それをまたぐ格好で立って産んだという。

「子どもが出るとき、思わず前へぴょんと飛んで、赤ちゃんはおしりのうしろに出てきたの。ははは」

灼けた肌に白い歯を覗かせて、笑っている。

彼女の母親が素早く駆け寄り、赤ちゃんが落ちる前に背後からすくい止めたそうだ。日本でも戦前まで、村の農家などでは藁の上に子どもを産んだ話があって、布団が貴重品だった時代には、藁は布団代わりに重宝されていた。

それにしても、ラサの町から遠く離れたこの村では、病院に行くのは容易ではない。万一のことがあったらどうするのだろう。

「医師も助産師もいないこの土地で、ひとりで出産するのはこわくなかったですか？」

と、わたしは質問した。すると、その女性は驚いたような表情をして聞き返した。

「あなた産んだことないの？」

「あります」

わたしがそう答えると、彼女はさらに不思議そうな顔をした。なんでこの人は、出産経験があるのにそんなことを質問するのか、といった表情だ。

そして、「お産は女の仕事。なんでこわいのですか」と言う。

「女の仕事」と言われてしまうと、今は違和感があるけれど、かつては世界じゅうどこでも女性は産むことを期待されていた。男性は産めないから女性がその役割を担う。からだの生理的な差異が生き方をも決定づけることに異論を唱える人は誰もいなかったのだ。この村の人たちはその当時、全員が自宅で生まれていた。

「亡くなった赤ちゃんはいないんですか?」とさらにわたしは訊ねる。それは、わたし自身の不安を確認するための問いだった。

するとー「そりゃあ、まれには死ぬこともある」と、シンプルな答えが返ってきた。そこになんの悲愴感も漂ってはいない。

「まあ、いろいろなことはあるけれど、何でそれをいちいち恐れる必要があるの?ただ仏に守られて生きているだけ」という意味が含まれていたように感じられた。

それでも、その言葉の意味をすぐには捉えられなかった。近代医療の出産しか知らなかった当時のわたしには、病院出産こそがあるべき正義だと信じていたのだから。

でも、と思う。なぜ、目の前にいるこの女性は納屋で産んで、産後1ヶ月しかたっていないのに、カラカラと楽しそうに笑っているのだろう。日本では今、こんなに屈託のない笑顔を見せる産後の女性は少なくなっている。

気をとり直して、「胎盤はどうするのですか？」と質問してみる。

すると女性は、遠くを見るように目線を上げ、「川へ流します」と言う。

チベットの川は、ヒマラヤの雪解け水をたたえた神聖な川だ。胎盤を川へ流すのは、10ケ月間子どもを守ってくれた胎盤に感謝し、神の宿る川へお返しするという人々の願いが込められている。胎盤は赤ちゃんと一緒に子宮で育まれたきょうだいのような存在だから、大事に扱わないとその子に災いが起きると信じられているのだ。

チベットの辺境の地域では、お産と同じように死もまた自宅で迎える。人々は子どもの頃から誕生や死と身近に接することで、生と死がとなり合わせにあることを体験的に知って行く。チベット仏教では今も輪廻転生が信じられていて、赤ちゃんが生まれると、「高僧の生まれ変わりかもしれないから、とても大切に扱う」と話してくれた女性もいた。

死んでまた生まれるいのちの循環という考え方は科学的ではないけれど、仏教に深く根ざして、風のように生きるチベットの人々にとって、死はすべての終わりではなく、次の世代に託す精神的な昇華なのかもしれない。

厳しい自然環境で出生率が低かったが中国からの移動人口の増加によって出生率は上がり死産率は大幅減少に

［カム］

人々がざわめく気配で目が覚めた。遠くから犬の遠吠えが聞こえてくる。昨晩、持参した一人用テントを広場に張って寝袋に入り込んだものの、薄いテントは吹きすさぶ風にあおられるし、野犬に襲われるかもしれない不安が頭をよぎるしで、案の定、ほとんど眠れなかった。富士山より標高の高い四川省東チベットの高原は酸素が薄くて、こめかみには軽い痛みが残っていた。

テントから這い出してみると、昨日とはうって変わった景色が広がっていた。引っ越しが始まっていたのだ。遊牧民のテントはみるみるうちに解体され、ヤクの背中に

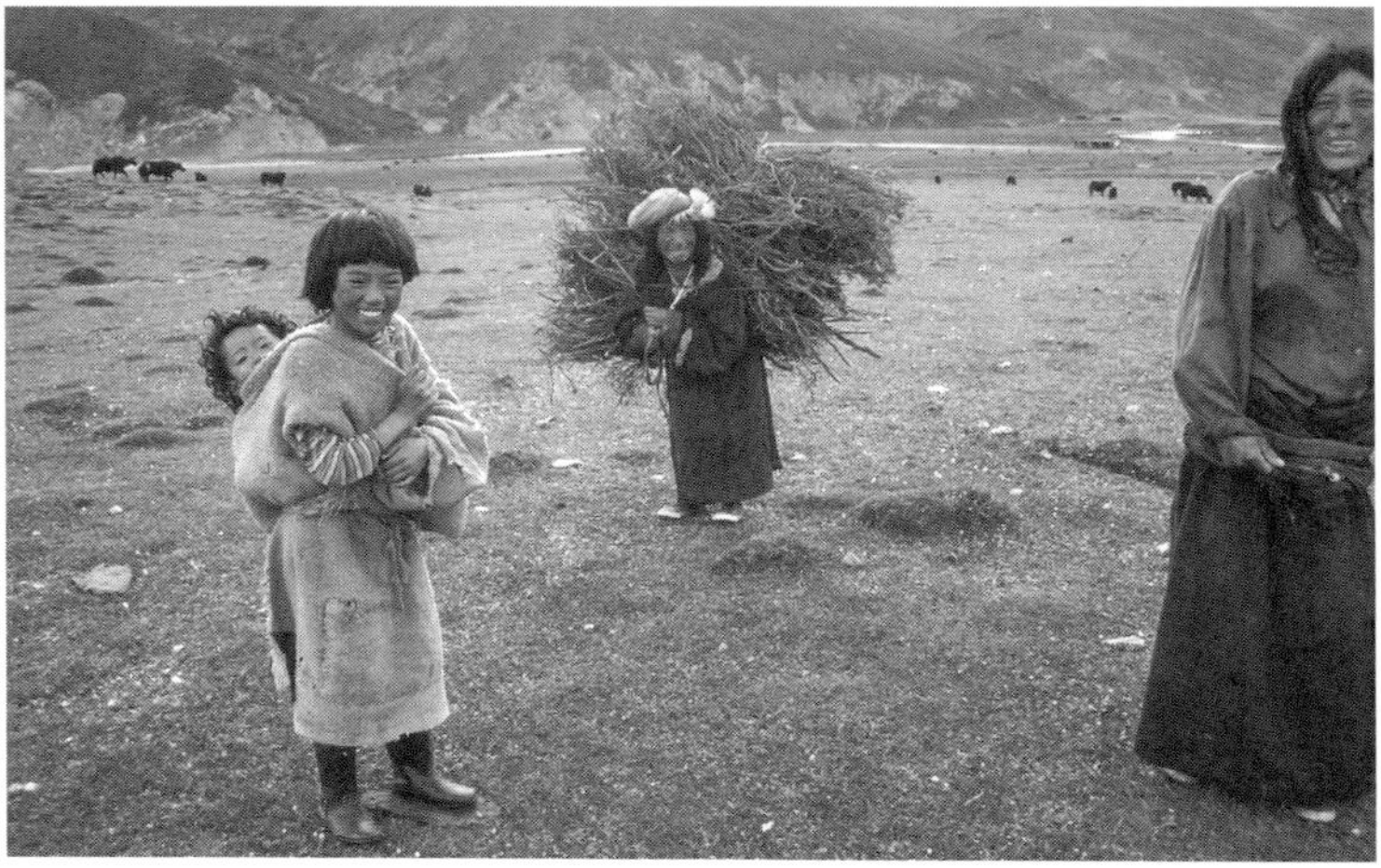

［チベット・カム］ チベット族自治州の標高4300メートルの高原で。半遊牧生活で暮らす女性は薪を集め、少女は幼いきょうだいをおぶって子守りのお手伝い。

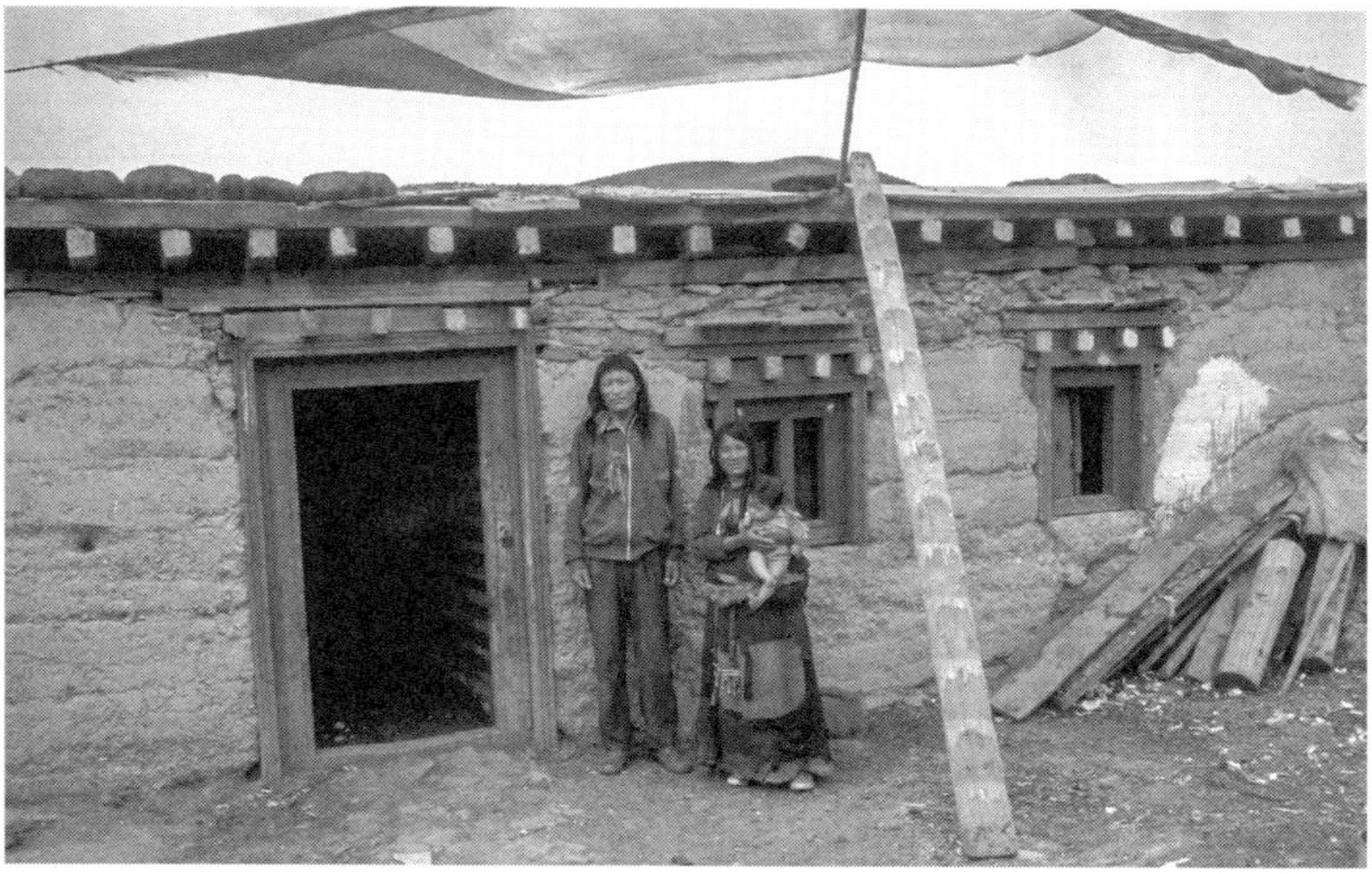

［チベット・カム］ 高原に建てられた若いカップルの家。カウボーイの夫が赤ちゃんをとりあげた。

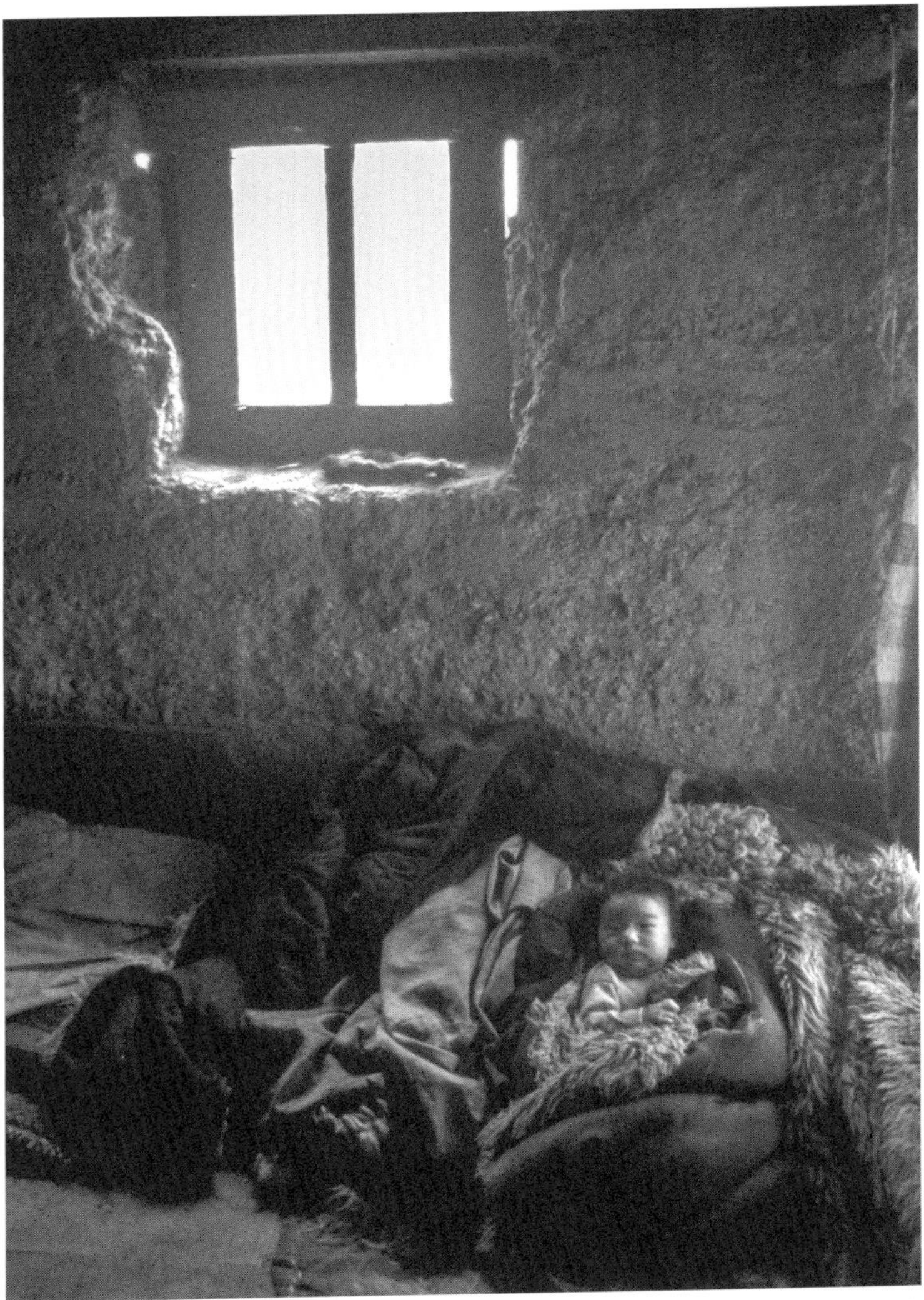

［チベット・カム］ 自分が生まれたヤクの毛皮の上で寝る赤ちゃん。この毛皮はお産に使われるとともに、一家全員のベットにもなる。

家財道具が積まれて行く。いざ次の野営地を目指して出発だ。

ふと気がつくと、妹をおぶった男の子が笑みを浮かべながら、カメラを持つわたしの前に立っていた。家族は引っ越しで忙しいので、邪魔にならないようにお兄ちゃんが子守りをしてお手伝いをしているのだ。出発の合図の口笛が高原に響くと、ヤクの群れはゆっくりと動き出した。

村はなだらかな丘が連なる牧草地に広がっていた。町からジープで3時間。10分に1度はジープの天井に頭をひどくぶつけてしまうほどの悪路を走り続けて、やっと着いた村はイメージそのまま無医村である。

家を建てたばかりの若夫婦が、自宅で赤ちゃんが生まれたと話してくれた。長身の夫は誇り高き勇敢なカウボーイ姿。チベット女性らしい温和な表情の妻は、まだあどけなさが残っている。

家の中は石で組んだ竈《かまど》があるほかは、家具は見当たらない。ベッドもキッチンもない殺風景な部屋の隅に、ヤクの毛皮で作った大きな敷物が置かれ、そこに生後6ケ月の赤ちゃんが眠っていた。夫婦は核家族で、いわゆるチベットのニューファミリー。同居する両親や親戚がいないので、お産は夫がとり上げたという。

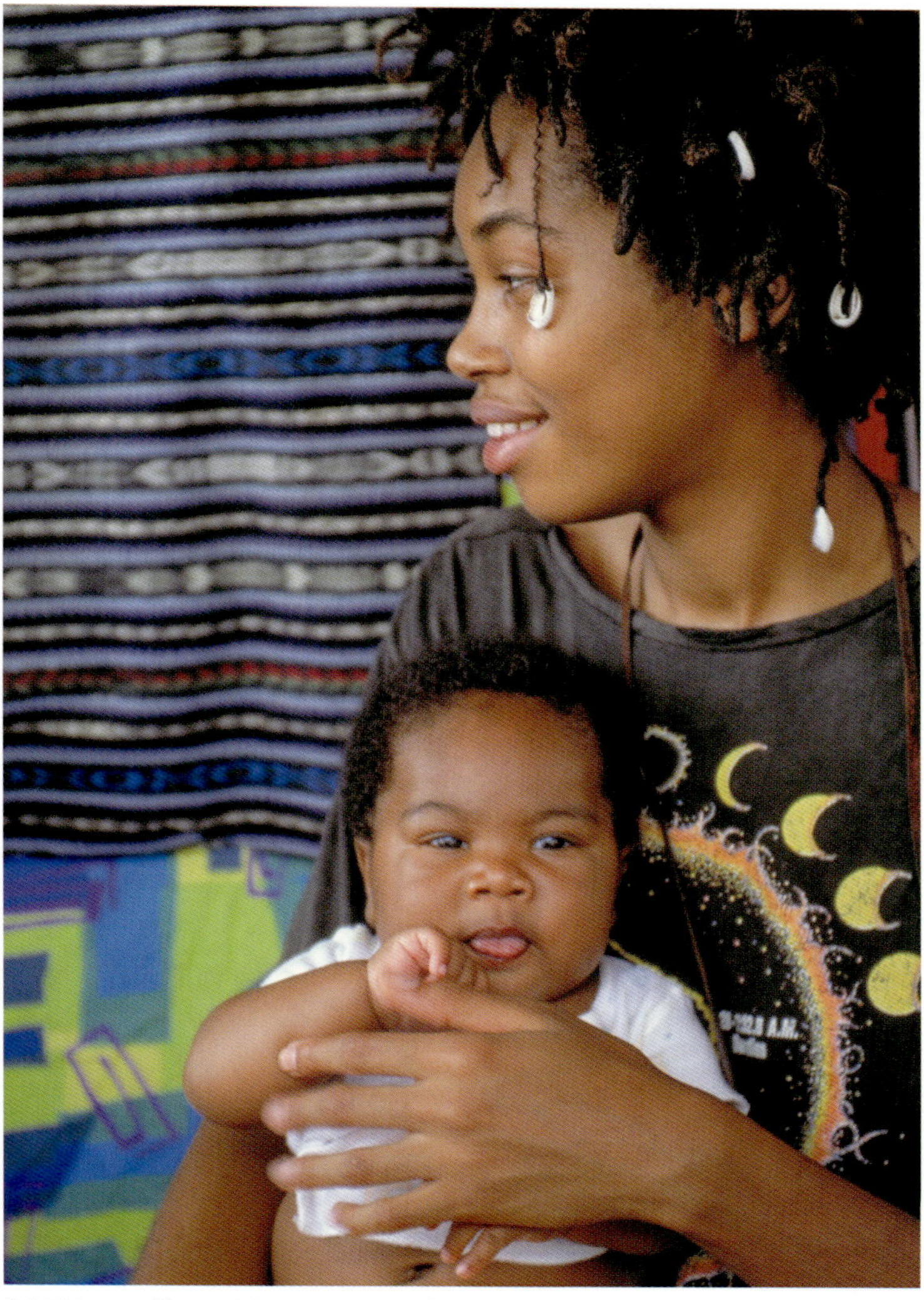

［アメリカ・ハワイ］　ハワイ島ヒロのファーマーズ・マーケットで。カリフォルニアから来た女性は、自然の中で産みたいと、親戚のいるハワイ島を出産場所に選んだという。

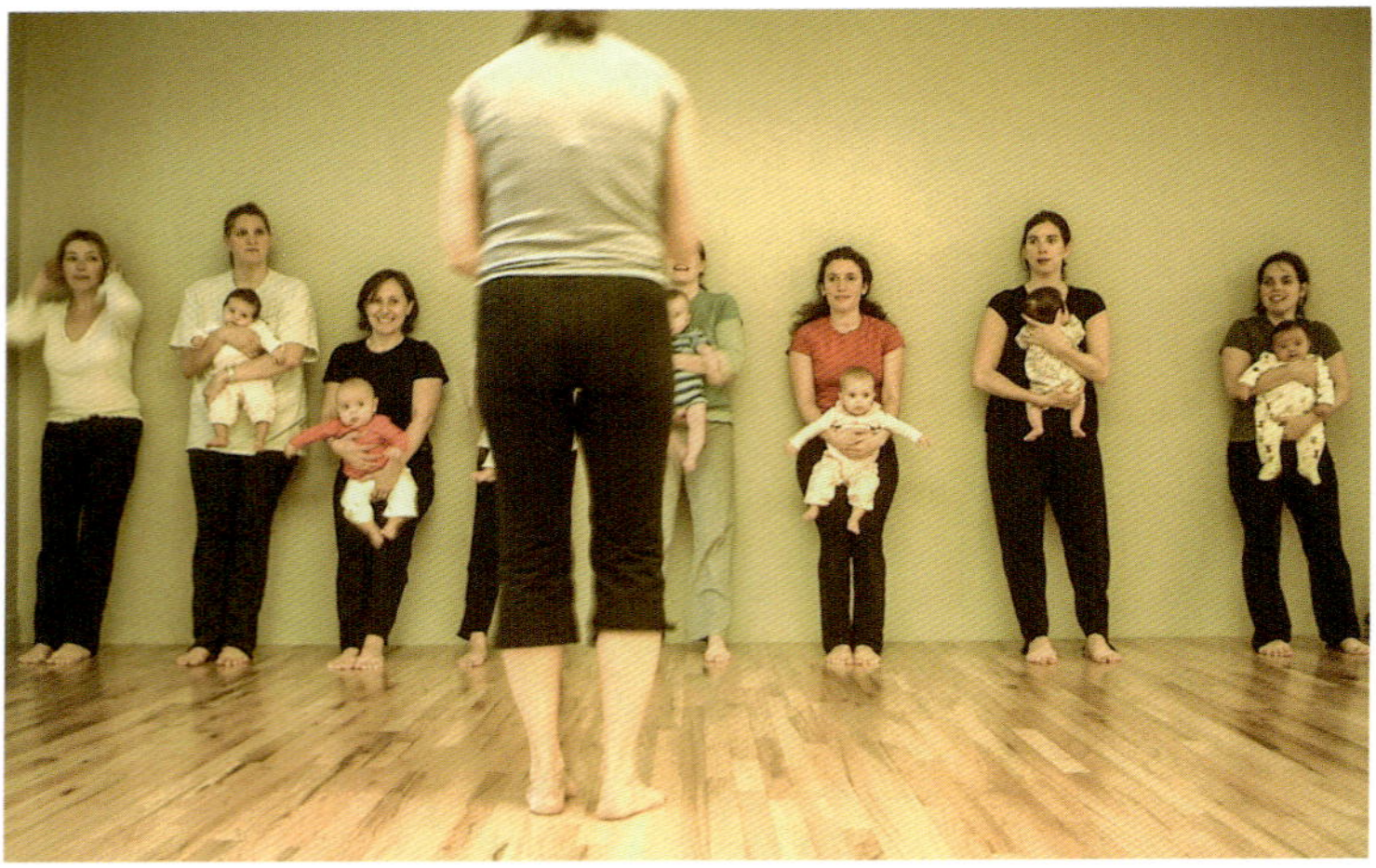

［アメリカ・ニューヨーク］ マンハッタンのユニオン・スクウェアのヨガスタジオで、産後のヨガクラスが。スクワットするお母さんに抱かれて、赤ちゃんも高くなったり低くなったり。エクササイズを楽しむ。

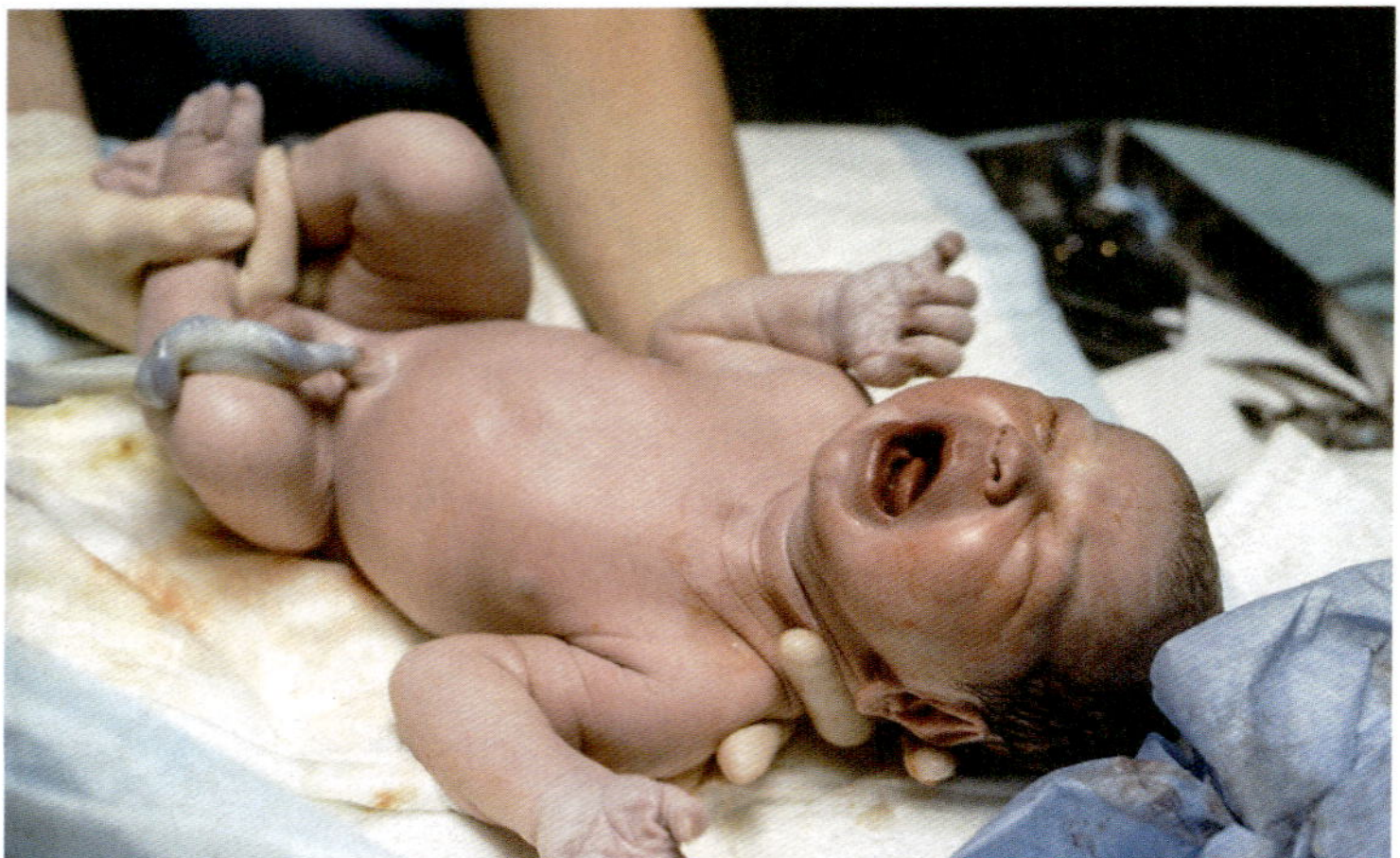

［フィンランド・オウル］ 生まれて5分ほどの赤ちゃん。まだへその緒で母親とつながっている。赤ちゃんは泣いて、初めての呼吸をする。この後、へその緒が縛られて、ハサミで切り離される。（P208）

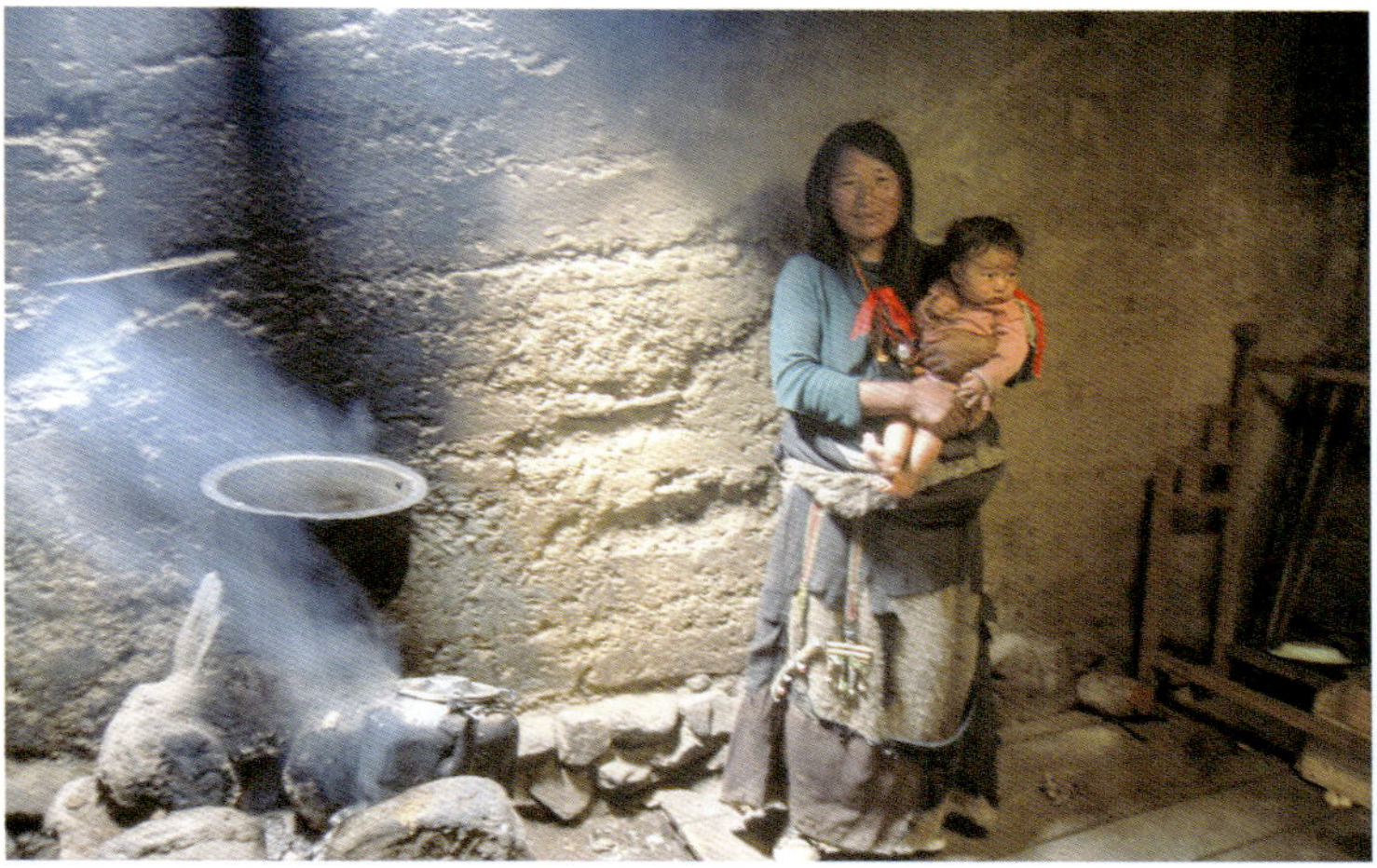

［チベット・カム］ チベット族自治州の高原に新居を建てた新しい家族。赤ちゃんは部屋の隅に置かれたヤクの毛皮の上で生まれた。石で作ったお手製のかまどがキッチンだ。(P128)

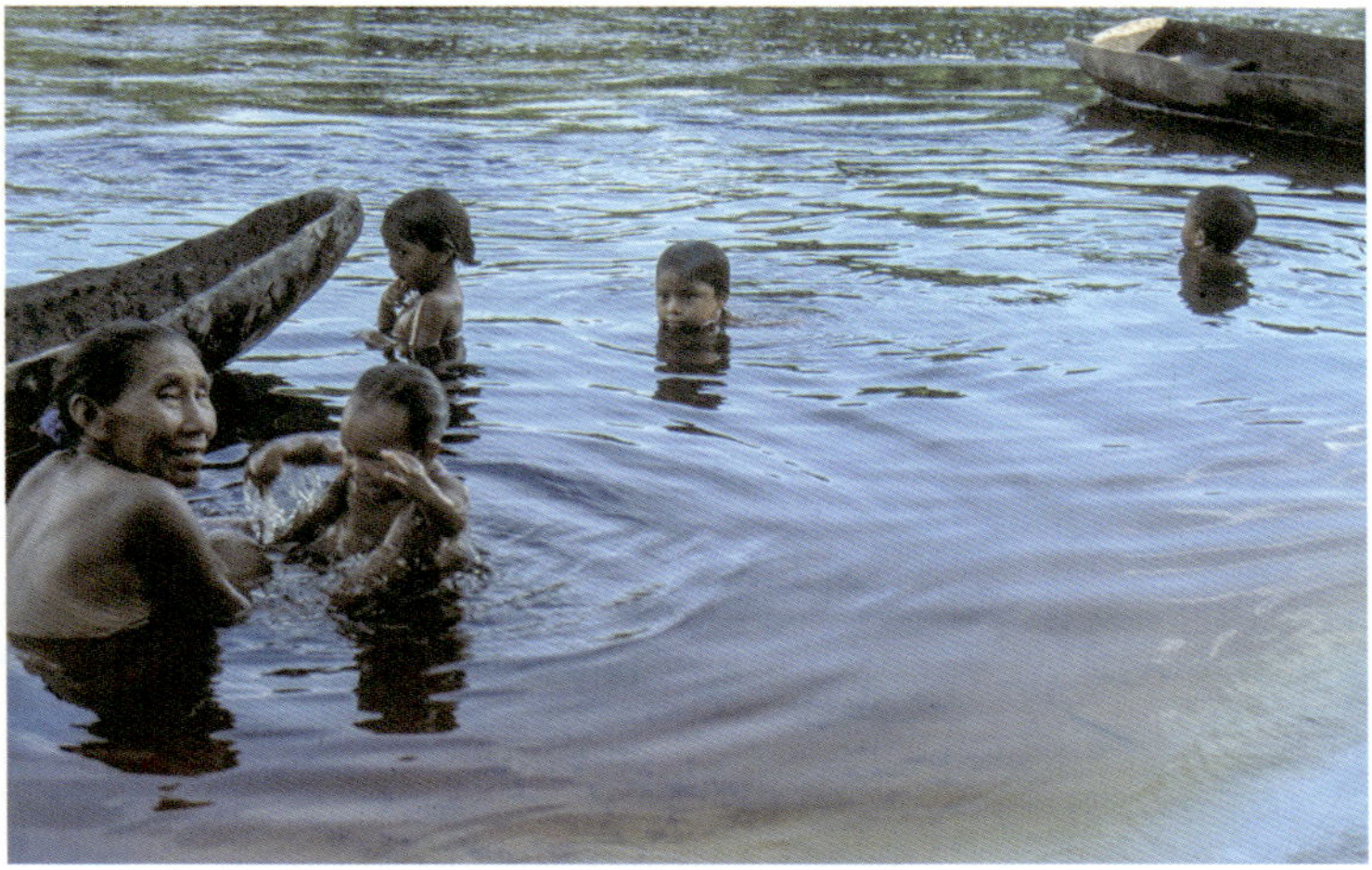

［ブラジル・アマゾン］ アマゾナス州北部、ネグロ川をさかのぼった地域のジャングルに住むインディオたち。おばあさんが子どもたちを連れて、川で水浴びをしていた。(P79)

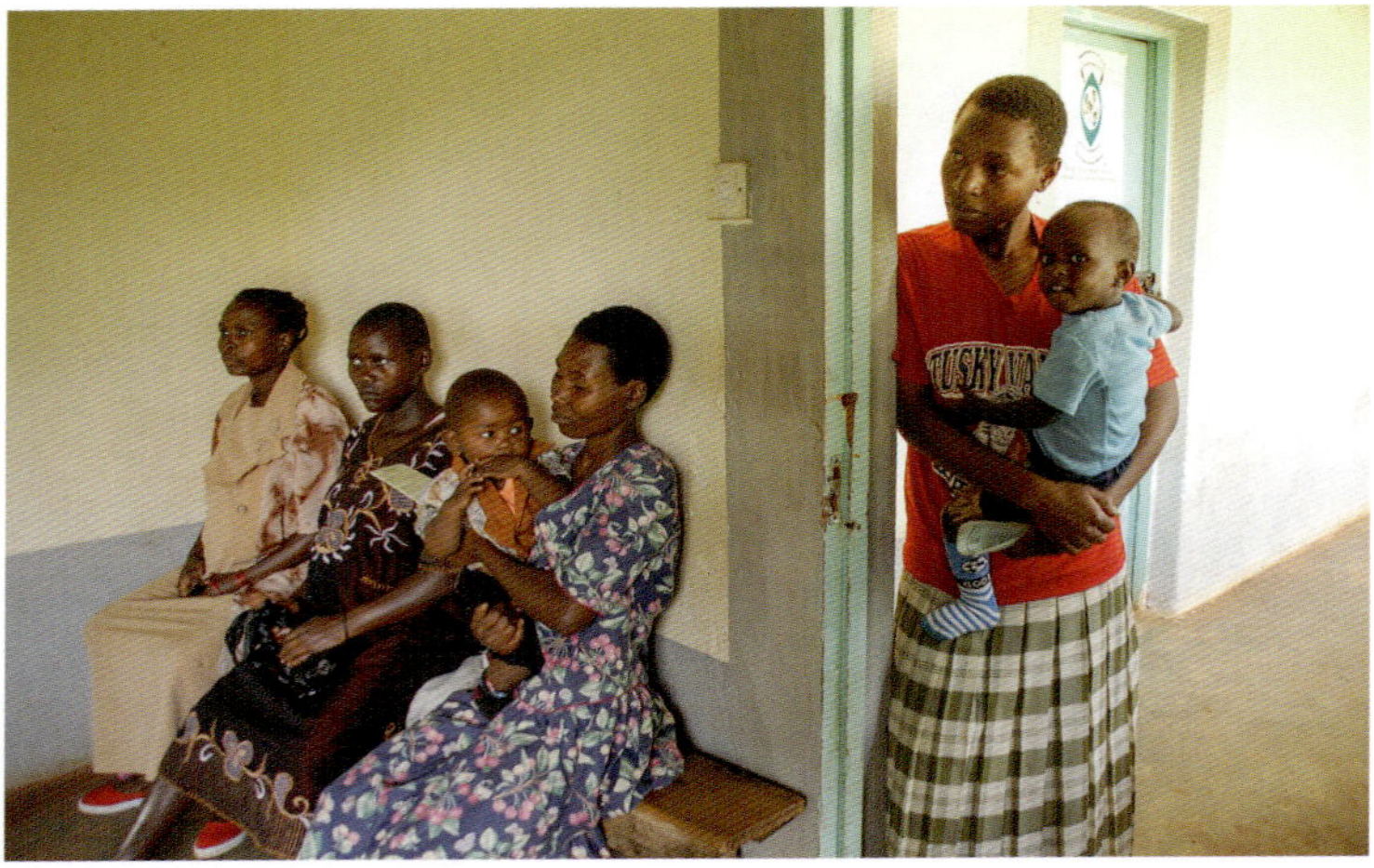

［ケニア・ケリチョ］ 村の小さな保健センターで、妊婦健診と子どもの健康診断が行われていた。国が母子保健政策に力を入れるようになって、ケニアの周産期や乳児の死亡率は低下した。（P176）

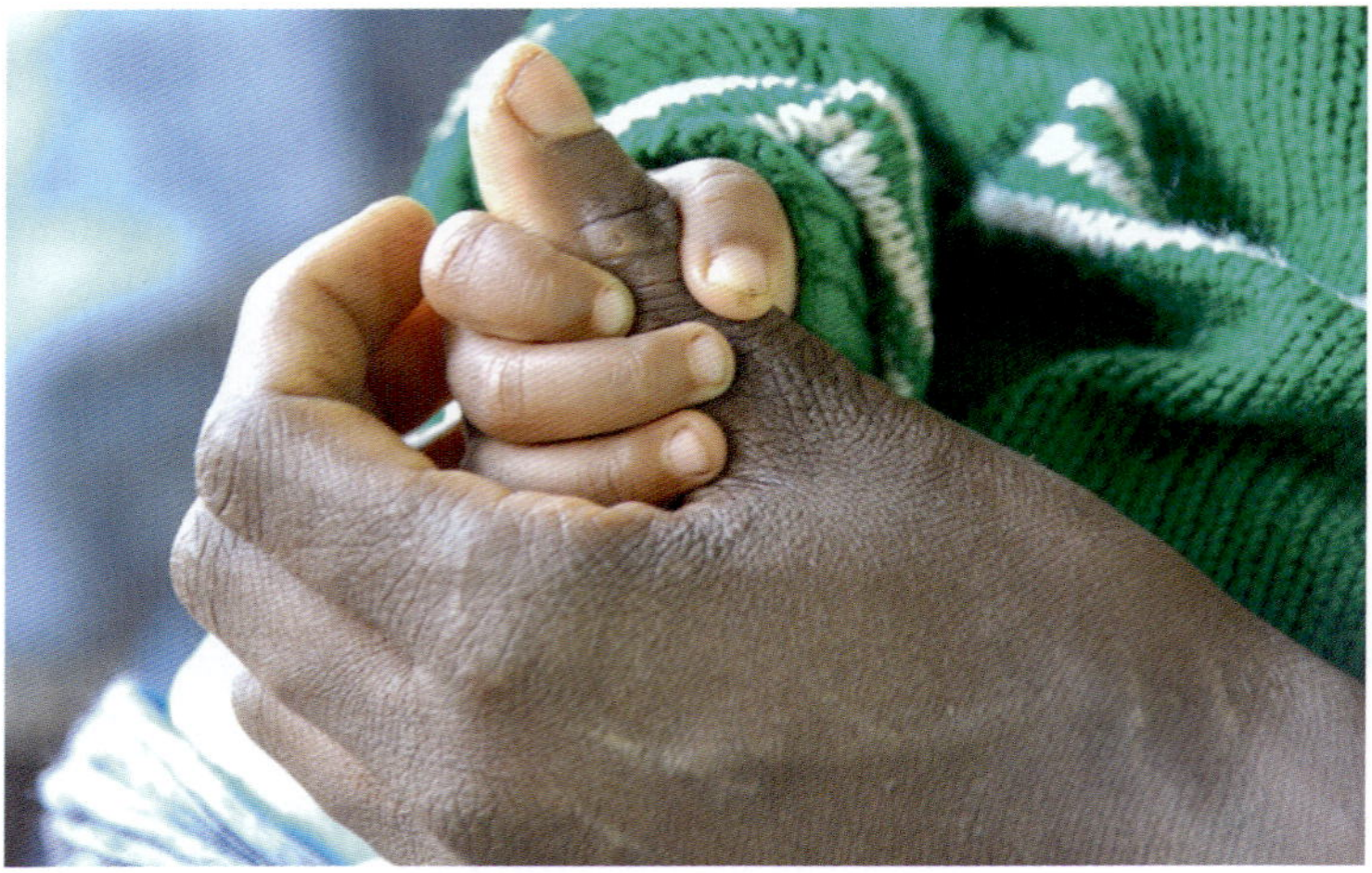

［ケニア・ケリチョ］ 赤ちゃんのもみじのような小さな手が、母親の指をぎゅっと握っている。そこには、か弱さよりも、生きようとするいのちの力強さが感じられる。（P170）

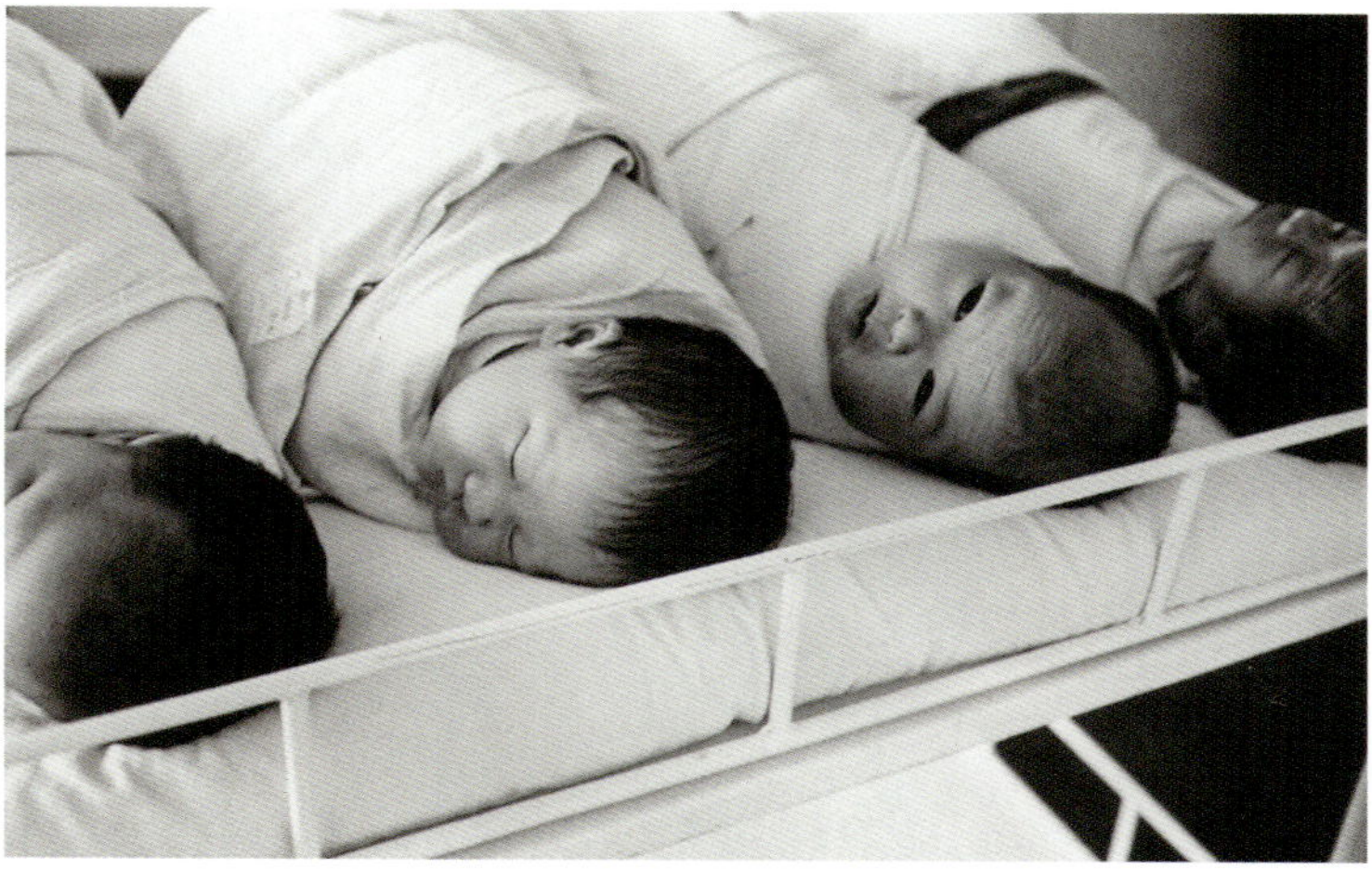

［中国・上海］ 1991年当時の上海の病院では、新生児室におくるみでしっかりと巻かれた赤ちゃんが並べられていた。スウォドリングというこの方法は、南米やモンゴルなど世界各地で見られたという。

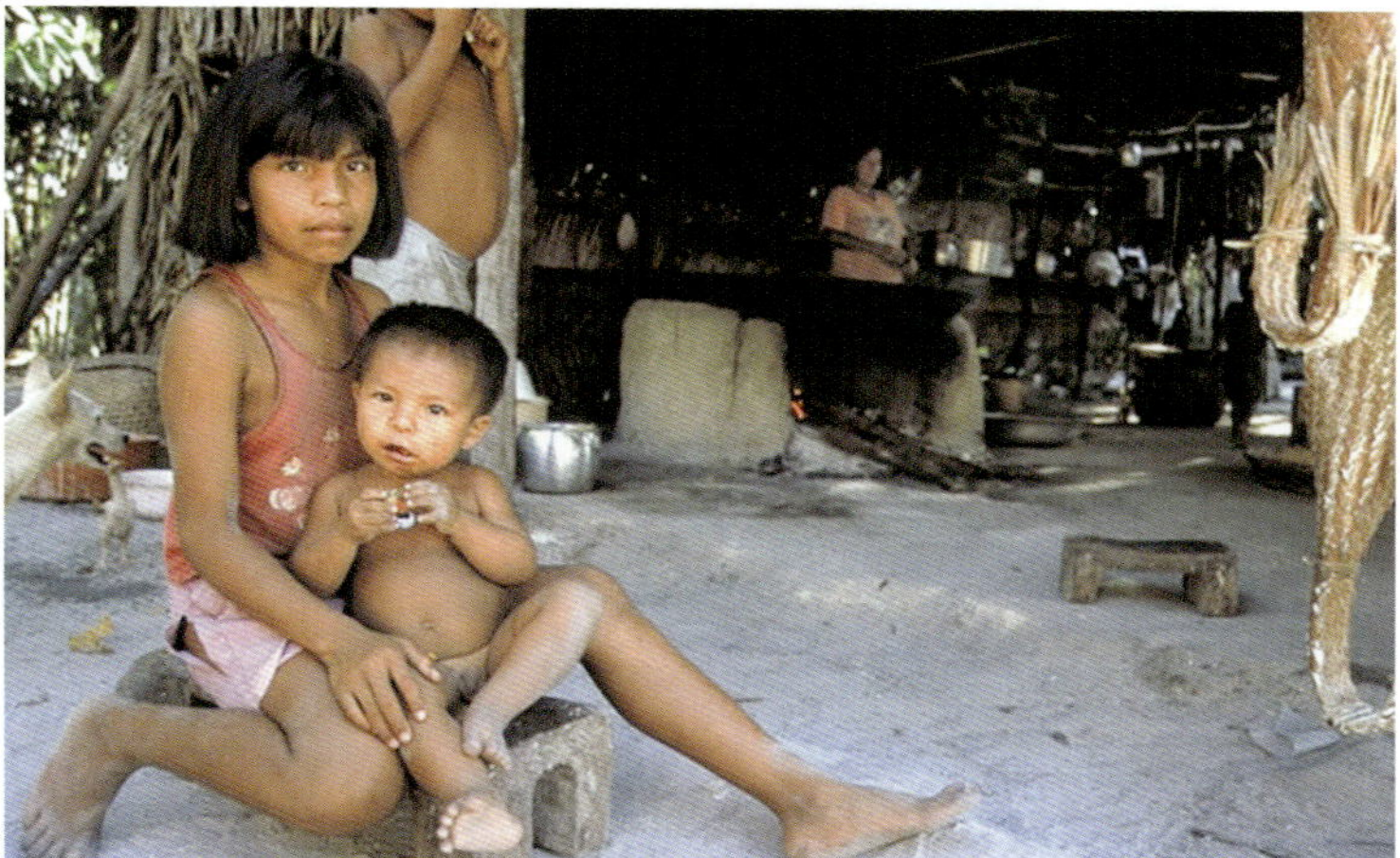

［ブラジル・アマゾン］ ネグロ川上流のインディオの村。子どもたちはみな、自宅のハンモックで生まれた。キッチンの間口は開け放たれていて、犬もニワトリも人も一緒に暮らしている。（P85）

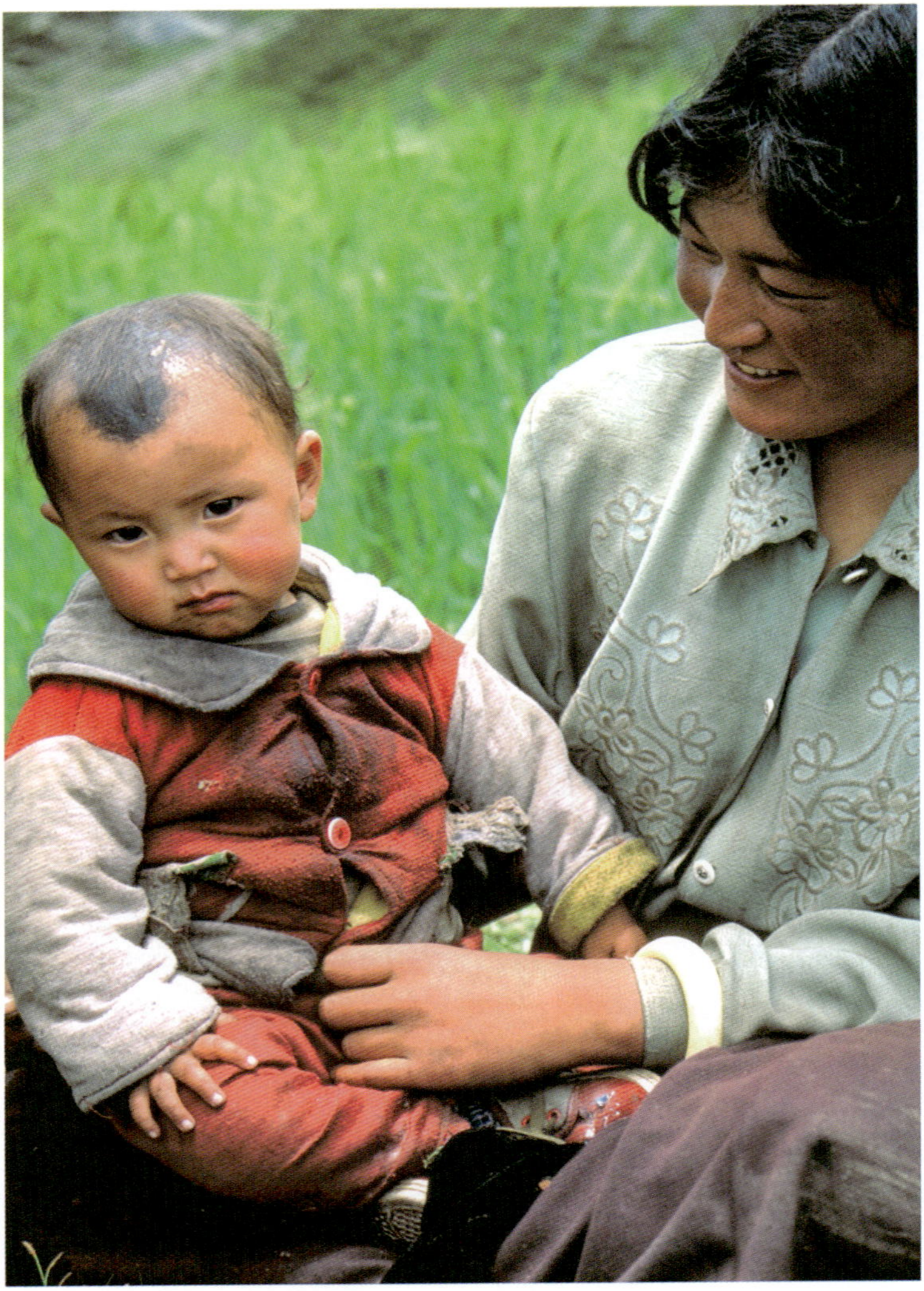

［チベット・カム］ 晴れわたる高原でピクニック。民族衣装を着ていないチベット族の母親と赤ちゃんは、2001年当時では珍しかった。（P125）

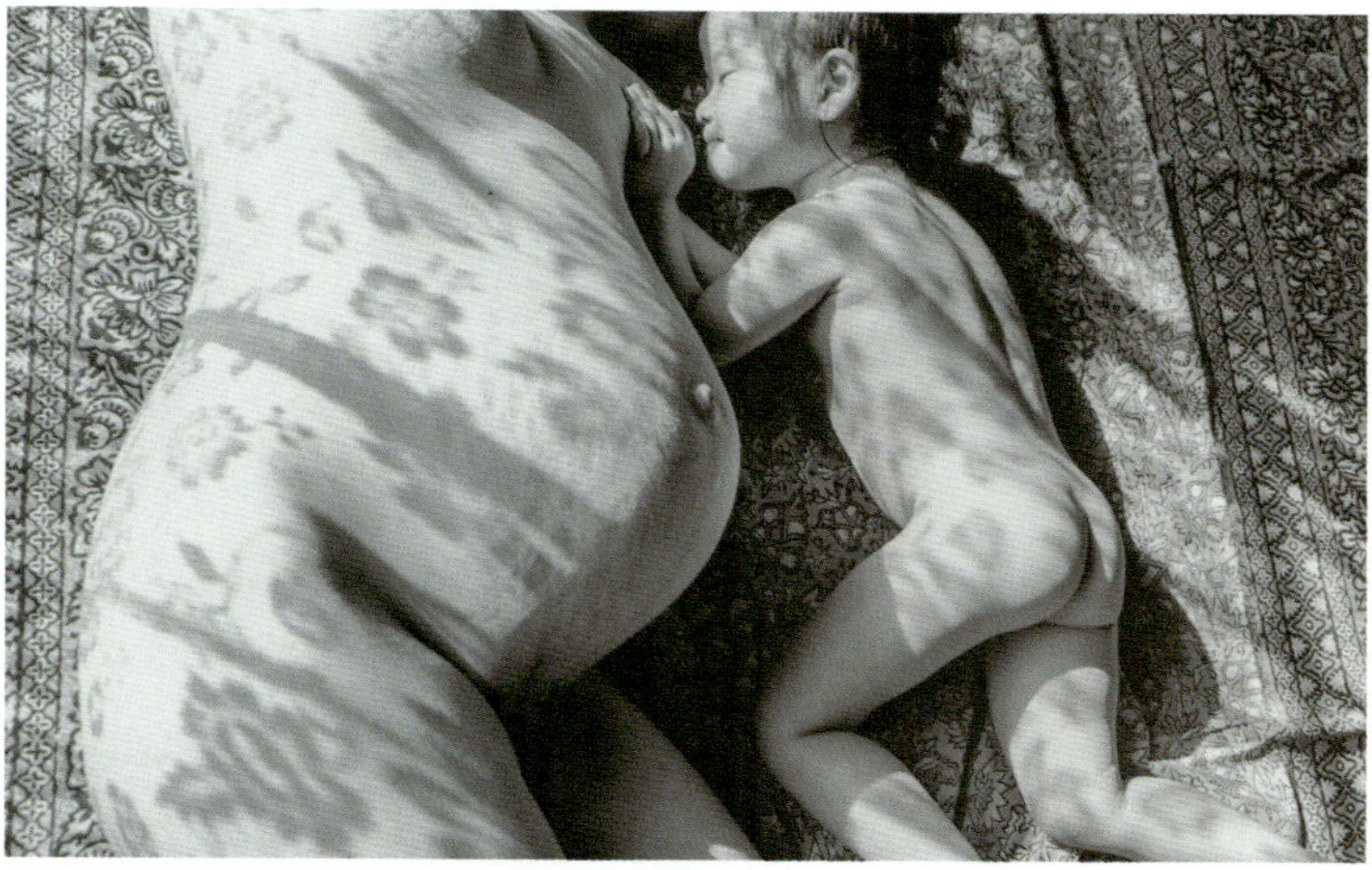

［日本・埼玉県］ ふたり目の子どもを妊娠中の母親。そのかたわらでお姉ちゃんもはだかになって午後の陽を浴びていた。じきに赤ちゃんに占領されてしまう母のおっぱいにいとおしそうに触れる。

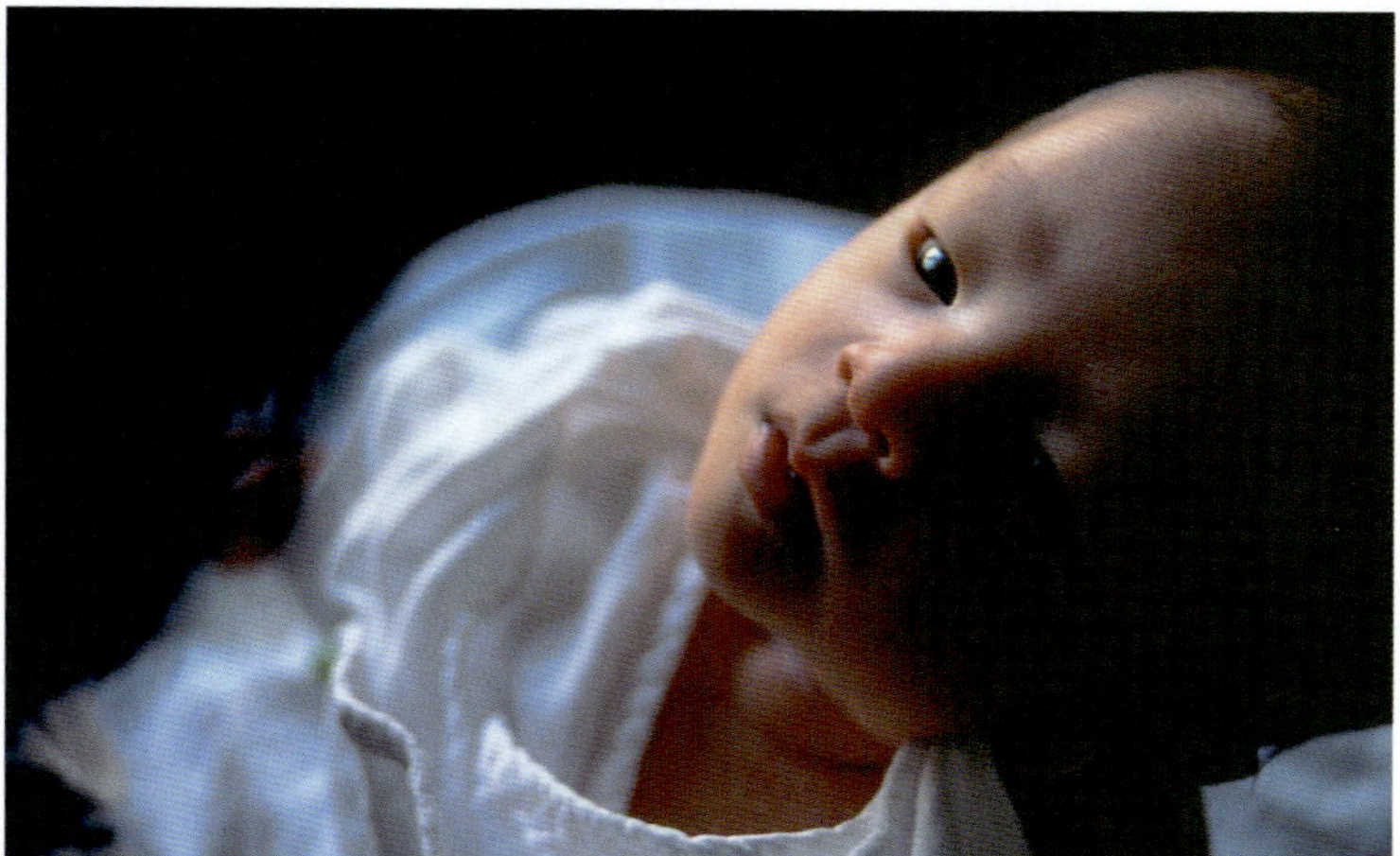

［日本・愛知県］ 生後3日目の赤ちゃんが授乳を終えて、しっかりとした眼差しで母を見つめる。まるで意志を持っているかのようだ。やわらかな朝の光に包まれた産院の和室で。

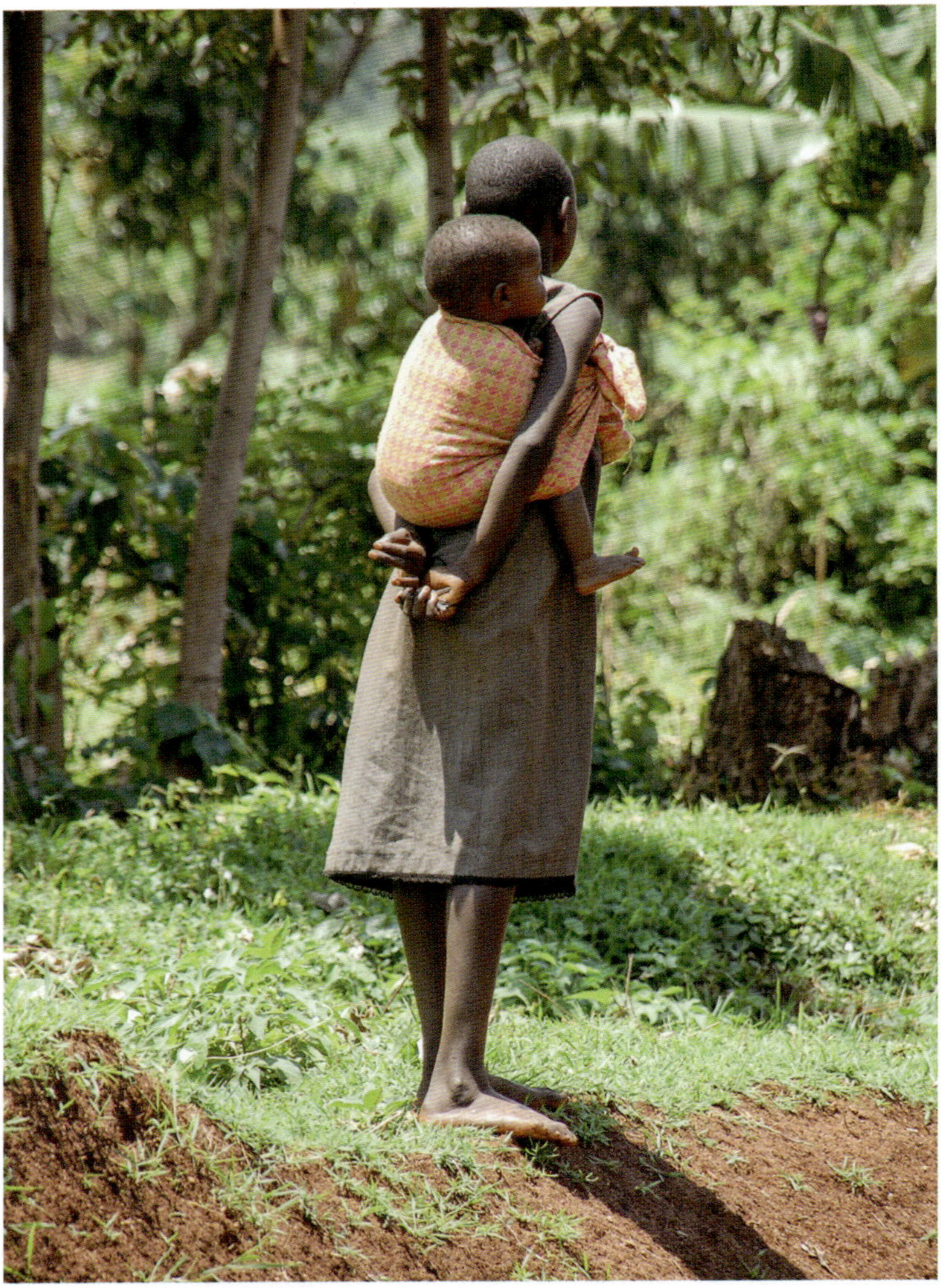

［ケニア・ケリチョ］ 布で作ったスリングで無造作に赤ちゃんをおんぶする。幼いきょうだいの子守りをしていた裸足の姉が、母子保健プロジェクトのパレードを見るために家から出てきた。（P176）

「この家のどこで産んだのですか？」

日本でも自宅でお産していたその昔、どの場所で産むかは地域の文化や階層、家族形態、時代によって異なっていた。出産する場所の選択や産後の風習には、そのコミュニティでお産がどのように考えられてきたのかが象徴されている。それはまた、女性がどう扱われてきたのかということにも関係していて、座敷で産めた人と、納戸や土間で産むことになった人の違いは、家族のお産に対する考え方の違いでもあった。

若い母親は、赤ちゃんのいる場所を指差す。毛皮を布団代わりにして、その上で産み、夫が介助してくれたと、小さな声で恥ずかしそうに教えてくれた。

チベットでは通常、夫はお産の部屋に入らない風習と聞いていたけれど、カウボーイの夫はお産を介助したことを特別なこととは思っていないようだった。たぶん彼にとっては、ヤクや馬のお産とそう変わらない意識だったのだろう。

厳しい自然環境のチベットでは、出生率はもともと低く、生まれても大人になるまで成長する子どもは限られていた。中国の広報によれば、中国がチベットに進出した１９５９年から２００４年までに、中国からの移動人口の増加によって出生率は上がり、高かった乳児死亡率や死産率、妊産婦死亡率は大幅に減少したとされている。

中国がチベットに持ち込んだものは、人のほか、インフラ、医療、仕事、情報。そして豊富な食料と共通語をもたらした。食べる物が変われば、からだも変わる。母親の栄養状態が良くなったことが、赤ちゃんの死亡率の低下につながったのだろう。それでも2004年時点での病院出産率は23%だったというから、わたしが訪れた当時の地方の村の赤ちゃんたちは、ほとんどが自宅で生まれていたと推察できる。

赤ちゃんをとり上げること、去り行く人を見送ることを、近代化以前の社会は家族で担ってきた。近代社会は、そうしたいのちに寄り添うことを専門家に外注することで、便利な生活を送るシステムを作り上げてきたのだけれど、それと引き換えにサバイブする知恵を失ったのかもしれない。今はもう、赤ちゃんを家族内でとり上げる方法を知ろうとする人はいなくなっているし、それ以前に、そんなことはしてはいけないことにさえなっているのだから。

でも、家族でお産をとり上げてきたチベットの人々は、自然と調和した豊かなお産の精神性を持っているように感じる。どのように産み、生まれ、どのように死んで行くのかを暮らしの中でしっかり見つめている彼ら、彼女らは、自分たち自身が自然の一部であることを知っている。そんな人々がわたしにはとても自由に見えた。

五体投地をして旅をする巡礼の途中で赤ちゃんが生まれるのはよくある話。大地にひれ伏し大地に産み落とす

［ラサ］

古めかしい文化であるほど、縁起担ぎや禁忌はたくさんある。とりわけ、不浄とされる血液にまつわるタブーは多いから、死と再生に関する禁忌はどこの国でも山のようにあった。今では「そんなのはエビデンス（科学的根拠）がない」と退けられてしまうけれど、縁起担ぎや禁忌はその１つ１つの内容より、それが語られる背景に意味があると、文化人類学などでは言われている。

チベット動乱以前は、近世のような世界だったと言われるその地では、縁起担ぎや禁忌がたくさんあった。曰く、お産の前に安産の呪いを１００回唱える。妊婦のおな

かが右にせり出していれば胎児は男の子、左にせり出していれば女の子。胎盤は誕生月の吉の方角の地面に埋めないと子どもに災いが起こる。初乳を飲ませる前に赤ちゃんの舌にサフランの粉で真言を書く、などなど。儀礼の多さは、生まれた子どものいのちが現代よりずっと危うい時代に、いのちを守ろうとした人々の精一杯の気持ちの現れだ。それほどかつてのチベットでは、幼い子どもは生と死の縁にいる存在だった。

ラサ中心部のジョカン寺の石畳で、民族衣装に身を包んだ老若男女が地面にひれ伏す五体投地をして祈りを捧げていた。見ると、おんぶ姿の母親がいる。子どもを腰の位置に真横になるように縛り、その格好で五体投地を始めた。子どもは母の背で顔だけ出して、高くなったり低くなったり。ぐずりもせずに、母親と一緒に五体投地をしているように見えた。

五体投地は、芋虫のように大地に這いつくばったり、立ち上がったりをくり返しながら、少しずつ前進して聖地を目指す巡礼の旅だ。一生に一度は達成したいと多くの人が願っている夢でもある。1日にわずか3〜4キロの距離しか進めない五体投地で、ときには何千キロにもなる道のりを行く。その気の遠くなるような人々の祈りの姿は、この上なくいとおしく感じられる。

巡礼は何年もかかることがあるというから、妊娠している女性が途中で子どもを産み授乳しながら、なお進むこともある。これはよくある話だと聞いた。おなかが大きくなれば、腹ばいをくり返すことはできないから、女性は後方支援に回り、トラクターや馬車に乗って巡礼者の食事などの手伝いをする。今では、出産の際にはグループから離れて病院に行き、産後また赤ちゃんを連れてグループに合流するそうだが、昔は野営地で産んで、巡礼者たちは新しい道連れとともにまた旅を続けたに違いない。

五体投地は、これ以上ないほどの仏への帰依を示す動作だとされている。朝から晩まで、手を合わせて祈り続けるうちに、煩わしい日常や心配ごとなどは心から消え失せて、動作そのものが目的となって行くのだろう。それが「生きる」ということ。だから子どもも生まれる。

そういえば、京都府三和町にある産屋のことを思い出した。大原《おおばら》という集落には、川のほとりに復元された産屋が建っている。地面に茅葺き屋根をそのまま置いたような造りをしたその小屋で、大正時代までお産が行われていた。地面がむき出しになった土間で、赤ちゃんが生まれてきたという。

大原神社の宮司さんは「大地に産み落とすことが大事だったのでしょう。あの世からこの世へ誕生する子どもは、大地に産み出されることで、しっかりこの世に定着できる。この土地に生まれるという証でもあったようです」と話してくれた。産屋は神社の下に位置していて、神様が常に見守ってくれていた。そのことが人々の安心となって産むことができたのだと。

人はいつの時代にも守られている安心感を欲している。医療や福祉が子どもの成長を守ってくれる現代でも、カップルは水天宮に祈願に行く。チベットでは自然の力に対して畏怖《いふ》の念を込めて祈ることで、人々は安心感を得ていたのだろう。

大地に触れ、からだを通して自然につながる五体投地は、地球へのささやかな抱擁のようにも見える。そこには、常に右肩上がりを求められる社会とは別の、暮らしを大切にした足元の幸せを知っている人々がいた。

それでも今、チベット高原は大規模な開発が行われ、巡礼の人々のゆく道はハイウエイに造り変えられている。ダンプが埃を巻き上げる脇で、危険にさらされながら巡礼を続ける人々の姿を映像で見ると、1つの偉大なる文化がブルドザーでなぎ倒されて行くような悲しい思いに包まれる。新しい文化が過去を葬り去ることなく、誇り高き民族の精神がいつまでも伝えられていきますように。

8 アメリカ

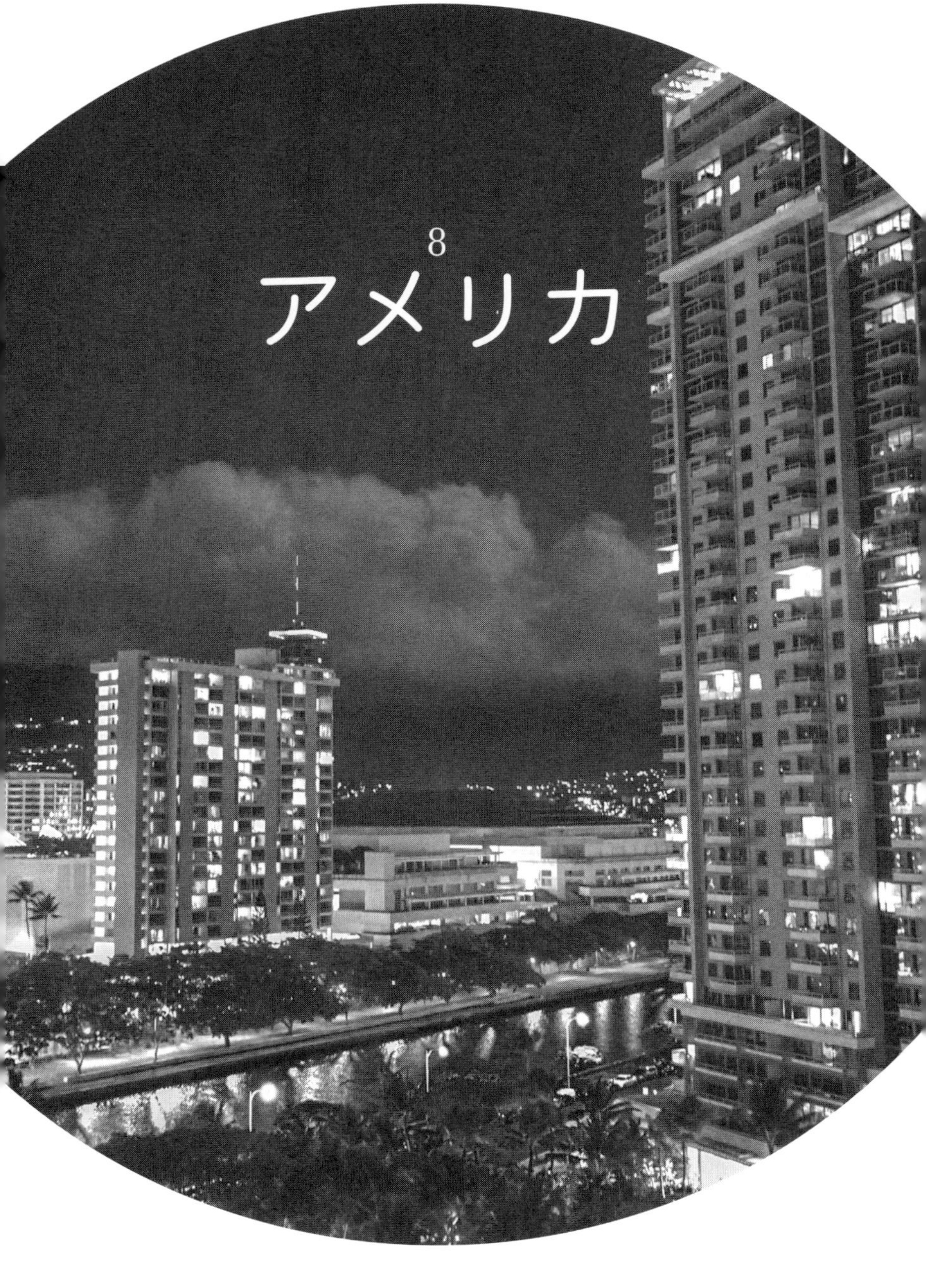

高度な医療技術、ぬくもりのあるケア、ラグジュアリーな居住性、3拍子揃った分娩室

［ハワイ］

遠く離れた土地でのお産が文化に根ざしていたのに比べて、欧米諸国の出産の変化は見えにくくなっている。病院には先端的な医療機器が導入され、分娩室は年々ゴージャスになってはいるけれど、おしなべて見れば、帝王切開率や麻酔分娩の率が少し増加したくらいで、医療そのものは20年前とそれほど変わっていないように思える。これはそもそも医療が西洋産科学に画一化されているからだ。

そう考えると、何もなかった自宅から病院へと変わった近代化(医療化)が、出産革命とも呼ばれるほどの大転換だったことがわかる。

グローバルな産科医療が変わっていないのかと言えば、もちろんそんなことはなくて、医療テクノロジーは生殖医療など細胞レベルへの開発へと進み、一般の人々には目に見えにくいところで着実に進化を遂げている。

病院の前庭のソテツの木が潮風に揺れていた。カフェで朝の美味しいコーヒーを飲みながら、呼吸を整える。これから始まる出産準備クラスに参加するするために、わたしは土曜日の朝、ワイキキからバスを乗り継いでクイーンズホスピタルに来ていた。入り口のインフォメーションには、とても親切な年配の女性がいて（たぶんボランティアなのだろう）、ていねいに会場への行き方を教えてくれた。行き届いた病院のホスピタリティは受付を見ればわかる、というわたしの定見は、ここでも証明される予感がする。

出産準備のためのクラスには、おなかの大きい妊婦たちがカップルでやってくる。中には両親と一緒に参加していたレズビアンのカップルもいた。バースエデュケーターのロリー・ロペスさんが、病院の説明や出産の流れを明快にガイダンスしてくれる。

「この病院では月１３０人ほどが生まれています。帝王切開率は20％代。ほかの病院より低くなっています。ふつうは出産後8時間で退院しますが、帝王切開の場合は24

時間。硬膜外麻酔の率は80％ほど。みなさんのニーズに合わせてアロマを使ったり、音楽を流したりすることができます。分娩室内ではｗｉ―ｆｉ接続が可能です。はい、ご質問ありますか？」

さっそく産科ユニットのツアーが始まった。

廊下の奥の重厚な扉が、バースエデュケーターのＩＤカード認証で開く。陣痛で入院する人は、ドアの外のインターフォンでその旨を伝えて開けてもらうそうだ。ナースステーションの壁に取り付けられたモニターには、分娩室から送られてくる産婦たちの分娩管理データが掲示されている。医師や助産師たちは、パソコン画面の電子化されたカルテのチェックに余念がない。

いよいよ分娩室に入る。陣痛から出産、産後を過ごすＬＤＲ室の窓からは、眼下に広がるホノルルの街並みが見える。室内はフローリングで壁はオフホワイトに統一され、シンプルなデザインがアメリカらしい居心地のいい空間を演出している。

可動式の分娩台は、介護ベッドのように背の部分がかなりの角度で起き上がるようになっていて、幅は広く、その上で自由に姿勢を変えることができる。

分娩台の脇にはチェストが置かれ、その中にこまごまとした医療用具が納められていた。産婦を緊張させないように、医療機器はできる限り目が届かないように配慮されているのだ。チェストのとなりには、生まれた赤ちゃんをあたためるインファント・ウォーマーがあり、こちらも最新鋭の機種らしく従来のモデルよりコンパクトで、軽量化されていた。赤ちゃんが出てくるときにスポットとして使われる照明器具も、邪魔にならないように天井に収納されている。リモコンで収納庫のドアがおごそかに開き、照明器具がググッと降りてくる。

参加者たちは陣痛のときに使うバランスボールに座ってみたり、分娩台に乗ったりして、実際の出産をイメージしていた。

「産科棟には食事の提供はありませんが、レストランにセレブレーション・ディナーを注文することができますよ」と、ロリーさんが写真を見せてくれる。そこには素敵に微笑んだユニフォーム姿のウェイトレスが運ぶディナーが写っていた。

たしかに、行き届いたホテルのようにいい感じだ。

お産に寄り添う強い味方、欧米で広がる仕事。ドゥーラとともに産む出産

［ハワイ］

安心できる高度な医療技術とラグジュアリーな居住性のある完璧なハワイの病院。ではあるけれど、産科医療のシステムは日本とはずいぶん違う。

出産に向けての準備はまず、かかりつけの産婦人科医を選ぶことから始まる。担当する医師は病院勤務の医師ではなくて地域の開業医だ。出産は医師が指定した病院で行うシステムになっていて、出産の当日に担当医と病院で落ち合うことになる。

妊娠中の健診はその医師のクリニックで行われるので、病院の助産師に会うチャンスがほとんどないから、妊娠中から産後まで一貫してケアしてくれる助産師を見つけ

たい場合には、自分で助産師を雇うことになる。助産師は保険でカバーされていないので高額な費用がかかる。というわけで、今、アメリカでは妊娠中から出産まで女性に寄り添うドゥーラという職業が、ケアの担い手になることが多くなっている。

ドゥーラは医療者ではないものの（中には医療者もいる）、専門知識を学んで資格を持つ人々で、妊娠中から関わって出産のときには一緒に入院して、ともに陣痛期を過ごし、こまごまとした世話をしてくれる。

欧米では今世紀に入ってドゥーラになる人が増え、そのニーズも拡大している。日本の場合には一般に、妊娠中の健診と出産が同じ施設ということが多いけれど、健診と出産施設が異なるアメリカの場合には、妊娠中から産後まで一貫して相談に乗ってくれる人に巡り会うことがなかなかできない。そこで女性たちを支えようと、医療システムにカバーされないケアの領域を埋める仕組みとして成立したのがドゥーラだ。

世界じゅうにネットワークがあり、ウェブで地域ごとに登録されているドゥーラを検索することができる。出産準備クラスやマタニティ・ヨガを担当する人もいる。ドゥーラは妊娠中から産後まで、医療者とはまた違った立場でいろいろなアドバイスをしてくれる力強い味方になっている。

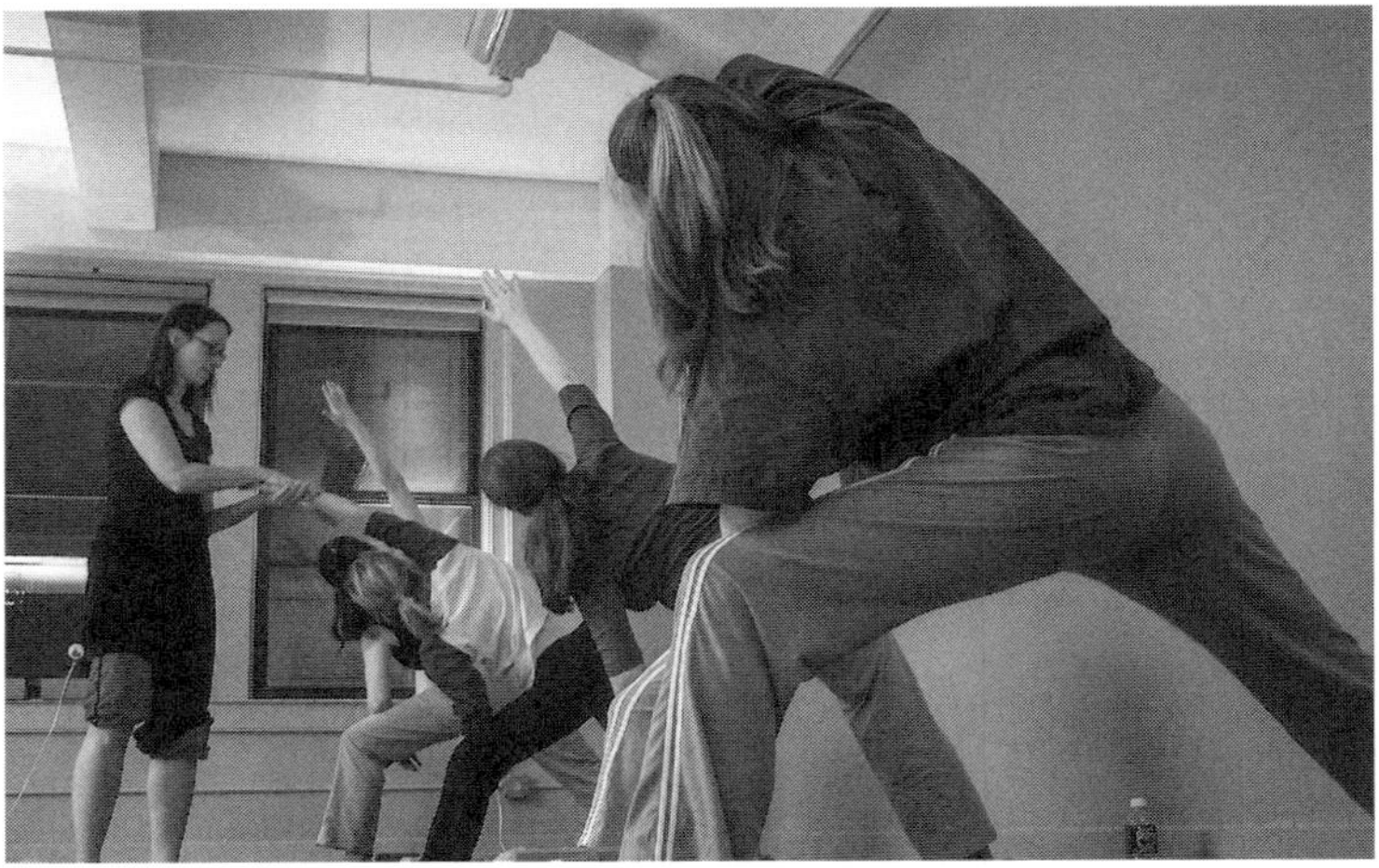

[アメリカ・ニューヨーク]　マンハッタンのヨガスタジオ。ヨガはマタニティに人気のエクササイズ。夜間にマタニティヨガのクラスが開かれていた。

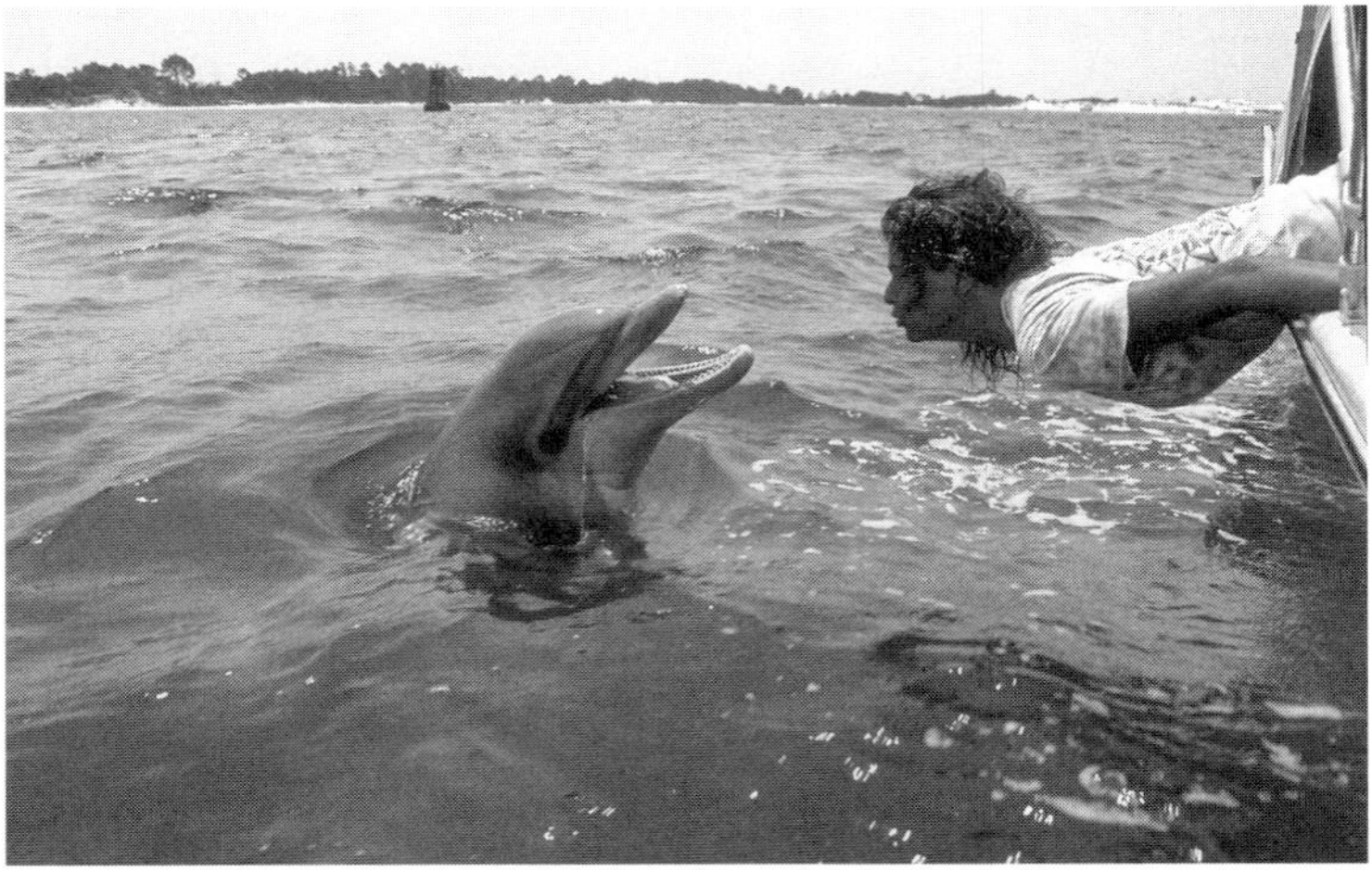

[アメリカ・フロリダ]　フロリダのパナマビーチで、野生イルカと泳ぐ助産師のワークショップが開かれていた。自然に触れ、イルカと一緒に泳ぐことでエンパワーメントできると主催者は語る。

アメリカ

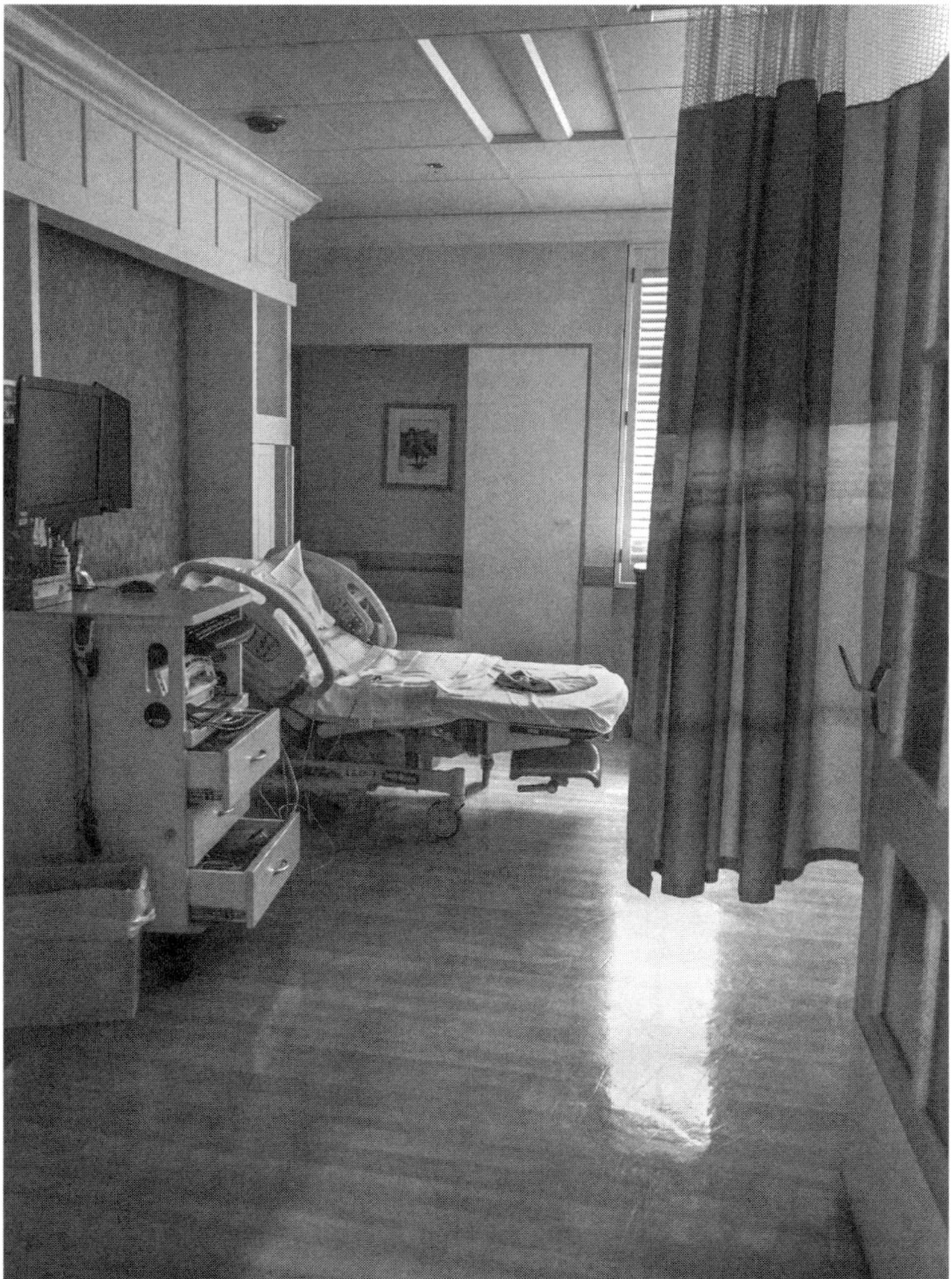

［アメリカ・ハワイ］ ホノルル・クイーンズ病院の分娩室。どっしりとした分娩台は産婦のとりたい姿勢に合わせて動かせる。医療機器は壁やチェストの中に納められ、アットホームな雰囲気を演出している。

自然志向のアーティスト夫妻。マンハッタンの優雅な自宅出産は助産師が家に来てくれて

［ニューヨーク］

晴れ渡った空が気持ちいい休日の朝、ニューヨークから便りが届いた。

「生まれたの」

電話をしてきたのは大学時代の友人だった。彼女はドイツ人アーティストの夫とともに、マンハッタンの高層ビルのロフトで暮らしている。彼女自身もアーティストで、40才でひとり目の子どもを産み、このときは43才でふたり目を自宅で出産した。

「モロッコのタイルを敷き詰めたバスルームで、アールデコ調のバスタブの中で産んだの！」と声がはずんでいる。

ひとり目をドイツで出産したときも、彼女は自然出産をすすめている産婦人科医のもとで夫と一緒に出産した。初めてだったので、陣痛が始まってから24時間かかったけれど、とてもいいお産だったと満足していた。

欧米では、病院出産が行われるようになる以前から出産に麻酔が使われていた歴史があるから、アメリカでは現在、全体の70～80％が麻酔分娩という病院は珍しくない。だからむしろ、高齢出産の女性が自然な出産を選ぶのは、とてもまれな話だ。

「麻酔で痛みを消してしまうより、陣痛を味わってみたかったのよね」

彼女は、自分のからだに起こることを、しっかり受け止めてみたいと考えていた。痛みには個人差があるし、必ずしも逃げ出したくなるほど耐えられない痛みとは限らないのだから。

アーティストの夫はかつて、ベネズエラの奥地で先住民族のヤノマミ族と2年間ほど暮らし、そのときに自然なお産を何回か見たことがあるという、とても貴重な経験の持ち主だった。だから今回は、ぜひ自宅で出産をしたいとふたりは望んでいた。

「自宅に来てくれる助産婦さんはマンハッタンでもほとんどいないらしいんだけれど。でも助産師に自宅に来てもらうなんて、こんなぜいたくなことはないわね」

ふたり目はスピーディなお産だった。

「陣痛を感じ始めて2時間。助産婦が到着してから30分で生まれてしまったの」

上の2才の男の子も、夜中に起きてきて、バスルームの中での出産を見守った。生まれたときは、赤ちゃんを見てとてもうれしそうにはしゃいだそうだ。

「前回は、陣痛が始まってからクリニックに移動して、その間に陣痛が止まってしまったこともあったのだけれど、今回は自宅で初めから最後まで自分のペースですすめることができた。家族みんなでお産をしたという満足感がとても大きかったわ」

ソーホーのロフトの、アーティスト自らが内装を手掛けたゴージャスなバスルーム。そこで彼らはいかにも芸術家らしくお産を演出し、子どもは生まれてきた。エグゼクティブなオートクチュール出産だ。

出産が病院に著しく限定されている今の現状は、ある意味、出産のステレオタイプに過ぎないんじゃないかと思えてくる。出産はもっと多様なほうが楽しいに違いない。

助産師は魔女って？……心に響く魔女と女神のスピリットがワークショップ

［サンフランシスコ］

エアポート・ヒルトンの広間から、乾いたインディアン・ドラムのリズムが聞こえてくる。広間の前には、北米各地から集まった助産師たちが行列を作っていた。プログラムのタイトルは「女神たちのスパイラル・ダンス！　魔女スピリットに学ぶワークショップ」。なんだか怪しげなこのワークショップは、年に1度開かれる北米助産師同盟MANA（Midwives Alliance North America）会議のオプショナルとして開催されたものだった。

広い部屋の中央には祭壇が設けられ、ろうそくや花やハーブが飾られている。かたわらで黒いマント姿でドラムを叩いている女性が、魔女研究家のスターホーク。女神を崇拝するエコフェミニストとしてカリフォルニアでは知られた存在だ。セージの煙と匂いが、非日常の世界を演出している。それにしてもアメリカの助産師たちは魔女のスピリットに何を学ぼうというのだろう。

魔女と助産師の関係は、中世ヨーロッパの魔女狩りにさかのぼる。当時の魔術師や占星術師、治療師など、超自然的な力を持つとされた人々が迫害された歴史的な事件だ。とりわけハーブを煎じたり、マッサージなどのケアをしていた女性治療師たち（中には男性も含まれていたらしい）が、異端者とされて言われのない裁判にかけられ、拷問を受けたり処刑されたという。そうした中に、いのちに寄り添う役目を担っていた産婆が含まれていたと考えるのはむしろ当然のことかもしれない。いつの時代にも、力のある女性たちが社会の周縁に追いやられてしまう悲しい物語がある。とはいえ、真相のほどはわかっていないから、立派な医学教育を受けている現代の助産師を魔女と関連付けるのははた迷惑だと考える人たちはたくさんいるのだけれど。

女神や魔女は能力のある女性の象徴だ。ＭＡＮＡのメンバーたちはそうした女性たちの精神性を学び、自らをエンパワーしようとしていたのである。

100人ほどの助産師たちが集まっていただろうか。参加者たちが手をつないで大きな輪になると照明が落とされ、スターホークは中央の床にボッという音とともに炎を灯した。にわかのキャンプファイヤーが現れる。おお、これぞ魔法！……なのか。

彼女は、ま新しいホテルの床にも天井にも、焦げ跡1つ残さない現代のキャンプファイヤーキットを持っていた。炎が参加者の輪を照らし、周囲の壁に長い人影が幾重にも映し出される。まるで森の奥深くに迷い込んできた気分だ。

スターホークは歌い出す。キリスト教以前の古代ヨーロッパの遠い記憶をよみがえらせるようなメロディ。艶やかでセクシーな声とドラムの音が、からだの芯に響く。助産師たちも歌い出し、その声は次第に重なり、響き合って会場に広がって行く。手をつないだ人々は、ゆっくり踊りながらスパイラルの行列となっていった。

そのスパイラル・ダンスを、わたしは離れた場所から冷めたまなざしで眺めていた。なんだか気恥ずかしくて、その輪に入ってはしゃぐ気分にはなれなかったのだ。

「頭で考えないで、インナーボイスに耳を傾けてみたら？　そのほうがもっと楽に自由になれるんじゃないかな」

声をかけてくれたのは、友人の助産師、マリーナだった。

「からだと心をオープンに！」というのは、助産師たちがよく使うキーワードだ。緊張していたり、先入観が強いと無意識に心がこわばってしまう。リラックスは肝心だ。「お産のとき産婦をリラックスさせるのは助産師の役目。だからわたしたち自身がオープンになって、互いにエンパワーメントする必要があるの。お産やケアはからだの仕事だから、頭で考える習慣をはずさないとね」

どうやらそこには、現代社会の規範を超えた別の物差しがあるようだ。頭で判断しなくていい、もっと素直に自由でいい。たとえば歌ったり踊ったり、匂いや色や触り心地だとか、好きとか嫌いとか、五感や感情、そしてスピリチャリティにも通じる世界があることを、スターホークは見せてくれていた。社会のルールに自分をガチガチに当てはめたり、男性目線に応える女性像を生きるのはもうやめましょう、ありのままに生きればいいと。誰のためでもなく、このからだは自分自身のために存在する。それを認めて受け入れることができれば、自分をもっといとおしく感じられるかもしれない。そんなメッセージが心に響く。いつしかわたしもスパイラルに加わっていた。

さて、フィナーレが終わって会場に照明が灯されると、にわかに現実が戻り、平坦な世界が目に飛び込んできた。ちょっと魔法にかけられていた、かも。

ネイティブアメリカン・ナバホ族の病院では、シャーマンが東の空へ安産の祈りを捧げる

［アリゾナ］

北米大陸には多くの種族のネイティブ・インディアンが暮らしている。アリゾナ、ニューメキシコ、コロラド、ユタの４つの州にまたがるフォーコーナーズという地域に暮らしていたナバホ族とホピ族の土地は、現在居留地に指定されている。もともと住んでいた土地に外から人々がやって来て、「ここがあなたたちの住む居留地です」と大地に線を引かれたら、どんな気持ちになるだろうと想像してみる。それでも彼らは、今も伝統的な自分たちの文化に誇りを持って暮らしている。

「アリゾナには何もない。何もないことを確かめに行く場所なのさ」と言った友人の

言葉が耳に残っていた。たしかに、街を過ぎると家も木も山も、特筆するものが何もなくなり、荒涼とした赤土の大地と大空とを分ける水平線に向かって、ただアクセルを踏み込むだけだ。

この地域にインディアン保健サービスが始まったのは1955年。その後、政策によって病院出産が積極的に進められ、ナバホの女性たちは病院に行って出産するようになったそうだ。

病院はチンリーという町を見下ろす丘の上に建っていた。分娩室は特徴のない従来の部屋だが、よく見ると天井から太いサッシュベルトが垂れ下がっている。これはいきむときにつかまるベルトで、ナバホの伝統的技法で織られたものだ。

ナバホ族の文化では、健康はマザーアース(母なる大地)とファザースカイ(父なる空)の調和によってもたらされると信じられている。健康とは、身体と霊性が自然と調和されることによって生まれるのだそうだ。反対に病気は、全体の調和の不均衡から生じるとされ、昔からメディシンマンの宗教的儀式などによって治療が行われてきた。

現代のメディシンマンたちは、病院のスタッフとして働いている。誕生と看取りの場に呼ばれて祈りを捧げる役目だが、とりわけ難産の場合に威力を発揮するのだとか。

分娩室に呼ばれると、メディシンマンはまず「東の精霊に向かってお祈りをしましょう」と人々に告げる。産婦はもちろんのこと、付き添っている家族や、医療者も東に向かってお祈りをする。天井を見上げると、そこには「↓E」と言う表示が記されていた。太陽が昇るイーストは赤ちゃんが生まれてくる方角と信じられているのだ。そして、祈りの歌をみんなで歌う。

セージやスイートグラスの葉を焚き、その場を清めて厳粛に祈ったあと、木の実で作った首飾りをかけることをすすめる。これも産婦だけでなく、家族も医療者も一緒にみんなで真剣にやる。そして産婦は、分娩台の上で東に向かってスクワッティング(しゃがむ)の姿勢をとり、サッシュベルトにつかまって、大地の重力を借りて赤ちゃんを産み出すのだ。

「昔から大地、空、そして宇宙などには精霊が宿り、そうした自然と調和することで健康は保たれると信じられてきました。伝統的な考え方を大事にしながら、先端的医療システムを利用することもまた、現代の調和と言えるかもしれません」と、助産師のウースラさんが話してくれた。

彼女自身、父親がメディシィンマン、母親は伝統的産婆という筋金入りのヒーラー家

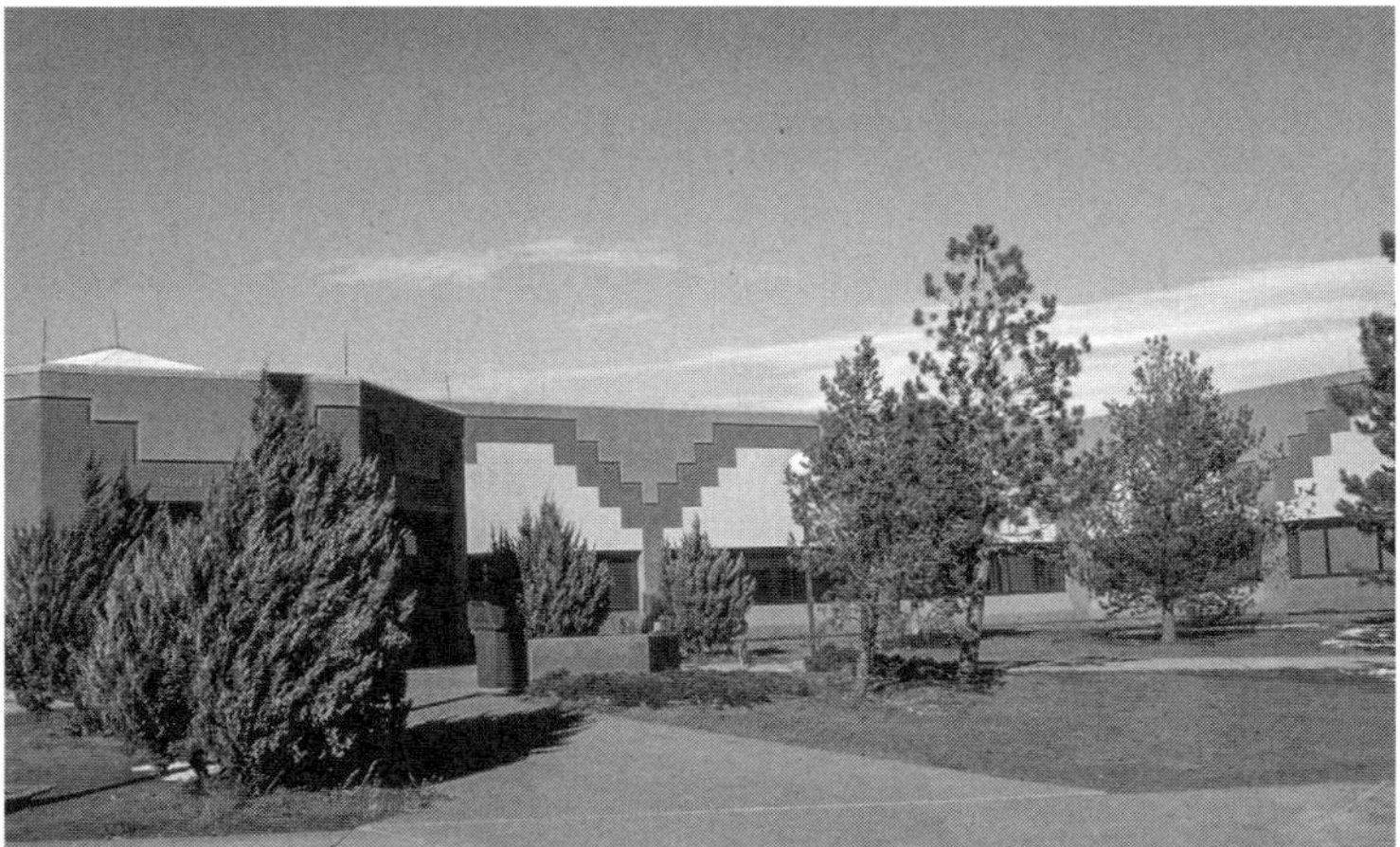

［アメリカ・アリゾナ］ アリゾナ州チンリーにあるナバホ族居留地の病院。建築にも先住民族の特徴を取り入れる試みがなされている。

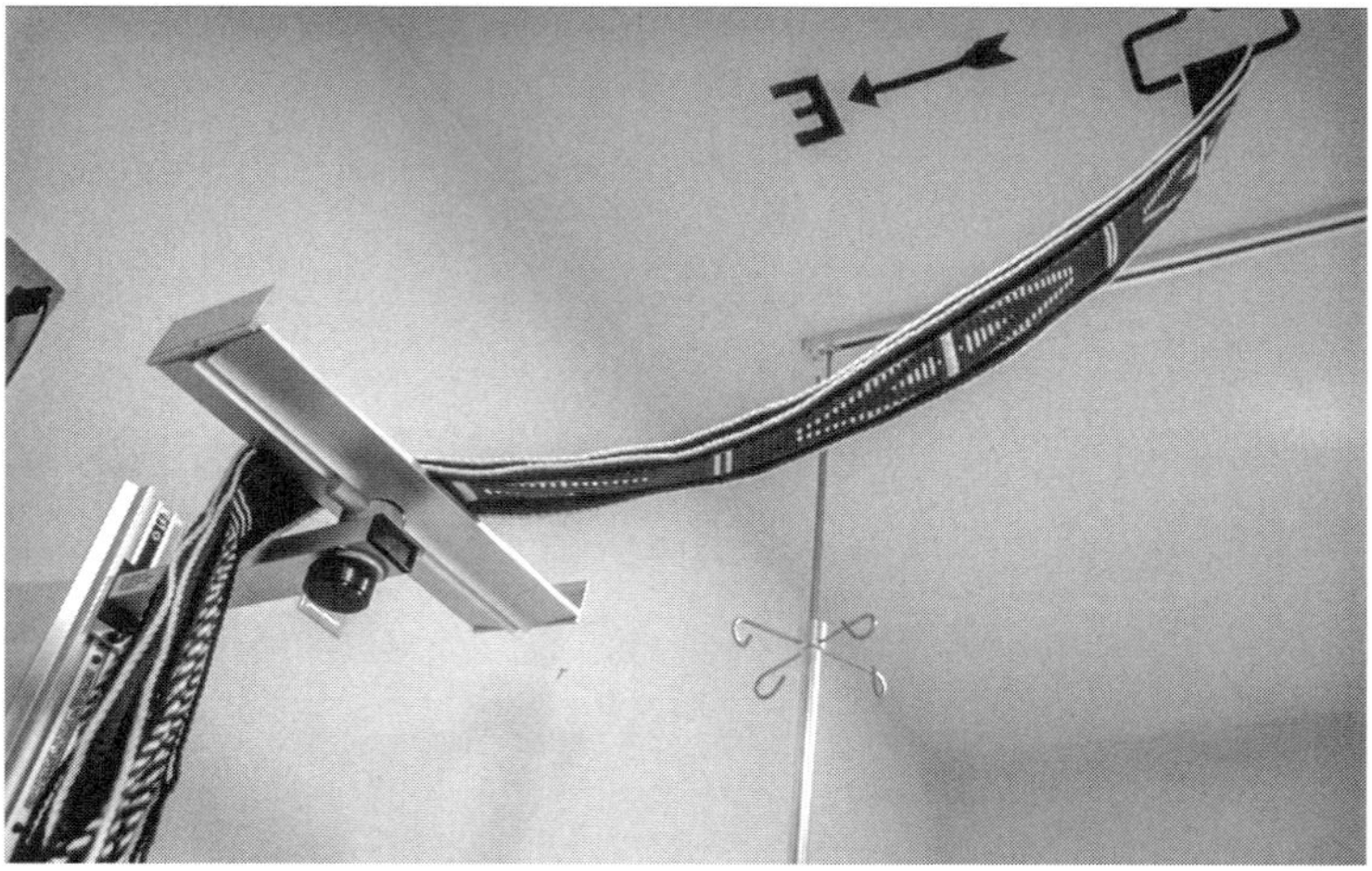

［アメリカ・アリゾナ］ チンリーの病院の分娩室の天井には、東の方角を示す矢印が描かれている。吊るされているサッシュベルトはナバホ族の伝統的な織で、産婦が産むときにつかまっていきむ。

アメリカ

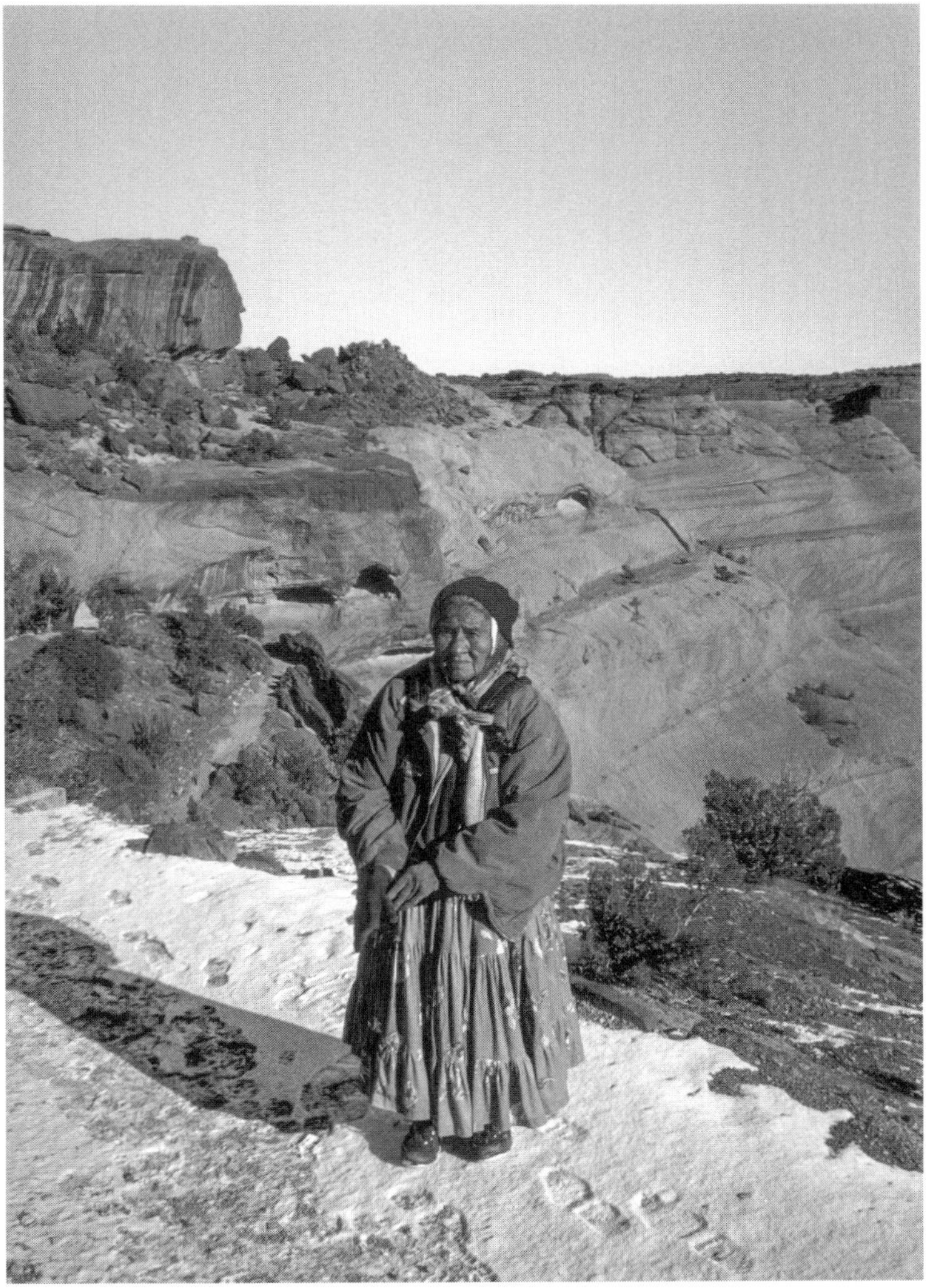

［アメリカ・アリゾナ］ ナバホ族のおばあさん。頭にスカーフを巻き、ロングスカート。谷の下にある伝統的な家屋に住んでいる。英語が話せなかった。

庭に生まれたのだそうだ。現代の医学教育を受けて病院で仕事をする彼女は、伝統医療と現代医学とを調和する存在になっている。

チンリー病院では、ナバホ族に古くから伝わるお産の教えを産科医療に活かしていた。たとえば破水をしたら「赤ちゃん出ておいで」というチャント（祈りの唱和）を口ずさむ。陣痛が長引いたら、必要でない人は分娩室に入れない。リラックスのためのハーブ茶を飲む。スクワッティングの姿勢をとる。いきみのときはベルトにつかまって、無理にいきまず重力を利用して産み出す、などなど。

ナバホの人々は、出産の場に自分たちの文化と精神を取り入れようとしているのだ。「大地は未来の子どもたちからの預かりもの、という先人たちの教えがあります。わたしたちは、先祖から与えられた特別なこの土地を愛しています。その大地に対する責任を後世に伝えることを誇りに思っているのです」とウースラさんは言う。

自然と調和して生きることを教える先人たちの知恵は、次世代のコミュニティを作って行く赤ちゃんたちへ語り継がれる。それはまた今のアメリカ社会に暮らすナバホ族の人々にとって、自らのアイデンティティを確認することでもある。

代理出産と卵子提供。「産んでくれた代理母には心から感謝しています」

［ロスアンゼルス］

赤ちゃんを連れた母親がふたり、ロスアンゼルス郊外の公園でおしゃべりをしていた。どこにでもある穏やかな風景だ。ただ彼女たちがほかの母親とちょっと違うのは、不妊治療を何回か重ねたものの、高齢妊娠のために成功しなかった経験を持つことだ。

「この子は卵子提供で授かったんです」

ひとりの母親が言う。そう言われてみれば、母親と赤ちゃんは髪の毛の色が少し違う。しかし、そんなことはよくあることだ。

するともうひとりの母親は「わたしは代理母にこの子を産んでもらったの」と話し

た。こちらはアジア系の母親と子どもはよく似た顔立ちだったから、代理出産のことは言われなければ気づかなかった。

卵子提供で出産した母親は「髪の毛の色や、目の色が違うのでちょっと気にはなっているんですね。逆に『お母さんに似てますね』と言われると、もっと複雑な気分になってしまう」と、正直な胸の内を話してくれた。

不妊治療に何度トライしてもどうしても妊娠できない人たちが、子どもを持つための選択として卵子提供や代理出産を選ぶことがある。卵子提供は自分の卵子が受精できない場合に、代理出産は受精はできても自らの子宮で育てられない場合などに。

卵子の機能の低下は、「卵子の老化」という表現が使われることがある。卵子は女性が胎児のときから体内にある細胞なので、実は女性本人よりも「1歳年上」だ。一方、精子は成人男性の体内で生産される。

卵子を他者から購入して夫の精子と体外受精させる卵子提供では、子どもに母親の遺伝子が受け継がれることがない。それでも自分の子宮に受精卵を移植するので、妊娠して出産する体験ができる。もう一方の代理出産は、母親が子宮に何らかの障害を抱え自ら妊娠できない場合などに、他者の子宮を借りて（対価を支払って）妊娠・出産をしてもらう方法だ。こちらは、自分の卵子と夫の精子で体外授精した受精卵を代理母に移植するので、子どもとは遺伝的な親子関係にある。

代理出産で子どもを持ったその母親は言う。

「おなかを痛めて産んだ子ではないけれど、わたしの遺伝子を受け継いだこの子をとても愛しているし、産んでくれた代理母には心から感謝しています」

カップル以外の第三者の細胞やからだに頼る妊娠方法は、体外授精という生殖補助医療のテクノロジーによってもたらされた恩恵だ。１９９０年代からアメリカを中心に広がり始め、インターネットの普及とともに需要と供給のマーケットは世界的に拡大してきた。現在、日本国内では原則的に行われていないけれど、海外へ生殖補助医療ツーリズムに出かけて行く人たちがいる。ただ、海外からの受け入れをする国は韓国、タイ、インド、東ヨーロッパなどへと次々に移っている。費用が高額なアメリカからリーズナブルな国へと消費者が流れていった結果だが、そうした国々で倫理的問題が持ち上がると受け入れが取りやめられ、また新たなマーケットが開拓されて行く。

こうした生殖医療は、何らかのトラブルが発生した場合に備えて、法律的な契約が重要となっている。契約を交わしたり、治療を受けるための渡航には、言葉の問題を始め、受け入れる国側の法律や規制が絡んでくるから、高額な費用には、弁護士やエージェントに支払われる料金が含まれているのだ。

アメリカではすでに治療の域を超えて産業化していて、いくつかの州ではビジネスとして定着している。産業化はさらにニーズの拡大を促すから、今ではマーケット利用者はセクシュアル・マイノリティの割合が高くなっている。同性カップルが子どもを望む場合、そこに生殖産業があれば血の分けた子どもを作ることができるからだ。

一方で卵子を提供したり、代理出産する女性たちは細胞や身体を提供する対価として報酬を得る。需要と供給の市場原理の何が問題なのかという意見は多く聞かれるとしても、レシピエント（利用する人）とドナー（提供する人）の間には、いかなる情緒的な神話や美談があったとしても、そこには階層格差が揺るぎなく存在しているし、子どもの福祉や権利についてはどうなのだろうと疑問の声も上がっている。

公園のふたりの母親たちは子どもをいとおしく抱きながら、わが子を卵子提供や代理出産で得られたことを心から幸せだと話してくれた。生殖テクノロジーの恩恵にあずかりながら、科学技術は生命をどこまで操作できるのか、そしてその背景にある、お金でなんでも解決できる社会を、さて、どう考えていけばいいのだろうか。

9
ケニア

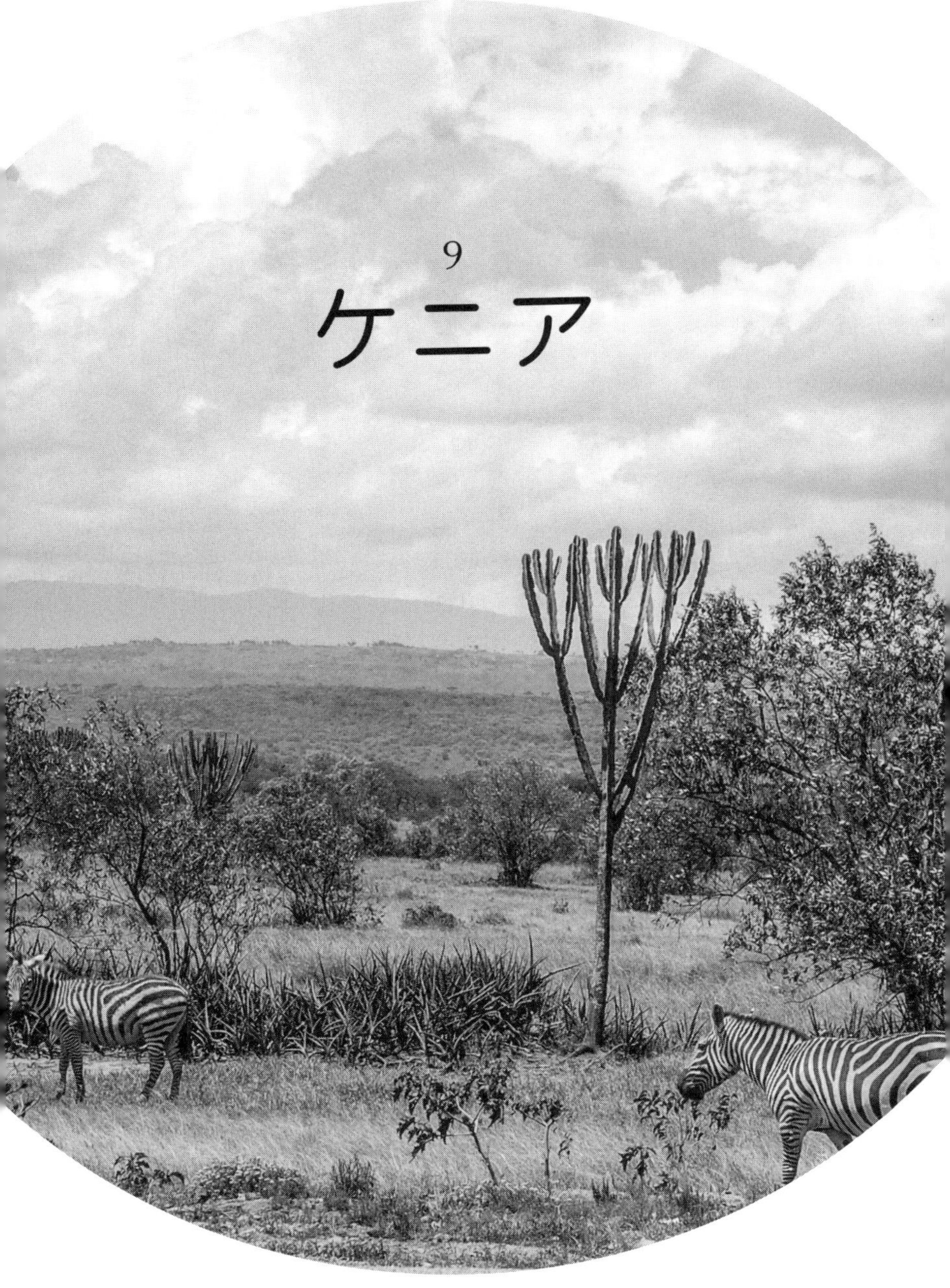

フリースタイル出産の原型はアフリカに。誰に教わらずとも陣痛のやり過ごし方を身につけている見事な身体性

［ケリチョ］

フリースタイル出産の原点はアフリカにある。

仰向けでない姿勢で産むことを提案した本『アクティブ・バース』が出版されたのは1980年代。著者のジャネット・バラスカスは南アフリカ共和国の生まれで、仰向けではない自由な姿勢でやすやすと子どもを産んでいたアフリカの女性たちを見て、ヒントを得たと本に書いている。

ケニア西部のケリチョ市内の病院を訪れたときのこと。産科棟は、部屋の中も廊下もたくさんの人で溢れかえっていた。ジェンダー役割がはっきりしているケニアでは、

夫は出産に付き添うことはない。代わりに、産婦の実母や義母、姉妹だの親戚だのが、3人4人とぞろぞろ付き添ってくる。こうした習慣は、自宅出産で培われた伝統的なケアの名残りで、女性同士の助け合いの精神が息づいている。

殺風景な広い部屋にはいくつものベッドが置かれていて、最初は誰が産婦で誰が産後の母親で、誰が付き添いなのか、わかりにくかった。産婦も産後の母親も、付き添いの人もみなアフリカ色のとりどりの服に身を包んでいるから、駅の待合室の群衆のように見えた。でもよく目を凝らすと、何人かの産婦がいた。

ベッドの数が足りないのだろう。1つのベッドにふたりの母親とふたりの赤ちゃんが互い違いに寝ている。陣痛が始まっている産婦ふたりも、1つのベッドを共有していた。よつばいの姿勢をとり、呼吸をしながら陣痛を逃している産婦の横で、もうひとり、おなかの大きい人が横向きに寝ている。わたしのことに気がついたふたりは、陣痛の最中にもかかわらず、珍しそうにこちらを見ていた。

床にひざまずいて、ベッドのへりに寄りかかって上体を支えている人。部屋の片隅に立って、フーフーと息を吐いて陣痛を逃している産婦もいた。医療スタッフが少ないので、産婦に声をかけたり、腰をさすったりするのに手が回らないらしい。産婦たちは付き添いの女性たちに見守られながら、病棟のあちこちにたたずんで、それぞれ上手に陣痛をやり過ごしているのだった。

とり立てて騒ぐこともなく、静かに陣痛をやり過ごしている産婦たち。まさに自由な陣痛姿勢のフリースタイル出産が実践されている。見事だ。

これはいったいどんな秘密が隠されているのだろう。不思議に思って看護師に聞いてみると、病院では特に出産準備のためのクラスを開いてはいないという。もちろん彼女たちは、インターネットで情報を得ているわけでもない。産婦たちは陣痛の姿勢や呼吸法を教わったわけではないのに、自由な姿勢で陣痛を乗り越えていた。

その日は出産ラッシュで、分娩室では2台並んだ分娩台が埋まっていた。その前でまさに今すぐ生まれてしまいそうな産婦が、お尻をもじもじするようなしぐさをしながら立って順番を待っている。子宮口がすでに開いているであろうその産婦は、時折、顔を歪めてはいたものの、実に冷静沈着だった。

それにしても、もうすぐ産もうとしている産婦をほったらかしにするなんて、とお叱りの声が聞こえそうだ。たしかにケアの質を指摘したくなってしまうところだが、むしろわたしは、声も出さず陣痛をからだじゅうでしっかり受け止めているその産婦たちの振る舞いに感動さえ覚えた。

日本では、入院すると陣痛室でモニターを装着して、横になる人がほとんどだから、楽な姿勢をとってくださいと言われても、思うようにできない人は多い。どんな姿勢が楽か自分でわからないから、マタニティ・クラスで、楽な姿勢を教えてもらう必要がある。出産も授乳も、新生児すら見たことがない人がほとんどなのだから。

この日、出産した19歳の女性は、ひとり目の出産だったので3日かかったと言っていたが、多くは3人目、4人目といったベテラン産婦で、どの姿勢をとれば自分が楽になるのかすでにわかっている。もちろん過去の体験もあるけれど、周りに妊産婦や子育てをしている母親がたくさんいて、そうしたモデルを見ていると、特に知識として覚えなくても、妊娠、出産、子育ては不安なくできる。

子どもを産むとか育てるとかいった動物的な愛着行動は、頭で考えるよりむしろ見てわかることなのだ。

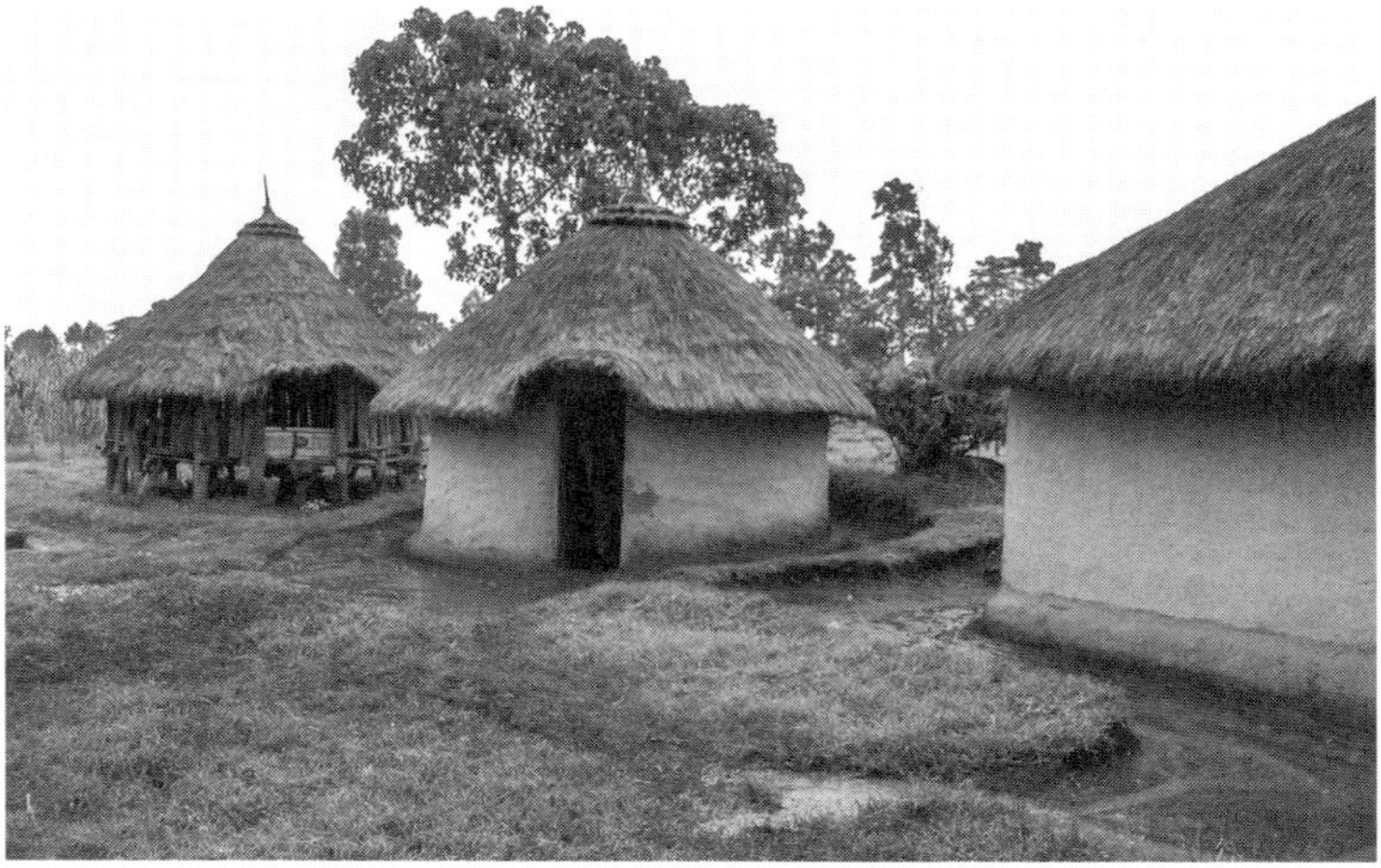

［ケニア・ケリチョ］ ケニア西部のリフトバレーにあるケリチョはお茶の産地として知られている。町から離れた地域に住む部族の伝統的な家屋。内部には土を盛って作られたベッドがあった。

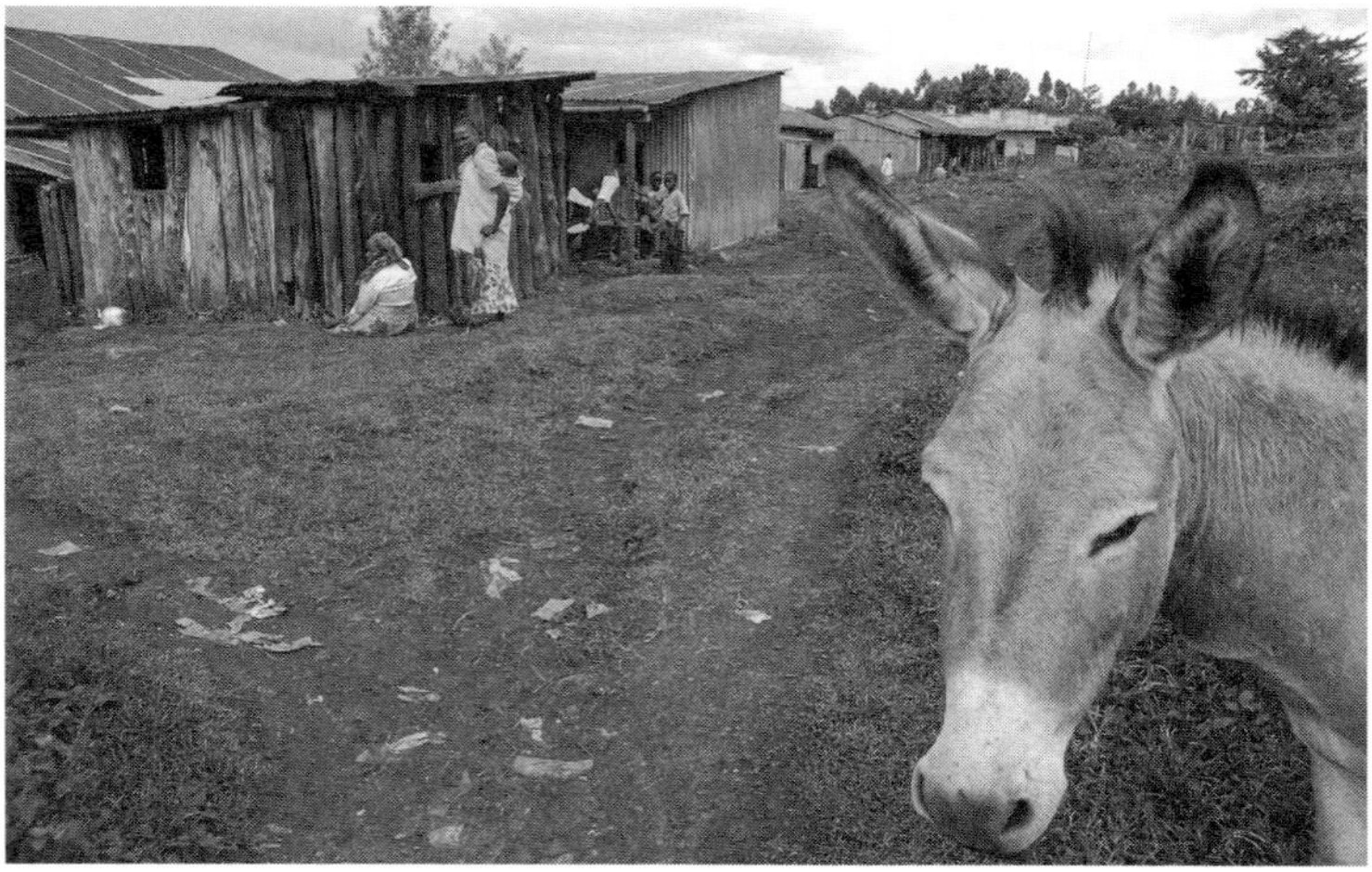

［ケニア・ケリチョ］ 町はずれにあるバラック小屋の集落。ロバや家畜も一緒にのんびり暮らしている。赤ちゃんはもっぱら、おんぶだ。

ケニア

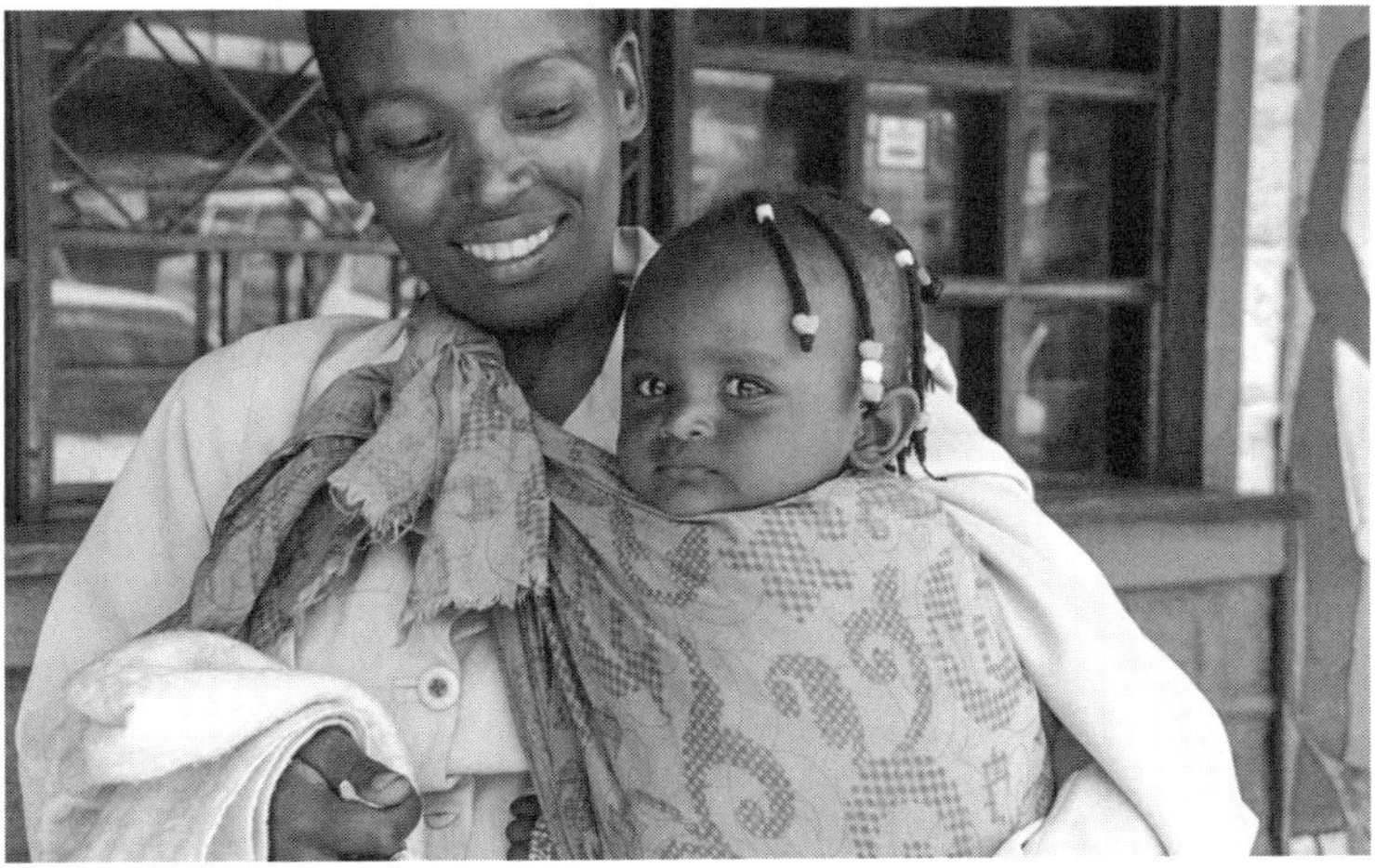

［ケニア・ケリチョ］ ナイロビからケリチョに移動する途中で出会った親子。布を上手に巻いてスリングにしている。人々は1枚の布を活用して、おんぶにも抱っこにも使う。

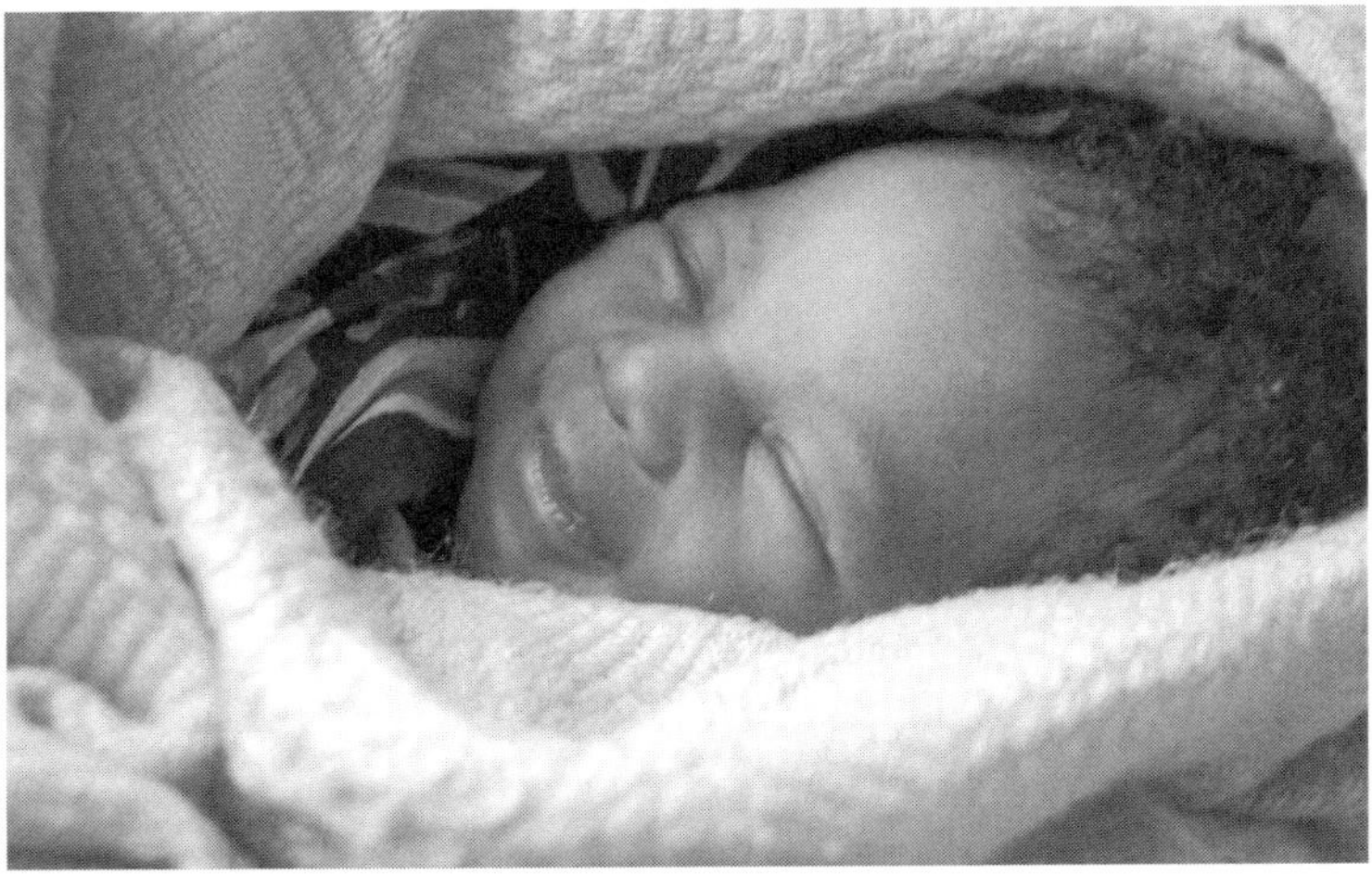

［ケニア・ケリチョ］ 生まれて数時間の赤ちゃんが母親の腕の中で笑っている。「天使の微笑み」というのだそうだ。

これからは自宅ではなく病院で出産する時代！村での出産キャンペーン

［ケリチョ］

村の舗装されていないでこぼこ道を、お揃いのTシャツを着てぞろぞろと練り歩くパレードの一行がいた。先頭の人々は「ママの健康を守ろう！　出産は保健センターで」と書かれた横断幕を掲げている。村のあちこちで、人々が何事かと驚いたように見つめていた。子どもたちは裸足で家を飛び出してきて、パレードのあとについて一緒に練り歩く。どこの国でも子どもたちはとにかくお祭騒ぎが大好きである。

ユニセフの報告によると、２０１５年のケニアの妊産婦死亡率は、妊婦10万人に対して５１０人。日本の妊産婦死亡率は10万人に5人だから、その比は１０２倍だ。日本では万が一という出産での母親の死亡は、ケニアでは珍しいことではない。2017年の新生児死亡率は出生1000人に対して21人で、こちらも日本のおよそ24倍の死亡率である。

ケニアでは5歳の誕生日を迎えるまでに22人にひとりの子どもがいのちを落とすと言われている。とりわけ地方の子どもたちの生存率は低くて、それでも15年前に比べると、5歳以下の子どもの死亡率は半分以下に減少している（UNICEF 2018）。

こうした状況を打開するために、国や自治体はNGOなどの支援を受けて母子保健に力を入れてきた。村の保健センターの一室を診察室兼分娩室に改造し、看護師を出産の介助者として再教育し、産科施設として整えてきた。このとり組みをもっと住民に知ってもらおうと、村ではキャンペーンを行っていたのだ。

その日は朝から、保健センターの男性スタッフが大きなおなかの妊婦ジャケットをつけて、腰にスカートの布を巻いて周到に準備していた。頭にはターバンを巻き、その上にカゴまで乗せて、しゃなりしゃなりとお尻を振って歩いてみせる。妊婦装をした男性の姿は、どこか滑稽で思わず吹き出しそうになる。

それを見て、周りの女性たちもきゃあきゃあと大笑い。これまでアフリカの多くの文化では、男性が妊娠・出産に関わる習慣がまったくなかったので、男性がこうしたキャンペーンを先導することそのものが、女性たちにとっては驚きなのだろう。でも一番はしゃいでいたのは、その男性本人だったかもしれない。

妊婦の格好をした男性スタッフは、パレードの先頭に立って村を練り歩き、大勢の人を引き連れて最終地点の広場にやって来た。

「さあみなさん、これからは施設で出産する時代です。妊娠中から健診を受けて、陣痛が始まったら保健センターに行きましょう。出産費用は無料です！」

彼の女装はキャンペーンの人集めにおおいに貢献したようだ。高揚した熱弁は続く。

「妊婦健診に行って出産すると、赤ちゃん用のおくるみがもれなくもらえます！」

彼は十分、営業戦略に長けていた。新しい改革を進めるときには、インセンティブはいつの時代にも重要である。日本でも、妊娠届けを義務づける際には、米の配給切符がもらえたという時代があったのだから。

自宅から病院へ。自治体や政府の手によって出産場所の移行が行われるまさにその現場を、わたしは目撃していた。将来を担う次世代の子どもたちは、病院で生まれる。そんな新しい時代への機運を、村の人たちは感じていたのかもしれない。

遠い国からの払い下げか？村の保健センターのレトロな分娩台はいかにも産みにくそうな設計だった

［ケリチョ］

村の子どもたちの誕生をサポートする保健センターの分娩室は、いたって簡素だったけれど、町の病院のように溢れかえる人がいない分、むしろ清潔に見えた。とはいうものの、パイプの足がむき出しのレトロな分娩台は幅が狭くて、丈が高く、陣痛が始まった産婦が上るのはけっこう大変そうに見える。乗ったら最後、身動きがとれそうにない。

「この分娩台はどこから来たのでしょうねえ」と水を向けてみる。

「ああ、医療品や器材はみんな海外からの支援ですよ」と、保健センターの看護師が教えてくれた。

その分娩台はいかにも骨董品で、どこか遠い国からの払い下げかもしれない。そしてそれは、産婦や生まれた赤ちゃんが落ちてしまうのではないかとハラハラしてしまうほど、お粗末だった。

施設ができると、医薬品、医療機器、分娩台など、パッケージされた医療環境がもれなく付いてくる。出産が施設へ移ったことで、母子の安全性は格段に高まった一方で、現在の先進国のように洗練された医療へと移る移行期には、やっかいなこともないわけではない。医療パッケージが用意されると、人々はそのパッケージの規格に合わせなければならなくなる。パッケージが時代がかっていればなおさらだ。たとえば分娩台が狭くて高い場合には、それに合わせて産婦の姿勢は限定され、それまで自由だったからだの動きが制限されてしまうこともある。

先日、町の病院で見た産婦たちの姿が脳裏に浮かぶ。さまざまな姿勢をとりながら、自由にからだを動かして陣痛に耐えていた彼女たちが、狭い分娩台に乗っていきむのはかなり窮屈に思えてしまう。

分娩台の設計は、いったい誰が考えたのだろう。

ケニア

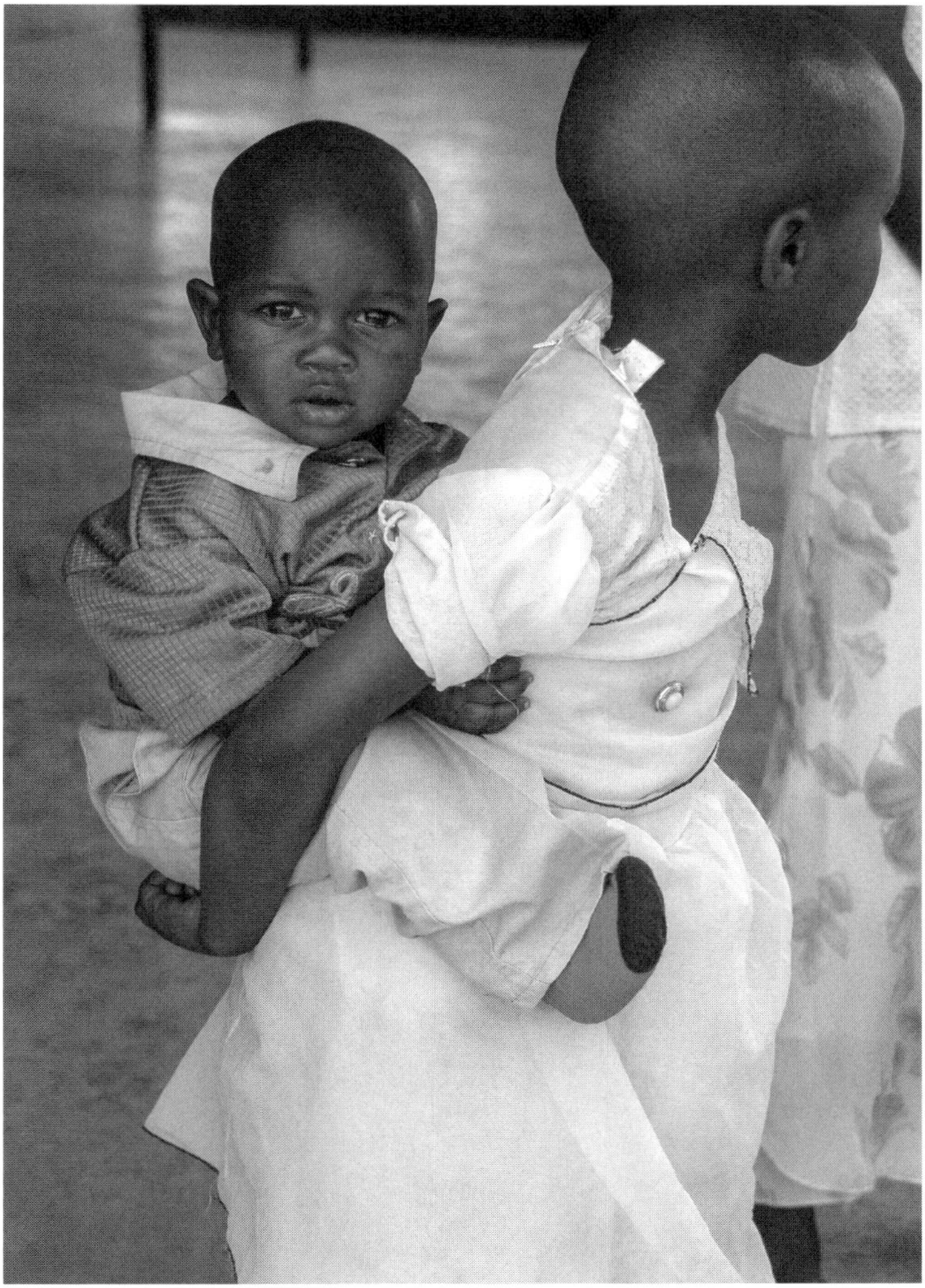

［ケニア・ケリチョ］ よそ行きの格好をしてお出かけする姉も、弟をおぶってお手伝い。上の子が下のきょうだいを背負う姿は、どこでもよく見かけた。

アフリカの大地に根ざした土着の神々。等身大で大きなおなかの妊婦のマスク「ボディマスク」は子孫繁栄祈願!?

［ナイロビ］

ナイロビの中心街をうろうろ散歩していたら、商店街の一角に迷いこんでしまった。ふと見ると、仮面の並ぶショーウィンドウが目にとまる。引きこまれるように店の中に足を踏み入れると、街の喧騒がさえぎられた薄暗い店内は洞窟のように奥に広がり、壁や床や棚にはアフリカの彫像と仮面が、隙間がないほどびっしりと並べられていた。デフォルメされた無数の古い仮面には妖気が漂う。とりわけ釘が頭に刺さった仮面や、人毛を巻きつけたボディに目を奪われる。薄気味悪いほどの強い気配だ。

１００年以上前、フランスのキュビズムの作家たちがその美を見出したとされるアフリカ彫刻は、「何よりも宗教性が決定要因とされる」と言われ称賛された。彫刻そのものに神が宿るように創造され、人々はそれを芸術というより、神々と交信する道具として使用していたという。

仮面に圧倒されながら粗末な階段を2階に上がって行くと、そこに妊婦のおなかを発見した。驚いた。それも1体ではなく、いくつもの丸いおなかがひしめいている。

「そのボディマスクは南タンザニアのマコンデ族のものだ」と恰幅のいいインド系の年配の店主は誇らしげに説明する。どうやらボディマスクと呼ばれるものらしい。

妊婦のマスクは等身大で、おなかやおっぱいの形にそれぞれ特徴があり個性豊かだ。

「マコンデ族は黒い独特の木製彫刻が有名なんだが、妊婦のボディマスクもたくさん作られている。ここにあるのは古いものだけどね」

しかし、いったい何のために作られたものなのだろう。

「昔は男子の割礼の儀式のときに、村の若い衆たちが妊婦マスクを着てダンスを踊っていたらしい」と言って、店主はニヤリと笑う。

ペニスの皮の一部をカットする割礼の儀式はまだケニアにも残っていた。わたしはおそるおそる手を伸ばして、そのセクシーな等身大のマスクのおなかに触れてみる。

ザラザラした素朴な木の感触。中には、刺青なのか、おしゃれに装飾が施されたものもある。マスクの裏側には丸太を荒くノミで削ったあとが残っていた。

男子の成人式で踊られる妊婦マスクのダンスは、「これからは女性を妊娠させる能力があるんだぞ」という先輩男性たちからの祝福の儀なのだろうか。子孫繁栄の祈願が込められているのだろう。

「安くしとくよ。ほかのものと一緒に、どうだね？」

もちろんもちろん、とは思うものの、仮面の薄気味悪さがどうにも気になる。

「これは、怨霊みたいなものが憑いているとか、そういうことはないでしょうね」

すると店主は「ガハハ！」と笑い飛ばした。

「そんなことあるはずないじゃないか。呪いの儀式は遠い昔の話だよ。その証拠に、俺はこんなに元気なんだぜ」

たしかに、近年のアフリカは目を見張るほどの発展を遂げている。とはいうものの、わたしは次の日に向かったサファリで、大地の熱気とエネルギーに圧倒されたばかりか、どこかに仮面の神々が蠢いているではないかと、そら恐ろしくて一歩も外に出られなくなってしまうのだった。

出産の方法を選ぶのは誰なのか。ケニアの男性助産師の導入の意味は？赤ちゃんや母親の死亡率は確実に減少

［ケリチョ］

どこで誰と出産するのか、誰に介助してもらうのか。その選択をするのはいったい誰なのだろう。ＷＨＯは１９９０年代に「出産に関する選択は女性本人に委ねられるべき」とする勧告を出している。そんな当たり前のことをわざわざ示さなければならないのは、つまり、そうでない国がまだ存在することを示していた。

「なぜお産のときにわざわざ施設に行かなければならんのだ？」と、ひとりの年配の男性がすくっと立ち上がって質問をする場面に出会った。

その日は、村の広場で小さな集会が開かれていた。草むらに大きな木が１本、強い

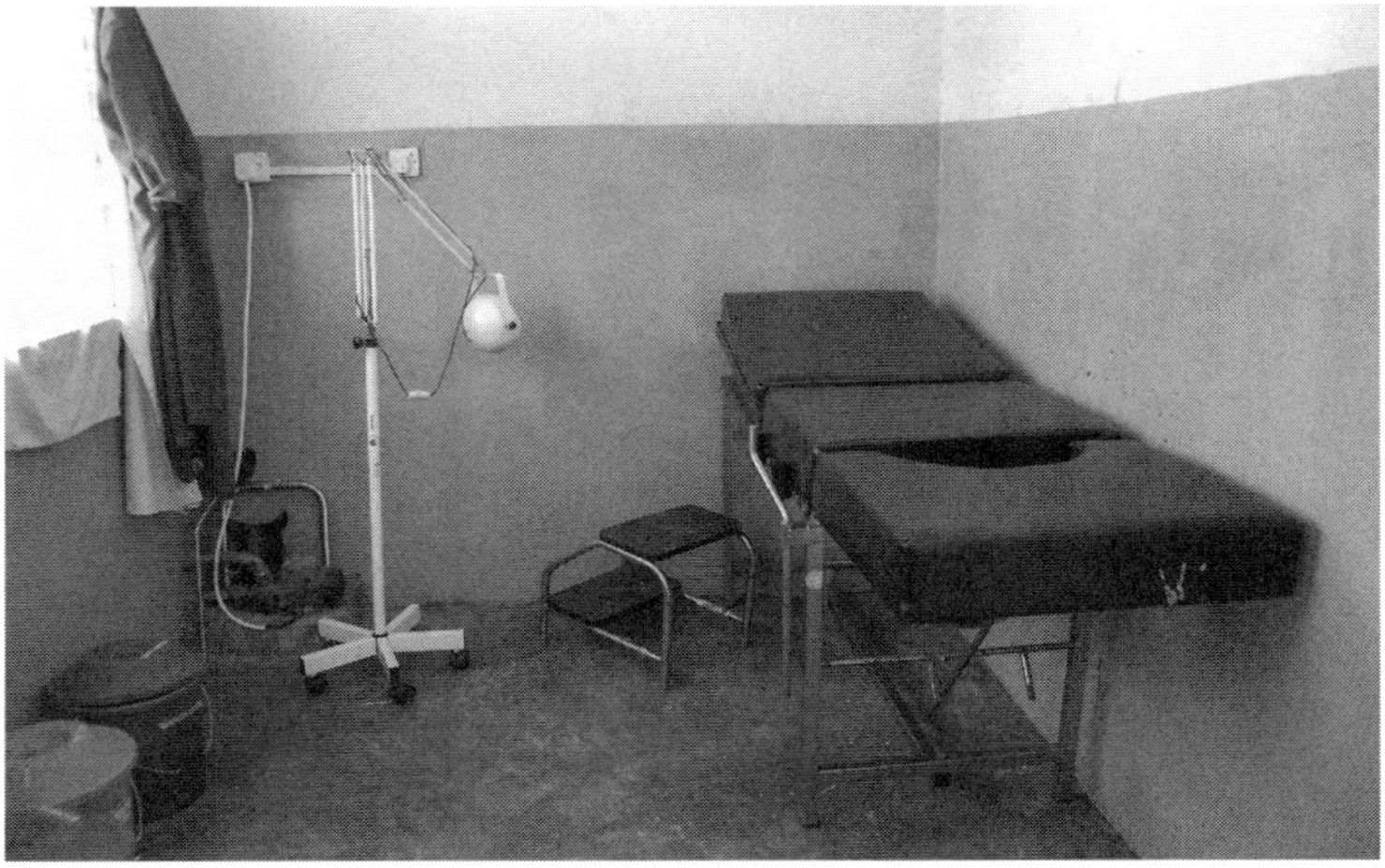

［ケニア・ケリチョ］ 村の保健センターの診察室兼分娩室。コンクリート打ちっ放しの部屋に、幅の狭い旧式の診察台が置いてあった。ほかに医療機器は何もない。

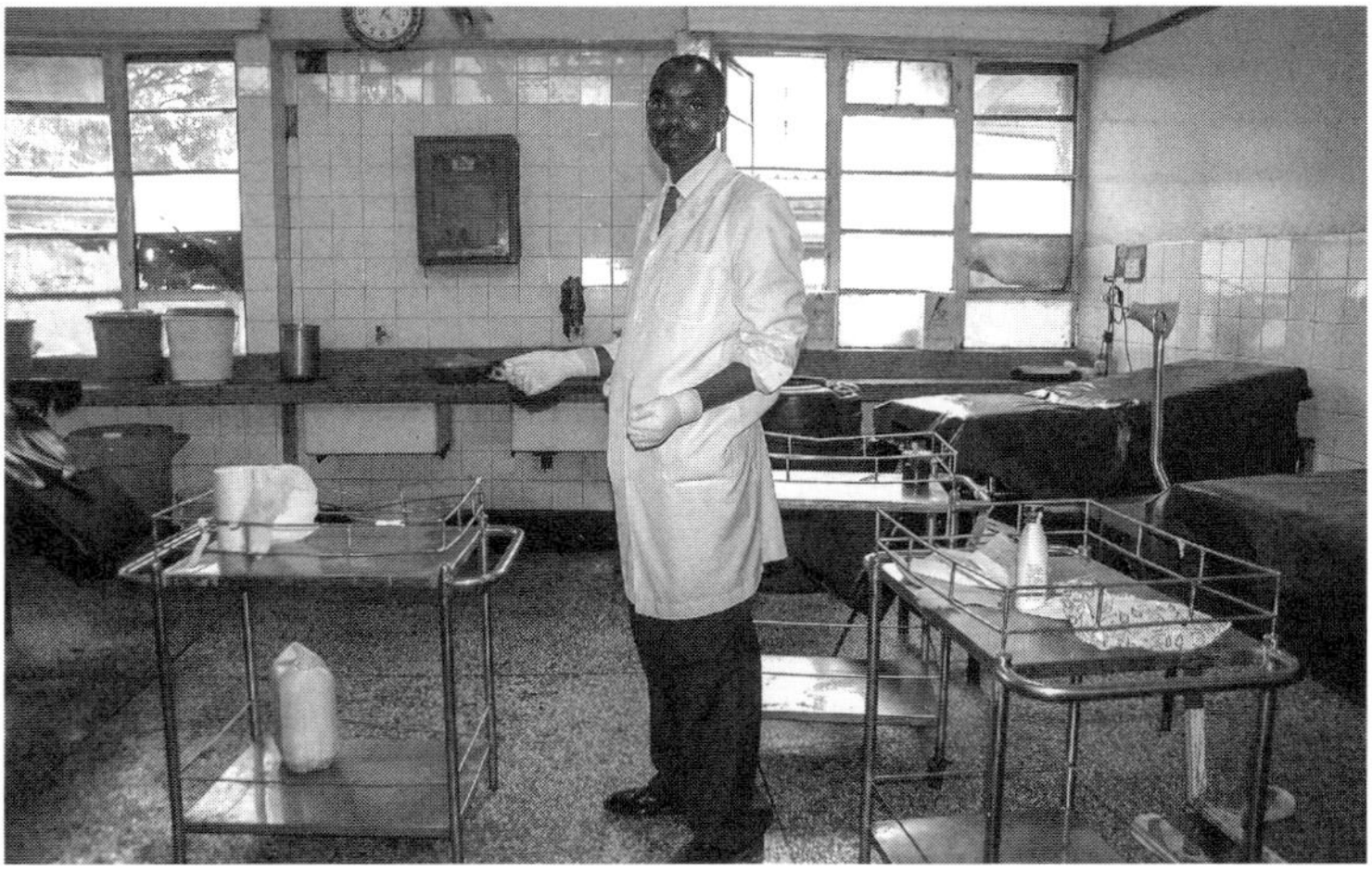

［ケニア・ケリチョ］ 病院の男性助産師。ケニアでは男性助産師が導入されている。医療者が不足しているので、性別にかかわらず助産師にケアしてもらうことが重要だという。

ケニア

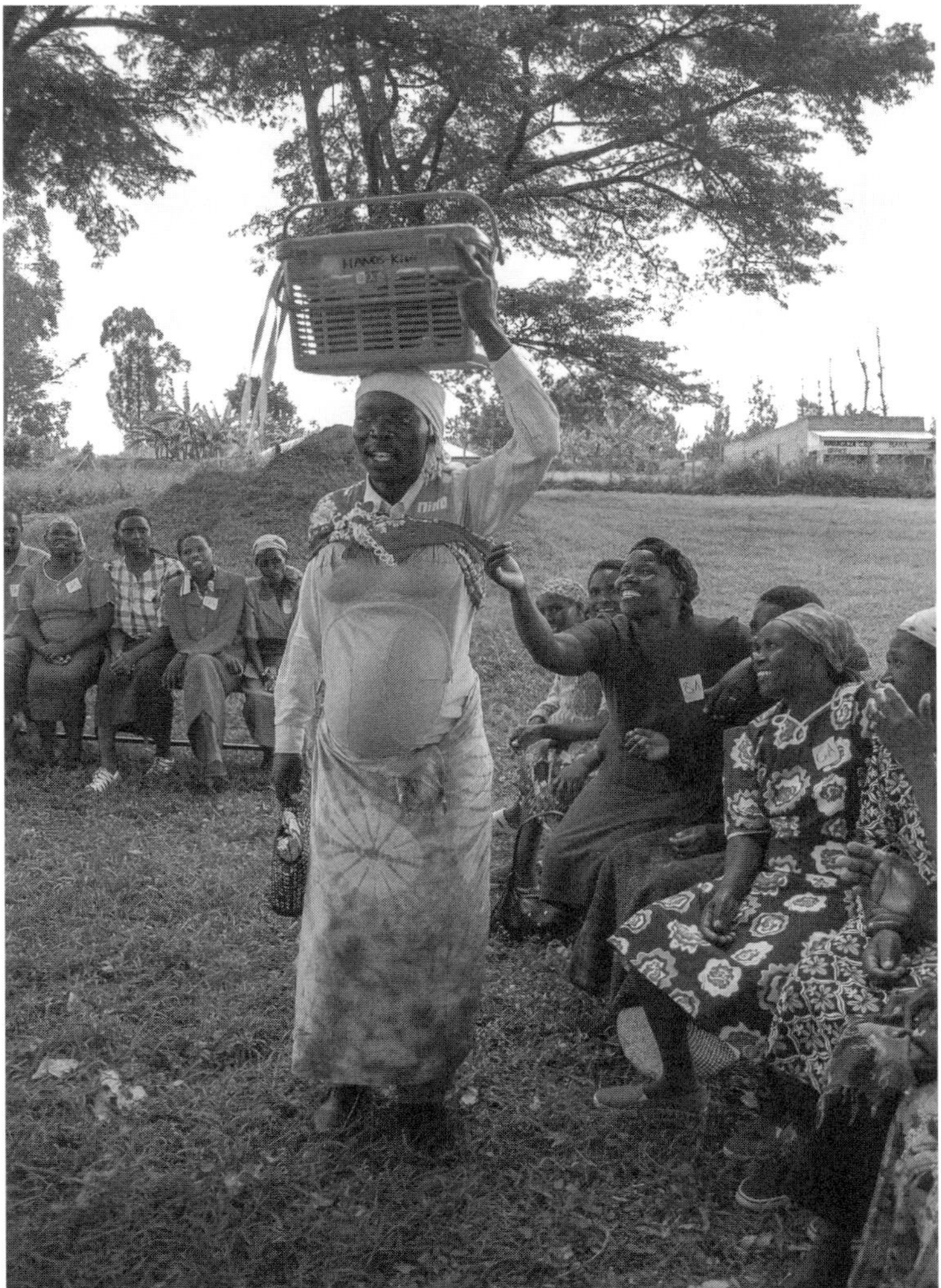

［ケニア・ケリチョ］ 村での母子保健キャンペーンのパレードに向かう保健センターのスタッフたち。
女装して妊婦ジャケットを着けた男性に、女性たちは大笑い。

日差しを避ける木陰を人々に提供してくれている。爽やかな風が通る木の下は気持ちが良くて、集会にはうってつけの場所だ。集まってきたのは地域の保健ボランティアたち。この日は母子保健の講習会で、女性だけでなく男性の参加者の姿も見えた。

保健師が「妊婦や赤ちゃんの健康を守るために、これからは村の人たちに保健センターでの出産をすすめてください」と説明すると、その男性は言うのだった。

「これまでも家で産んできたんだし、なんの支障もなかった。家は清潔だよ。しかも病院は遠いし、行くには手間がかかる。何しろ金がかかるんだ」

出産の話に男性が手を挙げて意見をしたことに、わたしはとても興味を覚えた。ずいぶん熱心なこの男性は、国の政策にいったいどんな疑念を投げかけているのだろう。

そんなことを考えているうちに、以前、山梨県河口湖の湖畔の集落でおばあさんたちに聞いた昔のお産の話を思い出した。

その集落は１９６０年代まで自宅出産の慣習が残っていて、ひとりの助産師がお産を介助していたという。その助産師が登場する前まではみんな、近所のとり上げばあさんに頼んでいたから、村始まって以来の免許を持った助産師の登場に、女性たちは注目した。古い因習のとり上げばあさんによるお産より、近代医学を身につけた助産師にお願いしたいと思ったのだ。ただ家庭によっては謝礼金が問題になったという。「舅《しゅうと》が威張っていた家では、お産は汚いもんだから、お金をかけるもんでねえと思われていたんでないの」

ひとりのおばあさんがそう教えてくれた。

お産は穢《けが》れているからと座敷に上げてもらえず、土間で産めばいいと考える舅がいたというのだ。そこには厳しい嫁の暮らしぶりがあったとも。

かつて日本の女性たちは結婚すると「嫁」という立場を担わされ、とりわけ農村では労働力や子孫を産むからだとしてみなされることが多かった。お産をどの部屋でするのか、誰に介助してもらうのか、産後はどれくらい休むのか、いつ畑へ出るのか、そうしたことは舅が決めることがほとんどだったそうだ。特にお金のかかることは、舅の権限によって決められていた。それでも嫁たちは、言葉をもぎ取られたように愚痴すら公に語ることはできなかったと、そんな悲しい話だった。

その日、施設で産む必要があるのかと意見した男性は、もしかしたら「施設に行くか行かないかを決めるのは家長である」と言いたかったのかもしれない。

男女の役割や格差が強調されている文化圏に、ジェンダー平等の視点を持ち込むことはなかなか大変なことだ。とはいえケニアは男性助産師を導入している国でもある。これは、この国がイギリス領だったことと関係している。助産師制度そのものの始まりが遅かったケニアでは、助産師教育をすすめる際に、すでに男性助産師が導入されていたイギリス流の助産教育を取り入れたからだった。

出産に夫が立ち会うことすらなかったジェンダーギャップの大きい社会に、男性の助産師がいきなり登場することになって、産婦の夫や家族はどう感じているのだろう。そもそも、男性助産師導入に女性たちの意見は反映されたのだろうか。ちょっと意地の悪い質問かもしれないと思いながら、病院で働く男性助産師に聞いてみた。

すると彼はちょっと考えてから、「今は医学的に出産をする時代ですから、産科の医師と同じように助産師が男性であっても、なんの問題もないでしょう。むしろ地方では施設の数が少ないし、医療従事者がかなり不足しているので、助産師に診てもらうことが重要なのです。男性か女性かを気にしている余裕はありません」と答えてくれた。

産婦人科の医師の性別に関してはこれまでなんの議論にもなってこなかったのはどの国も一緒だけれど、助産師という職業に男性を受け入れるか否かという問題は、助産師の伝統が息づく国ではどこも議論が巻き起こってきた。セクシュアリティの多様性を認める機運が高まっている社会になってきたとはいえ、助産師は、男性の大相撲と同様に、女性の聖域である。助産師は女性の性器に触れ、寄り添ってケアをする。それは医学的な治療の枠を超えた、情緒的な女性同士の支え合いの精神でもあるから、日本では今でも男性に助産師職は解放されていない。

ケニアの男性助産師の導入は、医療者の数を増やすことを目的としているとはいえ、助産師職のジェンダーバイアスを解消するというより、男性に任せておけば問題ないというパターナリズム（P98）を助産師の領域に広げたに過ぎないように思えなくもない。これなら男性たちも特に抵抗はないだろう。もちろんこれでは、パターナリズム的な構造はまったく変わらないことになるけれど。やれやれ。

とはいうものの、ケニアはこうした母子保健政策によって赤ちゃんや母親の死亡率を確実に減らすことができたのは事実で、若い世代の人口はますますふくらんでいる。人口の多さで活気に溢れ、大きな力を発揮する可能性を秘めているアフリカで、女性たちは今後もっと力をつけて自分たちのための政策を打ち出して行くことだろう。

大洪水が迫る中、産婦は木の上に逃げた。木の上で生まれた赤ちゃんは強い生命力を持っている

［モザンビーク］

これはケニアの話しではないけれど、同じアフリカの話だ。

２０１９年の春、大型サイクロンによる洪水被害に見舞われたモザンビークは、何年かごとにたびたび大きな水害に襲われてきた。２０１３年には屋根の上で赤ちゃんが生まれたと報道されたし、２０００年には木の上で赤ちゃんが生まれたことが話題になった。水害で木の上に避難した妊婦が、そこでお産したのだ。

ワールドニュースのテレビカメラは上空のヘリコプターから、その映像を映し出していた。あたり一面泥水の海。まるで、湖のまん中に木がぽつんと立っているかのよ

うに見える。それは枝ぶりのいい大きなナタールマホガニーの木で、枝分かれした幹は数人の大人が乗ることができそうなくらいしっかりしていた。家族と一緒に木の上に避難していた妊婦は、なんと4日目に赤ちゃんを出産し、その後ヘリコプターで救助された。

足場の悪い幹の上で産婦はどんな姿勢でしがみつき、陣痛を乗り越えたのだろう。生まれたばかりの赤ちゃんが、危うく木から落ちそうになったりしなかったのだろうか。誰が赤ちゃんをとり上げたのだろう。

水浸しの大地はやっと雨が上がり、太陽が茶色い水面を輝かせていた。母と子は救助隊員とともにロープで吊られてヘリコプターに乗り込んだ（この映像をわたしは遠く日本の茶の間で見ていた！）。ようやく水のない大地に降り立って、トラックの荷台に乗ったときの母親の顔がとても印象的だった。彼女は緊張していたものの、その表情は力強かった。子どもを産んだときの母親の顔は、それがどんな場所であっても自信に満ちている。

その後の報道によると、木の上で赤ちゃんが生まれたそのとき、一緒にいた産婦の義母が着ていた民族衣装の布で赤ちゃんが落ちないように救い止めたという。産婦にとっては洪水とお産のダブルリスクだったけれど、親子ともども無事だったのだからこんなに幸せなことはない。

「そんなところで生まれてこなくてもよさそうなものなのに」と誰もが思う。けれど、どんな状況にあっても子どもは生まれてくるから不思議だ。生まれるそのときを決めるのは、医師でも助産師でも産む母親でもなくて、生まれてくるその本人だから、木の上で生まれた赤ちゃんはそのとき生まれ出る必然を感じていたはずだ。

人間でも動物でも、お産には強くホルモンが影響する。こんなラットの実験がある。出産間近の母親ラットに闘わなければならない状況や逃げなければならない脅威を与えると、体内にアドレナリン系のホルモンが分泌され、出産のプロセスは止まってしまう。これは母親が危機を感じたときに自分と子どもを守るための手段なのだ。

この赤ちゃんは洪水に見舞われ、母親が走って木に登る間にも、生まれる可能性はあった。でも、生まれなかった。母親は必死になって走って逃げた。木の上に避難したものの、なかなか救助は来ない。家族も生きた心地がしなかったことだろう。そこで、赤ちゃんは待ちきれずに生まれてしまった。しかも実に素早く登場し、無事だった。人間のからだには、なんて力強い生命力が備わっているのだろう。

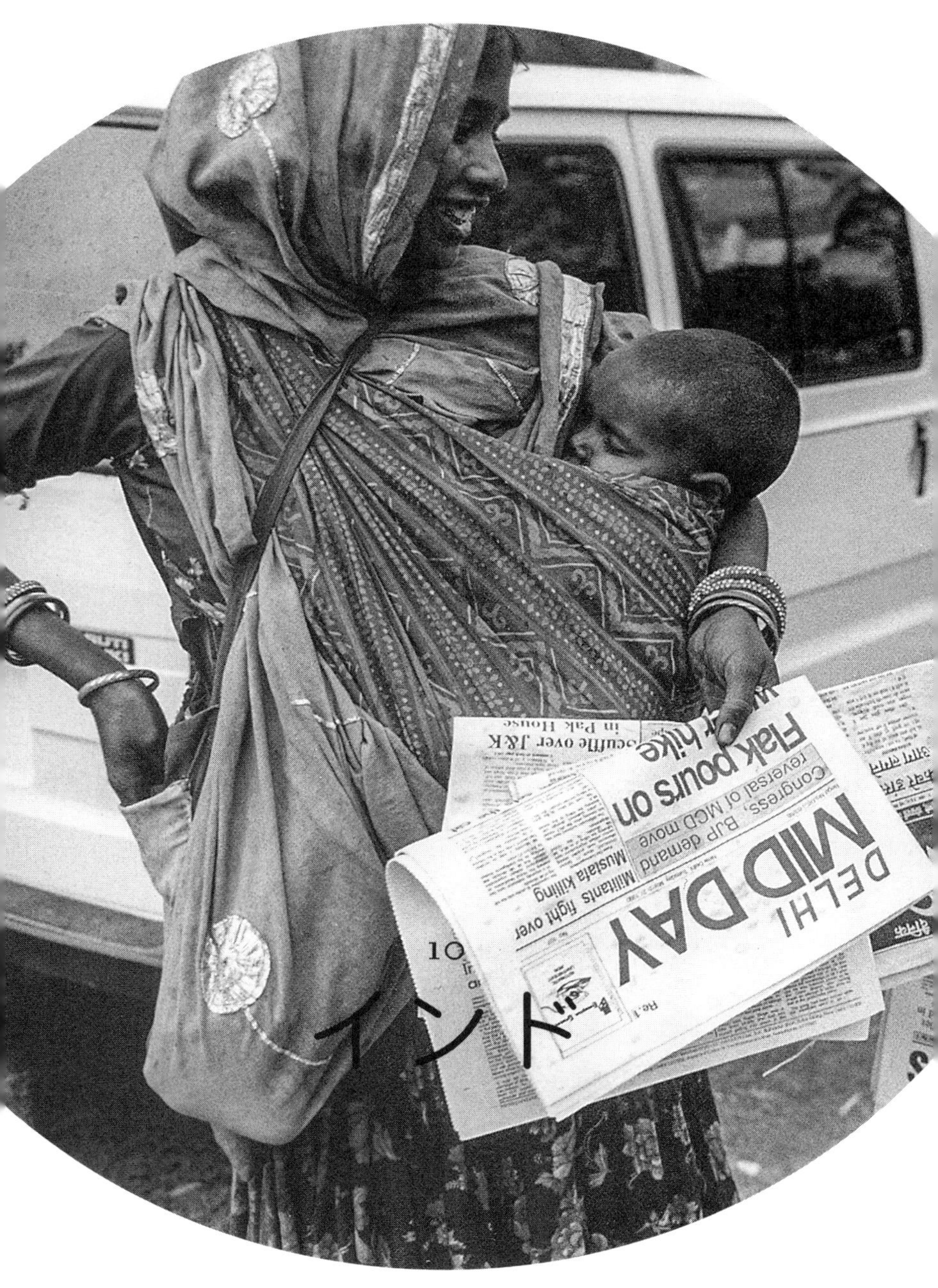
DELHI
MID DAY
Flak pours on
Congress, BJP demand reversal of MCD move
Militants fight over Mustafa killing
Scuffle over J&K in Pak House
Re.1

インド

「この赤ちゃん、もう生まれちゃうよ」
誰にも見守られずひとり孤独に分娩室で産む産婦

［ヴァーラーナシー］

　ステンレス製の膿盆《のうぼん》に得体の知れない茶褐色の血の塊があった。それを戦利品のようにわたしたちの前に差し出したのは、西洋の懐かしいナース服に身を包んだ看護師だ。その肉片は饐《す》えた動物臭と消毒臭とが混じり合った強烈な香りを放っていて、思わず顔を背けてしまった。

　ついさっきまで土埃が舞う道で、車のクラクションやリキシャ（自転車で引く人力車）のベルの音がけたたましく響いていたヴァーラーナシーの雑踏はすでに遠くに霞《かす》んでいて、建てられてからどれくらいの年数がたっているのだろうと思わせる古い病院の中を、わたしたちは案内されて産婦人科病棟に来ていた。

高い天井のガランとした部屋に年代物の1台の手術台が置かれ、その周りを白い服を着た看護師たちが取り囲んでいる。その当時はまだ、インドの女性たちのほとんどがサリー姿だったから、看護師職の西洋的なユニフォームはとても異質に感じた。

台の上の患者の顔には白い布がかけられ、顔を見ることはできない。時折かすかに布が動くことで、呼吸が荒くなっていることがわかる。腕には点滴のチューブが差し込まれ、仰向けのまま動かない。

しばらく様子をうかがっていると、女性の医師が患者の股の下から何かを取り出したようだった。

たぶん「はい、終わった」というようなことを医師が言ったのだろう。看護師たちは素早くその「モノ」をすくい取り、ステンレス製の膿盆に入れ、その場を離れていった。患者に話しかける人は誰もいない。女性はそれまでと同じように何も言わなかったけれど、それでもいく分ほっとしたのか、力が抜けているように見えた。

膿盆に入った胎盤のような血の塊は、「ぶどう子」と呼ばれる胞状奇胎だという。何らかの原因で受精したあとに胎児として成長せずに、胎盤になる絨毛だけが育ってし

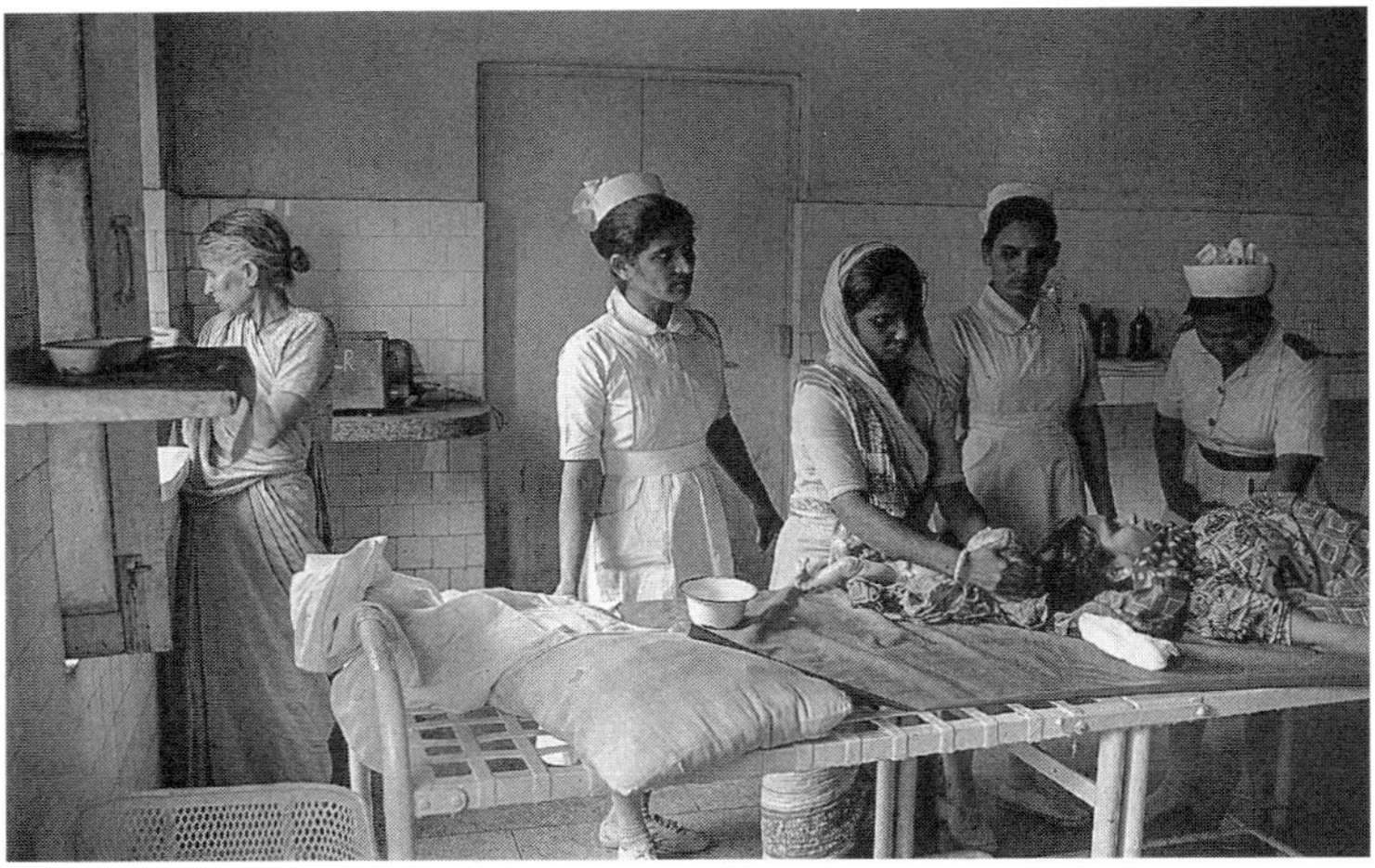

［インド・ヴァーラーナシー］ 公立病院の分娩室で赤ちゃんが生まれた。分娩台は簡易のパイプベッド。森閑とした時間が流れていた。

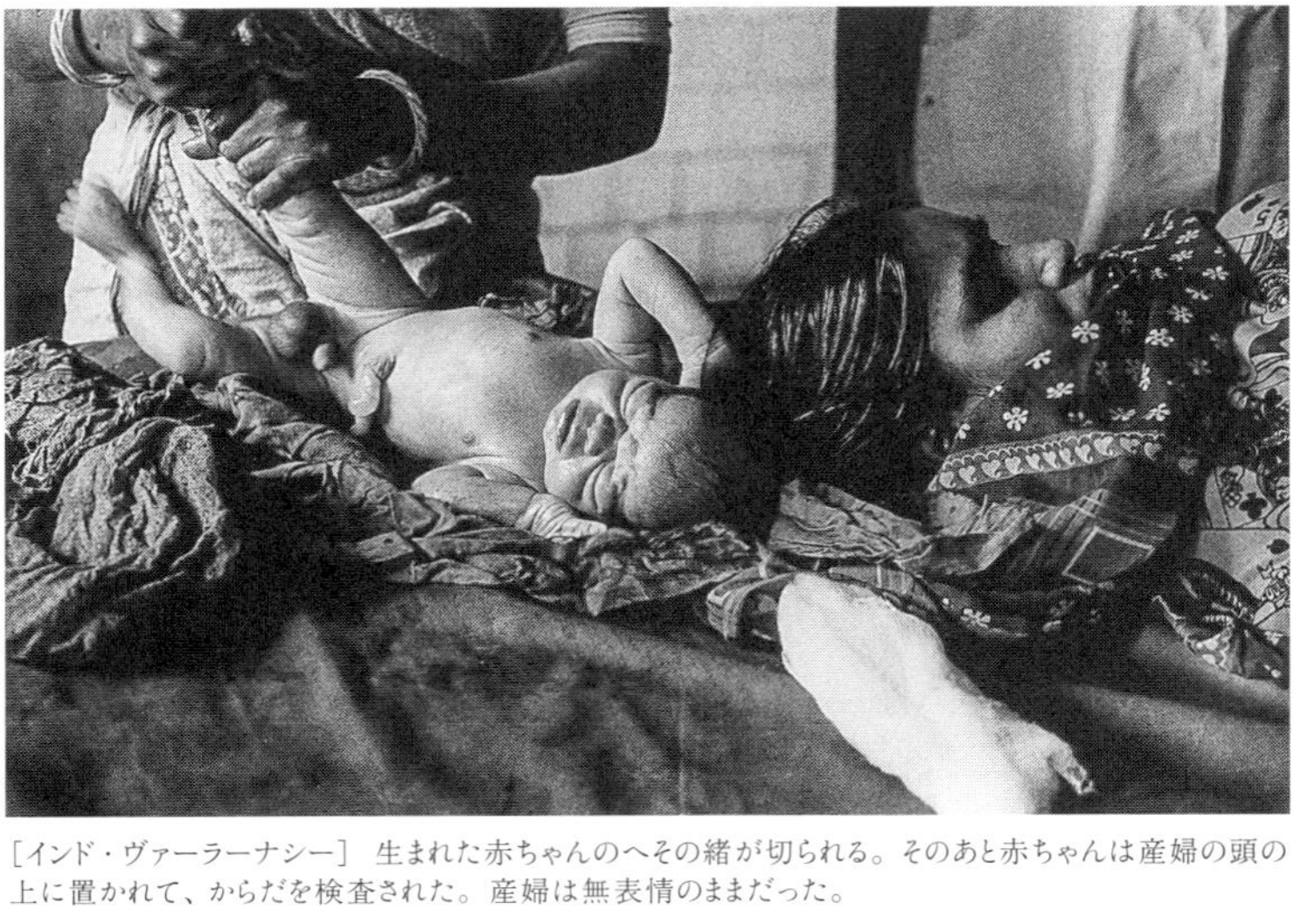

［インド・ヴァーラーナシー］ 生まれた赤ちゃんのへその緒が切られる。そのあと赤ちゃんは産婦の頭の上に置かれて、からだを検査された。産婦は無表情のままだった。

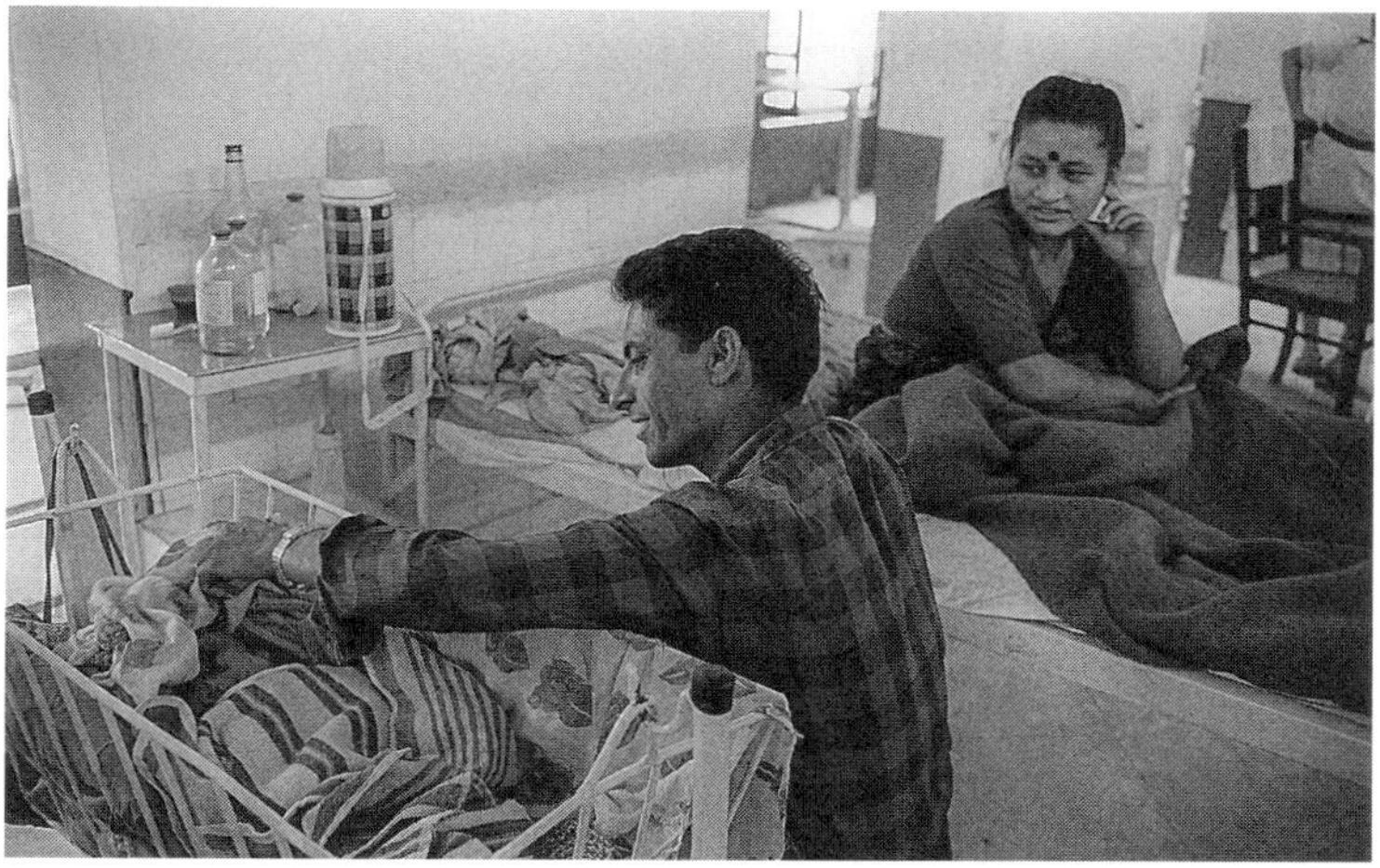

［インド・ヴァーラーナシー］ 同じ病院の入院室では、見舞いに来た夫が、新生児のコットの中の赤ちゃんを見守っていた。

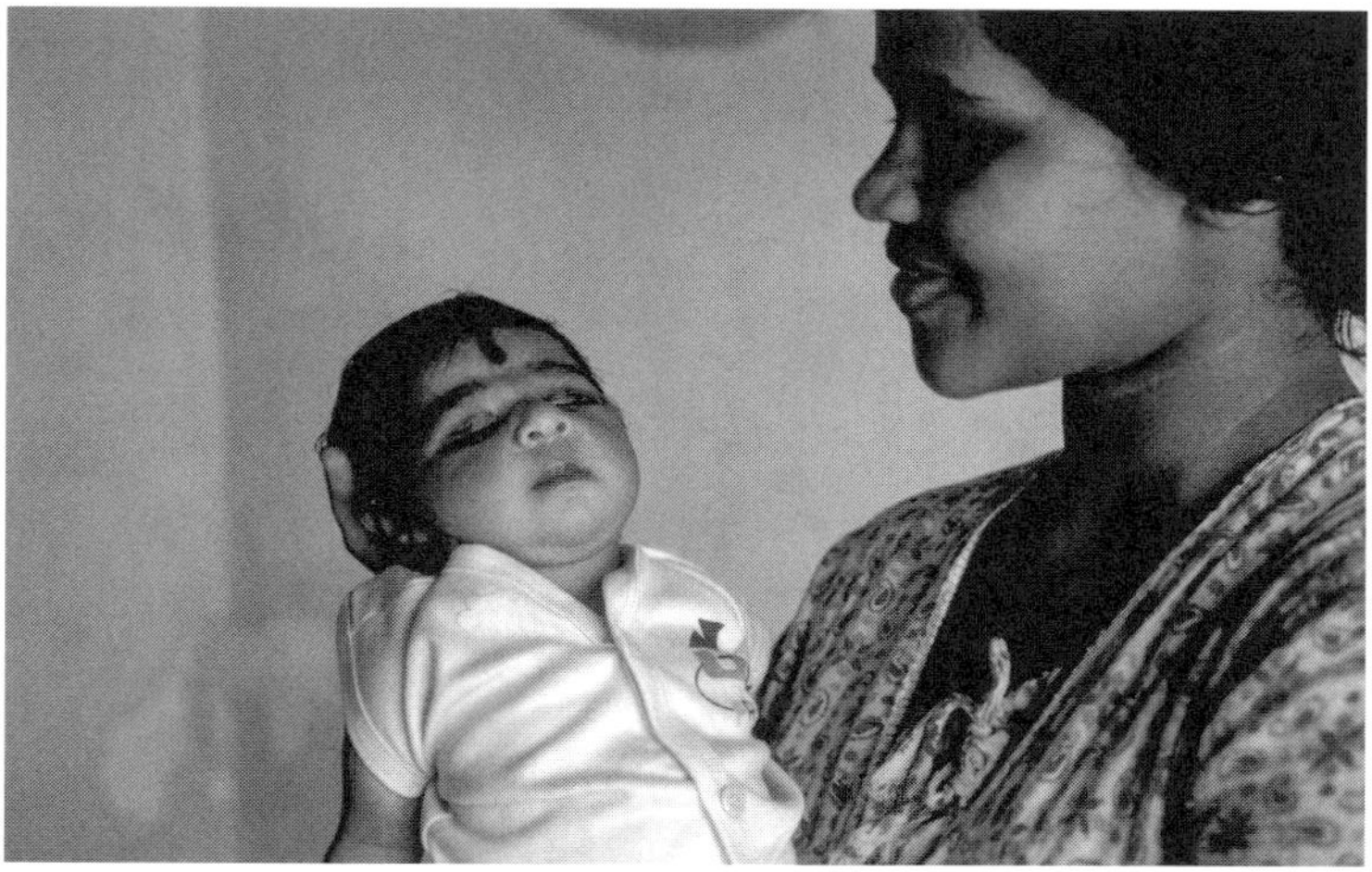

［インド・コーチ］ ケララ州の小さな村。赤ちゃんのひたいにはビンディという黒い印がつけられ、目の周りには黒い目張りが施されている。魔物から守るおまじないだそうだ。

まう病気だ。日本から一緒に行った友人の助産師は、あれほど大きくなった胞状奇胎は見たことがないと言って驚いていたから、１９９０年当時、まだ超音波診断装置がなかったインドでは、早期に発見して処置することが難しかったのだろう。もしかしたら、その患者は妊婦健診を受けることができていなかったのかもしれない。

「病院だから助けられたんですよ。放っておいて、もし自宅で何かあったら、大変なことになったでしょう」と看護師長は胸を張る。たしかに、自宅でこの状況が起こったら女性はどうなっていただろう。汗がひたいににじみ出てきたのは、暑いヴァーラーナシーの気候のせいばかりではなさそうだ。

次の部屋に進むと、そこは分娩室だった。白いタイルに囲まれた部屋には、パイプの簡易ベッドが置かれ、その上でサリーを着た産婦が脚を開いて横になっている。付き添いの家族の姿は見当たらなかったし、ベッドの周りに医療者はいなかった。産婦は陣痛の波がくると悲痛な、訴えるような声を発していた。

「この赤ちゃん、もう生まれちゃうよ」

友人の助産師は経験が豊富だったから、産婦の様子を見るだけでどれくらい出産が進行しているのかがわかる。慌ててとなりの部屋にいた看護師を呼びに行った。

看護師が駆け寄ると、ほどなく赤ちゃんの産声が聞こえた。

「スタッフが間に合ってよかったわねえ」とわたしたちは胸をなでおろしたものの、ここでも産婦に声をかける人はいなかった。友人は見かねて分娩台に近寄り、産婦の顔を覗き込んで手を握って、満面の笑みを浮かべながら「おめでとうございます！」と声をかけた。ところが産婦は怯えた目をして、その手を振りほどこうとしたのだ。

よかれと思って行ったケアが、国や文化が違うことで、ときに受け入れられないことがある。見知らぬ外国人の登場に驚いたのかもしれないし、他者に触れられることに慣れていなかったのかもしれない。赤ちゃんはどこかに連れて行かれ、産婦はひとり分娩台の上に取り残されて、虚ろな表情で天井を眺めたままだった。

ようやく町の病院で産むことができるようになったのに、そこで女性たちを待ち受けていたのは、患者であり女性であることを背負わされる哀しい医療の現実だった。自宅から病院へ、出産場所の移行はとりもなおさず、女性のからだをめぐるガバナンスが家族やコミュニティから医療へ移ったに過ぎなかった。安全性が確保された病院出産は、この当時のインドではまだ「自分が選ぶ」夢とはほど遠くて、管理される受け身のからだであることに変わりなかったのである。

経済発展を遂げても性差別から起こる問題が悲しいほど多発。立ち上がるインドの女性たち

めざましい経済発展を遂げているインドだけれど、一方で伝統的なカースト制度や宗教的な教義や、家父長制が根強く残る社会ということもあって、女性たちはずっと差別的な立場に置かれてきた。最近では性暴力が多発していることがよく報道されているし、児童婚や女の子の就学率の低さ、結婚持参金（ダウリ）による被害、性別選択による中絶などなど、性差別から起こる問題が悲しいほどたくさん伝えられている。

ちょっとイメージできないかもしれないけれど、今でこそ女性に人気の高いヨガは、インドでは生理中や妊娠中の女性には長く禁じられていた。マタニティヨガは、アメリカに渡ったヨガを女性たちが手探りで開拓していった成果なのだ。

インド

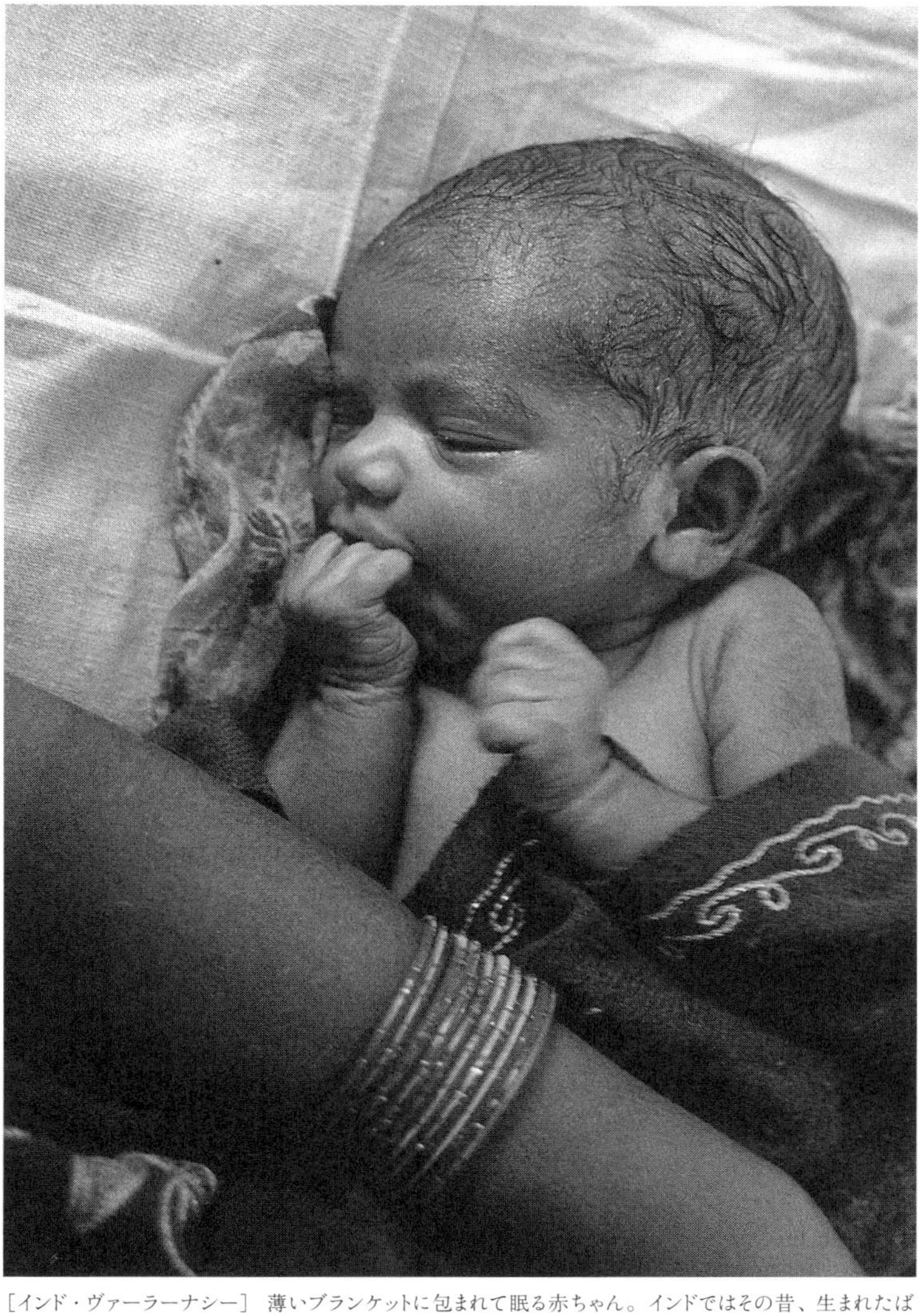

［インド・ヴァーラーナシー］ 薄いブランケットに包まれて眠る赤ちゃん。インドではその昔、生まれたばかりの赤ちゃんには服を着せない習慣があったという。

けれど、インドに暮らす人々の名誉のために書き添えておくと、ヨガの発祥の地であり、宗教的で信仰の厚い、人なつこい人々がわたしは大好きだし、ヒンドゥー教や仏教を育んだインドの精神性をとてもリスペクトしている。

１９８０年代から90年代のインド各地ではまだ、街道には牛やラクダが行き交い、悠久のときを感じさせる人々の暮らしがあった。歩くとたくさんの人が寄ってきてエキサイティングではあったけれど、町全体が危険だとはさほど感じなかったし、とりわけ貧しい人々は、はにかんだ表情を見せ純朴な人が多かったように思う。だから特に問題なくひとり旅をすることができた。

ＢＢＣニュースは２０１９年1月、南インドのケララ州沿岸で５００万人もの女性たちが沿道に並んで作った「女性の壁」の映像を配信していた。これは女性の立ち入りを禁じていたある寺院をめぐるいざこざが発端となった事件だ。

この寺院へ入ることを禁じられていたのはすべての女性というわけではなくて、月経のある年齢の女性に限定されていた。子どもと年配の女性は例外である。寺院の神様は独身の男性だったから、月経年齢にある女性がそばに寄ってセクシーな誘惑をしたら神を汚すことになる。そうならないように守らなければならないというのが女性排除の理由のようだ。とはいえネットには「あら、ゲイは参拝できるわよ」という書き込みが見られるなど、セクシュアル・マイノリティの間でも物議を醸していた。

インドで同性同士の性行為を違法としないという判決が下されたのは、この事件のほんの数ヶ月前のこと。インド社会では男性とはこういうもの、女性はこうあらなければならないという性のステレオタイプが大手を振っていたから、セクシュアリティの多様性もまた排除されてきた。女性たちはこうした排他的な社会のありようが、差別や性暴力を温存する力になっていると、抗議していたのだ。

そうした社会では、女性が自分自身について語ることはタブー視されてきた。女・子どもの問題は、まるで語る価値のないことのように扱われてきたから、女性たちは病院でも声を殺してひっそりと産み、誰にほめられることもなく、管理されることが当たり前のようにからだを差し出してきた。これでは誰も産みたいと思わなくなってしまいそうだが、避妊の手段がなく、産むことを課せられてきた社会では、産み続けるしかなかったのだ。

意思とは別にどうしようもなく妊娠してしまうからだは、いつの時代も女性にとっては悩ましいシロモノだから、欧米でも日本でも女性たちがまず闘ってきたのは、自ら避妊できる権利を勝ち取ることだった。インドの女性たちは今、教育と避妊器具を身にまとい、女性差別に「ＮＯ」を突きつける力を示せるようにはなった。けれど、いばらの道はまだまだ続いている。

世界経済フォーラムによると、２０１８年のインドのジェンダーギャップ指数は、世界１４９カ国中１０８位と低い。それでもこれは、残念なことに日本よりまだましな数字だ。ちなみに日本は１１０位。

インドの女性たちの不幸は、けっして他人事ではないのである。

11

フィンランド

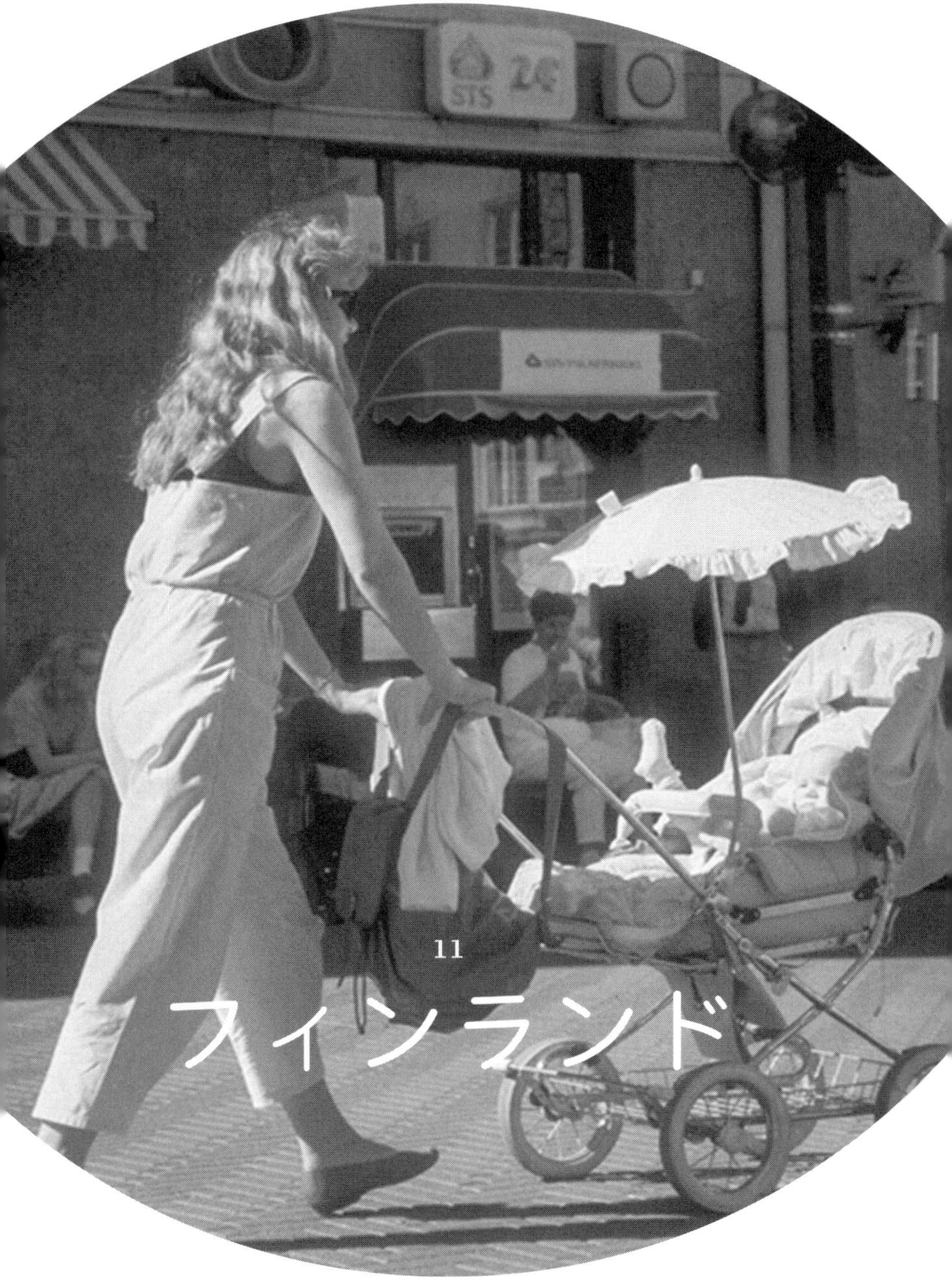

宇宙船の中のような先進的な分娩室。麻酔分娩は欧米のスタンダード。歩けないけど痛くない

［オウル］

ナースステーションでは、同じユニフォームに身を固めた助産師や看護師たちがテキパキと立ち働いていた。その奥に分娩室に通じる扉があった。畳三畳分ほどもある大きく分厚いドアが、自動でゆっくりと開き、吸い込まれるように前へとすすむ。その奥に個室の分娩室が5部屋。そこに入るには、さらに厚いドアを通らなくてはならない。まさに分娩室は病院の奥の院。世間の雑菌から母子を遠ざけるために、厳重に管理されているのだ。

重厚な扉が電子音とともにシュワッと開き、さらに奥へと導かれて行く。わたしは

フィンランド

SF映画に出てくる宇宙船の中に潜りこんでしまったような気分になった。

分娩室は、先進的な病院の手術室そのものだ。白く塗られた無機質な壁。プラスチック製の床。天井からは、手術用の丸く大きな無陰灯の照明機具が分娩台を見下ろし、胎児の心拍や陣痛の強さを測定するモニターや、最新テクノロジーを駆使した機材群が並んでいる。がらんと広い分娩室の中央に、どっしりした分娩台があった。

そこに、陣痛室で待機していたカップルがいよいよ入ってくる。ストレッチャーに乗せられた産婦の腕には点滴台から伸びた細いチューブがつながれ、背中には無痛分娩用の硬膜外麻酔を注入する管が差し込まれている。産婦は麻酔が効いているため歩けないので、ストレッチャーから分娩台へ、丸太のようにごろりと転がって移動した。

硬膜外麻酔は無痛と言われているが、それでも産婦は顔を歪め、時折、悲痛なうめき声をあげた。

「うぉぉぉぉぉ〜お」

野獣のような低い声が分娩室の冷たい壁にこだまする。彼女は大きな分娩台の上で仰向けの姿勢で、顔を真っ赤にさせながら何十分もいきんでいた。

産婦の叫び声があがるたびに、ピリピリとした緊張が周囲に広がる。そこにいる人々は産婦も夫も、医師も助産師も、そしてわたしまで、白衣に白い帽子とマスクで身を覆い、今か今かと赤ちゃんの登場を真剣な眼差しで凝視していた。みんな眉間にしわを寄せ、シビアな形相である。実際はそれほど「緊急事態」というわけではないのだけれど、なにしろこうした現場は、あたかもエマージェンシーのように思われてしまうものなのだ。

かくして、生まれた赤ちゃんは、「オギャ〜」という産声とともに、白装束の人々がいっせいに自分を覗き込んでいるのを発見することになるのだった。

次の日、新生児室にお見舞いに行くと、窓辺のやわらかな光の中で赤ちゃんがふっと笑みを見せた。「天使の微笑」と呼ばれるなんともかわいらしい表情だ。天使が舞い降りてきて、くすぐっているのだそうだ。

小さなその存在はいつも、幸せをおすそ分けしてくれる。

「昔はサウナでお産したもんですよ。わたしの父もサウナで生まれました」さすがサウナの国フィンランド！

［ヘルシンキ］

「昔、フィンランドの赤ちゃんはサウナで生まれていたのよ」

水蒸気が立ち上る小さな丸太小屋のサウナの中で、その言葉は汗がしたたり落ちるわたしの耳に心地良く響いた。小屋は北極圏にほど近い森の中にひっそりと建ち、暮れない白夜の風がかすかに小さな湖の水面を揺らしていた。

わたしはオウルに住む産婦人科医のマキタロウさんに、北極圏のイナリという町まで連れていってもらうドライブの途中だった。森を抜け、湖の脇を走り、丘陵を越え、トナカイの群れを眺めて、たんたんと6時間。時折、木々の間からログハウスが見え

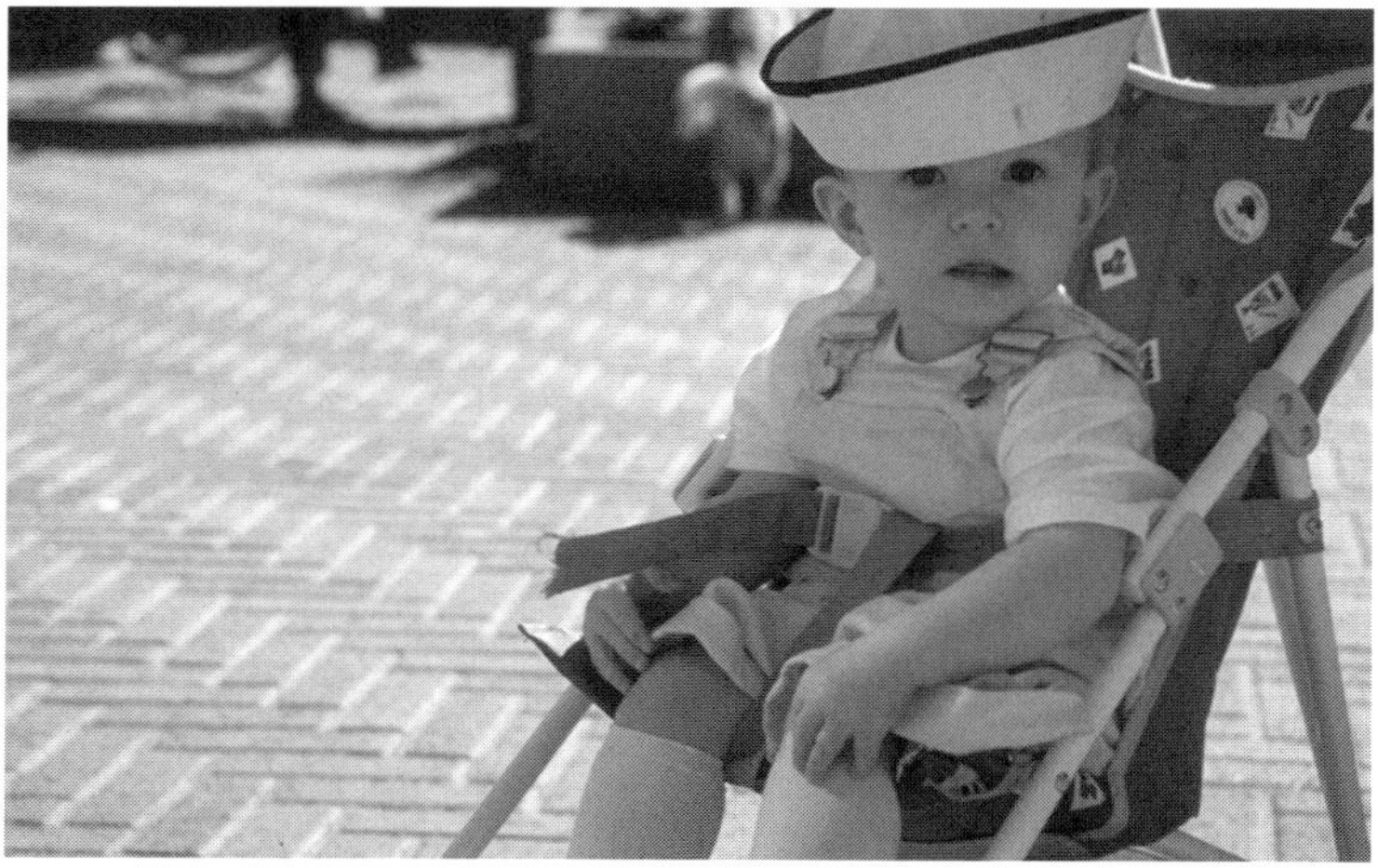

［フィンランド・ヘルシンキ］ ヘルシンキの街中で。水兵帽をかぶった赤ちゃんがバギーでお出かけ。冬が長いフィンランドでは、太陽が眩しい短い夏は赤ちゃんにとっても日光浴のシーズン。

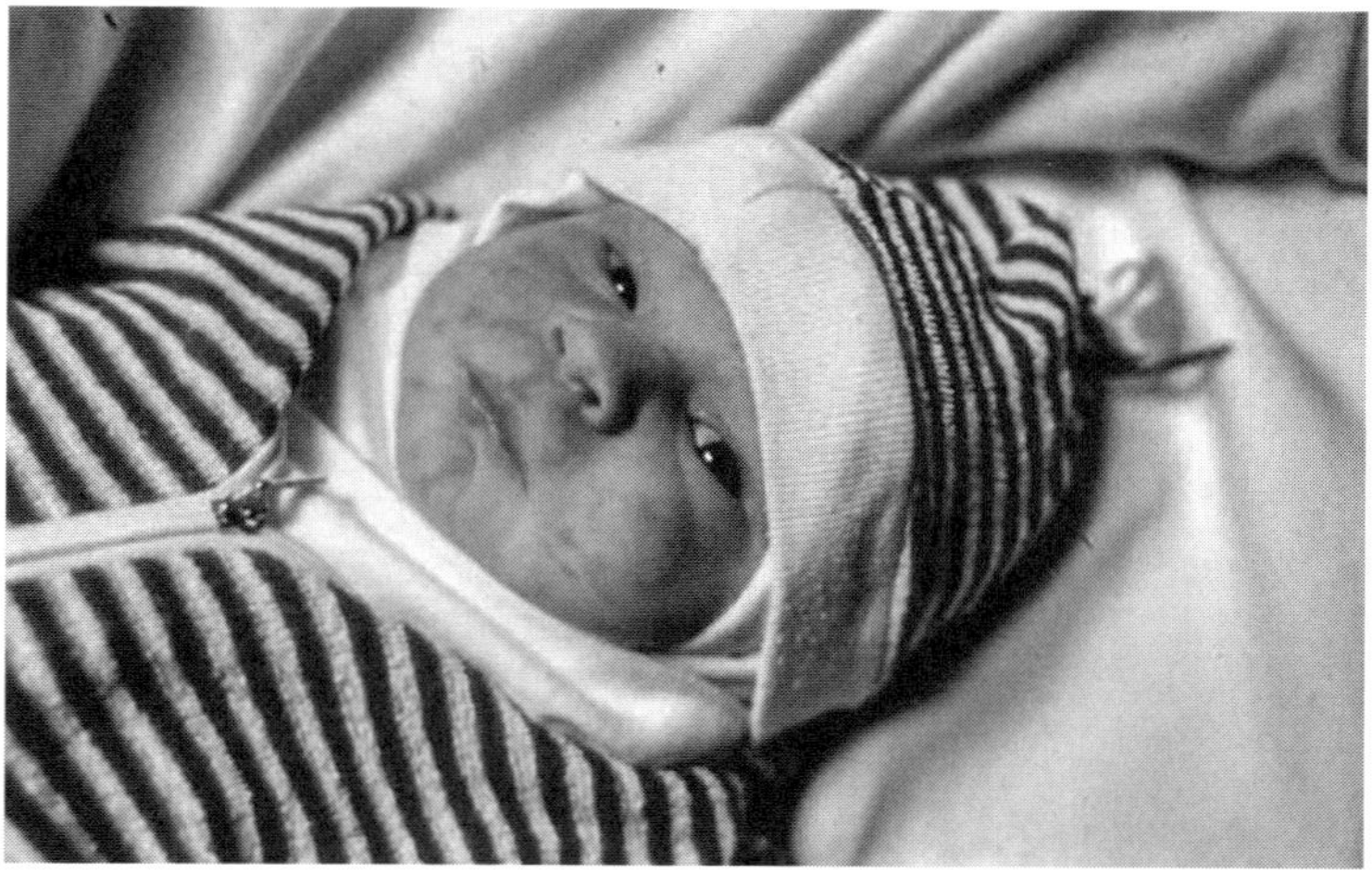

［フィンランド・オウル］ オウル市内の大学病院の新生児室。白いおくるみで頭までぐるぐる巻きにされたあと、シマのオールインワンでお揃いのファッションに。

フィンランド

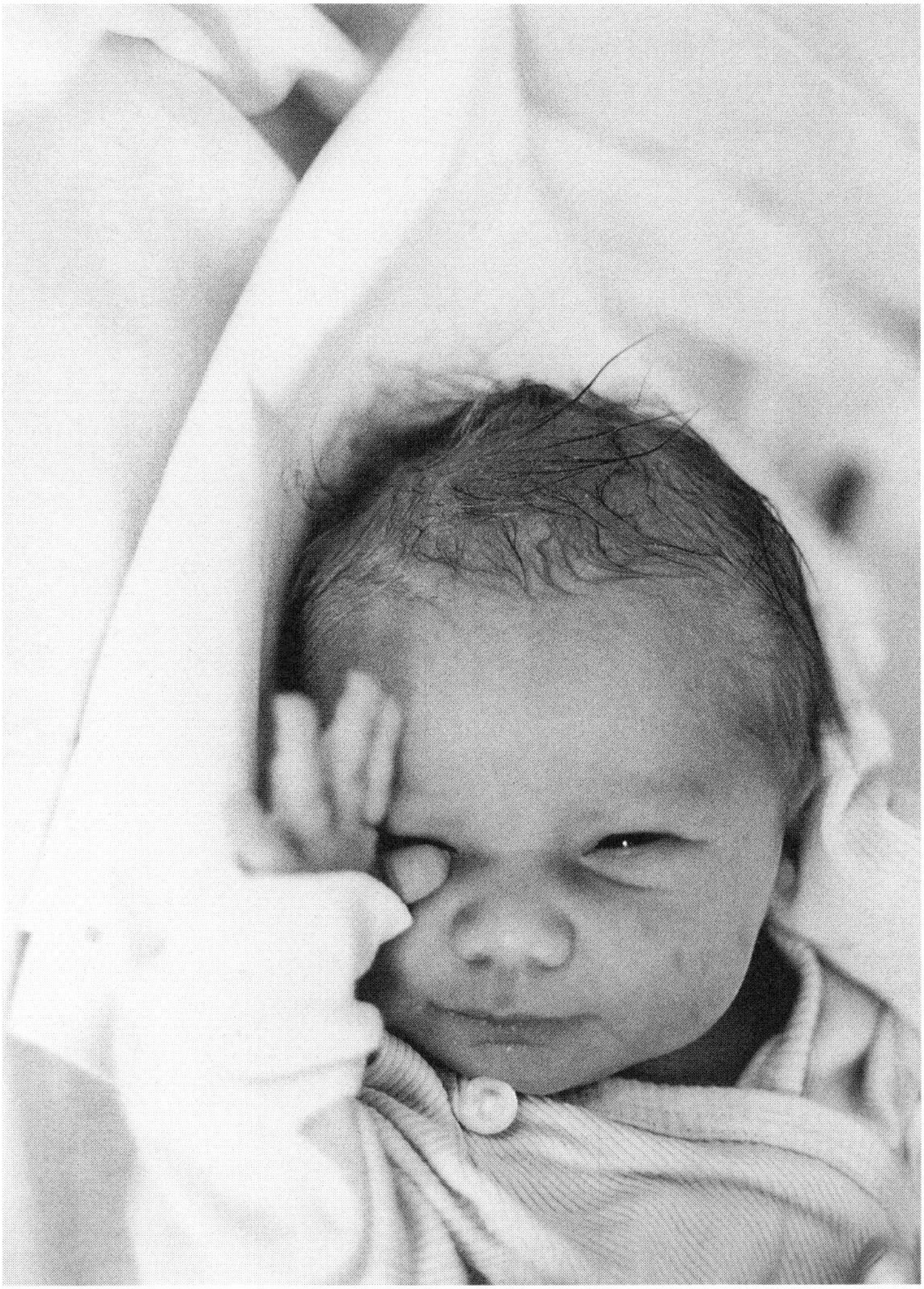

［フィンランド・オウル］　昨日生まれたばかりの赤ちゃんが、「おはようございます」とカメラ目線であいさつしてくれた。

隠れする。

「近くにうちのサマーコテージがあるから、1泊していきましょう。着いたらまず、サウナに入りましょうね」

サウナをすすめるのは、客人への流儀だという。水着を着てはいたけれど、マキタロウさんとその母親と3人の女風呂となった。

サウナで子どもが生まれる。もし現代の日本でそんな話を聞いたら、下町のビルのサウナ風呂で子どもが産み捨てられたニュースのように聞こえてしまうけれど、これは昔むかしのフィンランドの話だ。

びっくりしたような顔をすると、「わたしの時代はもちろん病院で出産していましたよ。もっとずっと昔のこと」と母親が言う。

すると娘はすかさず、「それは車がこんなに普及していなかった時代の、さらに田舎の話でしょ。フィンランドは1950年代には、分娩はほとんど施設に移行していきます」と、産婦人科医らしいコメントを付け加えた。

後日、ヘルシンキに住むベテラン助産婦、リーナ・バルバンヌさんにサウナでのお産について訊ねてみた。

「ええ、昔はサウナでお産したもんですよ。わたしの父もサウナで生まれました。自宅出産といっても、その頃は粗末な木の家だったでしょうから、冬はほんとに寒かったでしょうねえ。サウナだったらあたたかいし、清潔な場所でもあったわけでしょう」

バルバンヌさん自身、当時はもう75歳くらいだったから、その父親の世代ということになると、20世紀初頭の話になる。

「その頃はまだ、資格のない産婆がとり上げていました。お産はとても神秘的なこととして捉えられていて、おまじないのようなこともしていたようです。産婆は生まれてくる子に悪霊がつかないように、お祈りをしたり、厄払いをしたりしていました。陣痛が長引くと、産婆は伝統的な装束を身にまとって、口にナイフをくわえ、サウナの外をぐるぐる回ったそうですよ。時計回りに7回、反対にも7回。次にサウナの中に入って、同じように7回ずつ。それでも生まれない場合には、ナイフを敷居の上に置いて、産婦がその上をまたいだり、呪文を唱えたりしたそうよ」

トントゥという妖精伝説があるフィンランドでは、人々は森や湖に潜む神や妖精を信じていたのだろう。彼らは赤ちゃんが生まれるお産に霊的な力を感じ、それを司る産婆は、神の力を借りながら、いのちを見守る仕事をしていたのかもしれない。

以前に日本で、二風谷という幻想的な名前の谷に住むアイヌの産婆を訪ねていったことがある。アイコさんという産婆は、「アイヌほど、お産を大事するものはいないよ」と言っていた。真冬には氷点下30度にもなる凍てつく大地で子どもを産むことは、今よりずっと厳しかったはずだ。生まれてきた子どもが凍えないように、産後の母親のからだが冷えないように、人々は火を焚いて暖をとり、母と子を大事に守っていた。アイコさんもまた、資格を持たない産婆だったけれど、村のたくさんの子どもたちの誕生を迎える際には、アイヌの祈りを捧げていた。医学や医療技術の乏しかった近代前の時代には、人々は国境を超えて、神に祈るしかすべはなかったのである。

さて、もう何分サウナに入っているだろう。ひたいから、頭皮から、首や肩、背中からと全身の毛穴から汗がしたたり落ちていた。

「さあ汗をかいたから、ビールを飲みましょうか」

マキタロウさんのその提案に、わたしは飛び上がってサウナのドアを開けた。湖から吹き寄せる微風がひんやりと肌を撫でる。

地元特産のビールと、トナカイの干し肉のなんて美味しかったこと。

子育て支援の場「ネウボラ」。赤ちゃんと母親にやさしい施設がフィンランド各地に850も

今でこそ周産期死亡率が世界でかなり低い国の1つになっているフィンランドも、第二次世界大戦あたりまでは赤ちゃんが亡くなることが多かった。病院に行く手段が限られていた町から離れた地域では、雪に閉ざされた冬の時期はなおさらで、いのちを落とす赤ちゃんや、ときには母親もいた。フィンランドは国を挙げて、子どもや出産する母親のいのちを守ることを政策の柱に据え、1938年に母子支援政策を立ち上げたのだ。これがネウボラの前身である。

ネウボラは妊娠してから子どもが就学する前まで、何度も通う子育て支援の場だ。全国各地におよそ850施設あるという保健センターのような場は、子どもの健康診

断や予防接種の施設としても機能している。このシステムは「妊娠期からの切れ目ない支援」として今、日本でも注目されている。

国を挙げての子育て支援のとり組みは、フィンランドが世界に誇る自慢の政策だ。母親と同じように父親も育児休業を取得することができて、しかも給与の70～75％が補償されるという手厚い制度がある。

さらに母親への支給として、ほぼすべての出産家庭に政府が配布するマタニティパッケージというプレゼントが注目されている。これは、母親となる人に妊娠中から健診をすすめ、ネウボラに通ってもらうための動機づけではあるのだけれど、その豪華さたるや、誰もが欲しくなってしまうほどのクオリティと量なのだ。

日本でもこれくらい大胆に、かつ女性目線で少子化対策にとり組んでもらえたらと思う。80年も前から続けられているマタニティパッケージの歴史を見るにつけ、国を挙げて行われているこうした子育て支援のとり組みが、フィンランドの子どもの幸福度を世界一高い国へと押し上げてきたのがよくわかる。

赤ちゃんを大切にする、母親にやさしい国なのだ。

12
中国

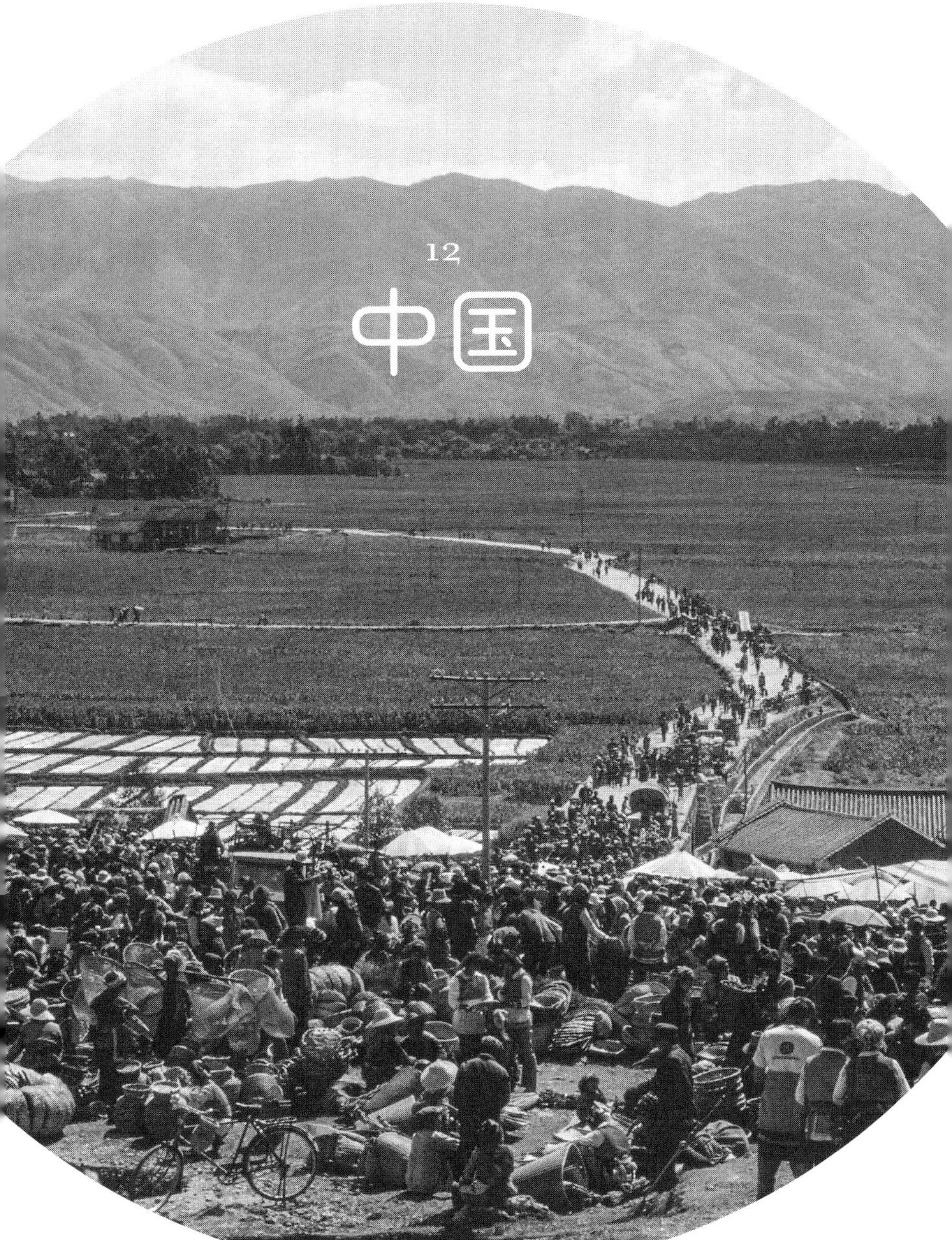

民族衣裳の村では90年代でも自宅出産。へその緒は裁ちバサミで切り残った端を羊の毛で縛る

［雲南省］

今では世界の中心に躍り出た中国だけれど、30年ほど前の田舎町にはまだ素朴な暮らしが息づいていた。そこにはエネルギッシュな少数民族の人々がいて、昔ながらののどかな生活が営まれていた。

雲南省を訪れたのは春の訪れを告げる少数民族の3月祭りのシーズンで、大理の町の市場には華やかな民族衣裳の人々が行き交っていた。ビーズや貝殻をいっぱいぶら下げたタイヤのような形の帽子をかぶった少女たち。真っ青なトルコ石を散りばめたとんがり帽子のおばさん。年配の女性たちは藍染めの木綿のシャツにベスト姿で、お揃い

のエプロンをつけている。活気に溢れた市場は中世の民族衣裳の博覧会のようだった。

今でこそ空港や高速道路ができてアクセスが容易になった大理だけれど、この話はまだ昆明からバスで入るしか手立てがなかった頃だ。

その日は朝から晴天だったので、街で貸自転車を借りて、湖に向かって走らせた。舗装されていないガタガタ道を行くと、木のない殺風景な赤い大地に、レンガ造りの村が見えた。そこには白族《ペー》という少数民族が住んでいる。その向こうに紫色に光る湖があった。湖には小舟が浮かび、男たちが漁をしている。漁師村なのだろう。

ある家の庭に、よちよち歩きの赤ちゃんがいた。その赤ちゃんを追って、若い母親がレンガの家から出てくるのが見えた。シャツの上に衿の付いた藍染のベスト、中国人民服のズボン姿だ。日焼けした顔がたくましい。

わたしは思いきって声をかけ、お産の話を聞くことにした。言葉が通じないので、身振り手振りに筆談を交える。

家の中を見せてもらうと、それほど広くない部屋にシンプルな木製のベッドが2つ並んでいる。女性がそれを指差した。ベッドで産んだのだと言う。

「姿勢はどうやって？」

「仰臥」

仰向けに寝た姿勢で産み、お産は夫が介助した。当時、大理の町には小さな産院があったけれど、その当時はまだ、少数民族の人々は自宅で産む風習が残っていた。

「へその緒は?」と聞くと、彼女はキョロキョロと部屋の中を見渡して、タンスの上にあったハサミをおもむろにつかんで、わたしの目の前に差し出して見せた。

それは、タンスの上に無造作に置かれていた鉄製のハサミだった。がっしりしていて、グリップは手になじむように丸くカーブし、黒光りしている。ちょっと錆が気にならなくもないが、花や枝を切るにはちょうどいい。しかし、これでへその緒を切ったのか。わたしはハサミをうやうやしく手にとって、じっくり眺める。上から、横から。そして高く掲げるようにして下からも眺めた。それは使い古された年代ものだった。タンスの上にあったということは、日常的に使っているのだろう。へその緒を切るときは消毒をしたのだろうか。

彼女は、珍しそうに時間をかけてじっくりハサミを観察している外国人を見ていた。何が珍しいのだろうかと思ったに違いない。もしかしたら彼女は、「日本人はハサミというものを見たことがないのか?」と思ったのかもしれない。それくらいわたしは、

中国

文化財か何かのように、大事にそのハサミを扱っていた。病院の分娩室で、もしステンレス製の医療ハサミを手渡されたら、たぶん同じことをしたと思う。それくらい「へその緒を切る」行為は、特別なことのように思っていたから。

「それで、あの、へその緒は何で縛りましたか？」

へその緒を切ったあとは、赤ちゃんのおなかにまだ残っているへその緒の端を糸で縛る。これがいつの時代からの習慣なのかわからないけれど、人間の文化的な営みとして世界各地で産婆がその役割を担ってきた。切り口にあらわになっている血管から雑菌が入らないようにするためだ。わたしは身振り手振りを交えて、絵まで描いてなんとか説明を試みる。

すると、こっちに来なさいと、彼女は手招きをする。促されて庭に出てみると、そこにはキコキコと音を立てて糸車を回すおばあさんがいた。右手の親指と人差し指で器用に綿をよって糸を紡ぎ、左手で糸車を回していた。

「え？　この糸？」

振り返ると彼女は頷いている。

「綿はなんですか？」

さらに彼女は遠くを指差す。その指の先に見えたのは、納屋で美味しそうに藁を食《は》んでいる羊だった。

そういえば、あるもので暮らしをまかなうことをしなくなったのはいつの頃からなのだろう。昔から使っているものよりも、店先に並んでいる安価な商品のほうが便利だし、おばあちゃん世代が大事にしてきたことは、古臭くて価値がないと思えた。そこでは新しいモノの価値以上に、お金を使うという消費行為に価値が見出され、すでにあるものは捨てられてしまうことになる。

へその緒を切るハサミや縛る糸は、医療器具だ。「家にあるタコ糸でへその緒を縛りましょう」と考える人は、たぶんないだろう。たとえタコ糸が家にあったとしても、衛生面が心配だ。買えば安いモノだし、お産のことは専門家に任せたほうがいい。とりわけ医療器具は、医療者が扱う特別な商品であると考えられているのだから（もちろん今では臍帯結紮糸はワンクリックで簡単に買うことができる）。

ところが、彼女はへその緒をいつもの鉄バサミで切り、羊毛を紡いだ糸で縛ったという。暮らしの中で必要なものはあるもので代用する。その見事な知恵を、わたしはとんと忘れてしまっていたことに気づいたのだった。

赤ちゃんは股割れパンツを履いて。どこでもトイレで糞尿は宙を舞う！オムツなし育児の元祖

［雲南省］

生まれたとき、飼っている羊の毛でへその緒を縛ってもらった赤ちゃんは、庭をよちよち歩いていた。手作りの毛糸の帽子をかぶり、オールインワンの木綿の服を着て、いかにも丈夫そうに育っていた。服も手作りなのだろう、ところどころに素朴な刺繍が施されている。

赤ちゃんがちょっと前にかがんだときだ。ズボンのうしろからかわいらしいお尻が見えた。中国の地方では、こうした股割れパンツを赤ちゃんが履いているのをよく見かけた。紙オムツがなかった時代、かといって布オムツが流通がしていたわけでもな

かったから、赤ちゃんは股が割れたパンツを履いていた。ズボンの下が開いているので、しゃがめばそのままおしっこやウンチができる。家の中も庭も、どこでもトイレ。今でいう、オムツなし育児の元祖だ。

母親が赤ちゃんをひょいと抱き上げ、膝に乗せてあやしていると、ほどなく赤ちゃんは膝の上でおしっこをした。母は「あらら」と言った程度で、特に騒ぎもせずに笑っている。ところ変われば育児も変わる。なんとおおらかな育児法だろう。

風が強くなってきたので、おいとますることにした。村を出て町に向かう途中のこと。周囲に広がる畑のまん中で、突然世界が黄色に変わり、見通しがきかないほどになってしまった。黄砂だ。

日本でも桜の咲く時期になると、大陸から渡ってくる黄砂を見ることができる。蓼科山中のわが家でも、毎年この時期にうっすら黄色い埃が車に積もると、大陸から届いた黄砂かもしれないと、遥か彼方を懐かしく思い出す。

黄色い砂は大地から吹き上がり、容赦なく服の中まで入ってきた。あまりに風が強いので、自転車をこぐのをあきらめて、降りて押すことにする。それでも砂は目や口や鼻や耳、穴という穴に入りこみ、目を開けていられないほど強烈に襲ってきた。肌は細かい砂が付いてザラザラだ。

嵐の日には家にいるに限る、と弱気な気分にもなってくる。大地を吹き上げる風は、大理の町を覆いつくし、ようやくたどり着いた町はさすがに人影がまばらだった。宿についたらあたたかいお茶を飲もう。そういえば、宿泊所の大きな水のタンクには蓋がなかったなあと思い出す。黄砂は容赦なくタンクにも降り注いでいる。そしてわたしは思い出したのだ。

前日の夕方だっただろうか、ご飯を待ちながら、宿泊所のベランダからなにげなく向かいの畑を見ていた。そこには、陽に照らされた美しいのどかな夕景が広がっていた。男がひとり、天秤棒を担ぎ、畑のまん中まで来ると、左右の桶の中味を地面に撒き始めた。何をしているのかわかるまで少し時間がかかったが、ほどなく肥溜めから運んできた内容物を肥料として撒いていることが判明する。その光景がとても珍しくて、目が釘付けになっていたのだ。

今、舞い上がっているこの土埃には、あのときの畑の土も当然混ざっているだろう。すると、畑に撒かれた糞尿は乾いた土ぼこりになって宙に舞い、わたしのからだを襲い、水がめの上にも降りかかっていることになる。みんながやかんに入れて沸かす水だ。沸騰すれば問題はないのかもしれない。それでもそのお湯は魔法瓶に注がれる。わたしはそれをコップに注ぎ、香り高い中国茶葉を入れて飲む。それからトイレに行くのだ。そしてトイレに貯められた汚物は、肥やしとして、また畑に戻される。それが風に乗って循環している。

なんという見事なエコシステムなのだろう。いのちは自然と一体となってぐるぐる巡っていることが、目に見えてわかるなんて。先ほどの母親が、赤ちゃんのおしっこくらいで動揺しない理由も理解できる。

この貴重な体験を、わたしは一生忘れないと心に誓ったのだった。

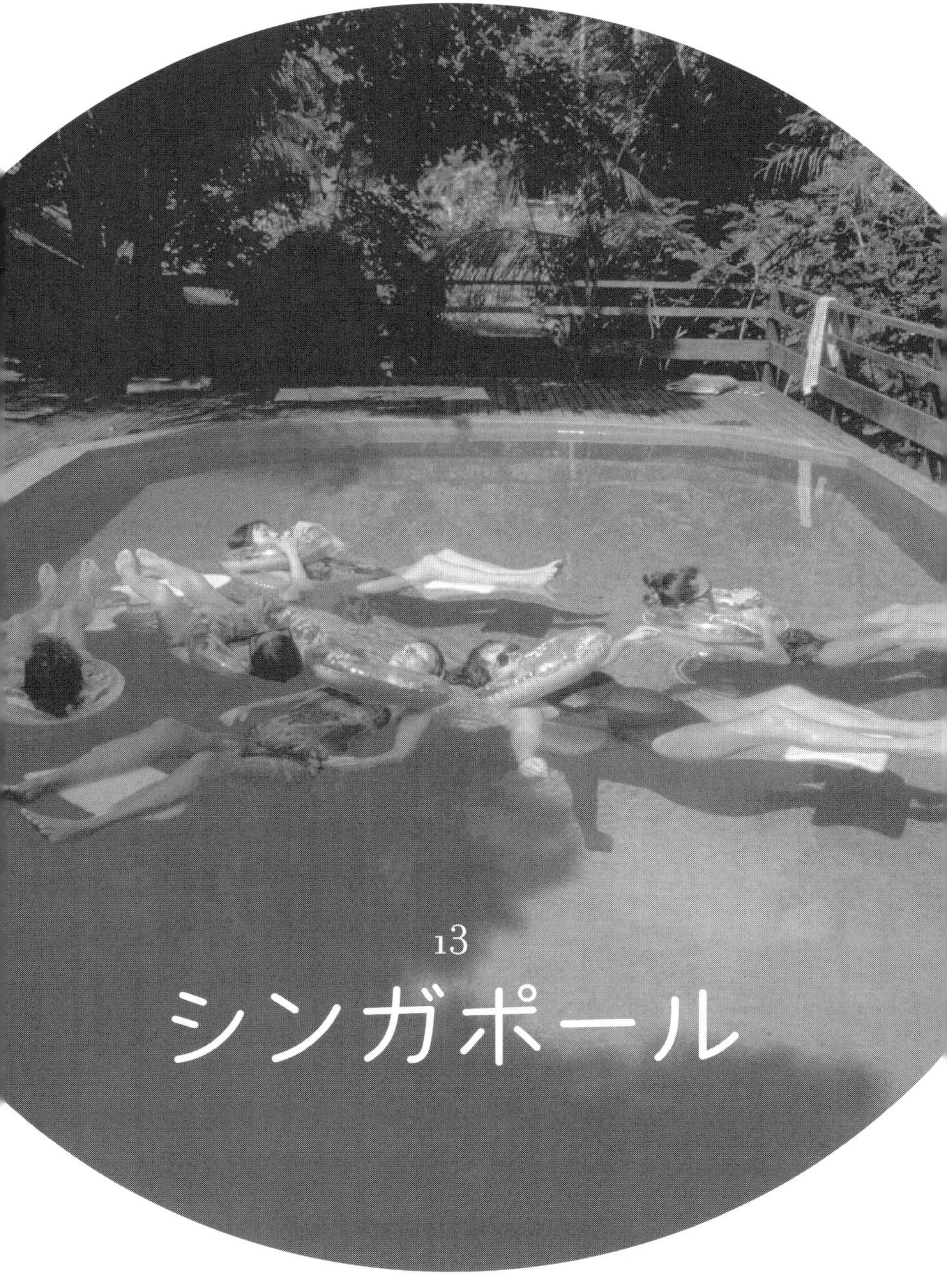

13
シンガポール

バースエデュケーターによるマタニティスイミングはこのうえなく幸せな時間

シドニーで開催された国際ホームバース会議で出会ったドイツ人のアンケさんが、シンガポールの自宅でマタニティクラスを開いているので帰りに寄ってみませんかと誘ってくれた。そのときは、旅の予定を特に立てていなかったので、さっそくシンガポール行きのフライトチケットを買うことにした。空港に降り立つと、肌に汗がにじみだす。さすがに赤道直下のシンガポール。強い陽射しが照りつけている。

アンケさんはバースエデュケーターだ。医療職というわけではないけれど、インターナショナルな資格を持ち、これまでも中国や日本などでマタニティクラスを開催してきた経験がある。

シンガポール

バースエデュケーターは、欧米、オーストラリアなどで養成されている出産準備教育者のことで、これから親になるカップルに出産についてのさまざまな情報を提供したり、相談に乗ったりする仕事だ。マタニティクラスは病院で開催されることもあるし、アンケさんのように自宅で開いている人もいる。

彼女の家は町の中心部からちょっと離れた、小高い丘の上の高級住宅街の一角にあった。道路に面した庭の生け垣は手入れが行き届き、芝生に覆われた庭が広がっている。瀟洒《しょうしゃ》なコロニアル風の建物が点在するこの地域の家々は、みなプライベートプールを持っている。

クラスに参加するのは、シンガポール在住の外国人妊婦たち。その多くは夫の赴任に伴って一時滞在している妻で、ヨーロッパ、北米、オーストラリアなど、さまざまな地域から来ていた。見知らぬ土地で出産や育児を迎えるのは不安なことが多いから、英語で話せるアンケさんのクラスは人気が高い。

欧米やオーストラリアなどでは、妊娠中にバースエデュケーターのマタニティクラスを受けるのが決まりごとのようになっていた。シドニーで見学したクラスは全部で12回というハードルの高い連続コースになっていたのだけれど、すべてに参加するカップルが珍しくなかった。バースエデュケーターは、出産のための必要な情報を提供するだけでなく、個別の相談にも乗ってくれる、妊婦にとっては心強い味方だ。なによりクラスでは、参加者同士がちょっとした不安や気になっていることについてリアルタイムで話せるのが、大きな魅力になっている。

その日のクラスは平日の午前中だったこともあって、カップル参加はいなかったけれど、それがかえって女子会的ムードを盛り立てていた。シンガポールに来てまだ間もないという妊婦に、みんなでアドバイスをするなど、おしゃべりは尽きない。出産や育児は、なんといっても体験的な知恵が役にたつ。母親たちも、自分が妊娠中に先輩から言われたことがとても役にたったことを知っているから、次の人に思わず自分の体験を伝えたくなってしまうのだ。そうした母親たちの場を作り出すのも、バースエデュケーターの大事な仕事になっている。

アンケさんは、自分の育児経験を生かしてバースエデュケーターになり、カップルの出産や育児をサポートすることをビジネスとして成長させていた。

クラスの最後のプログラムはスイミングだった。さすがに自宅にプールがあるのだから、これを活かさない手はない。常夏のシンガポールならではの光景だ。

シンガポール

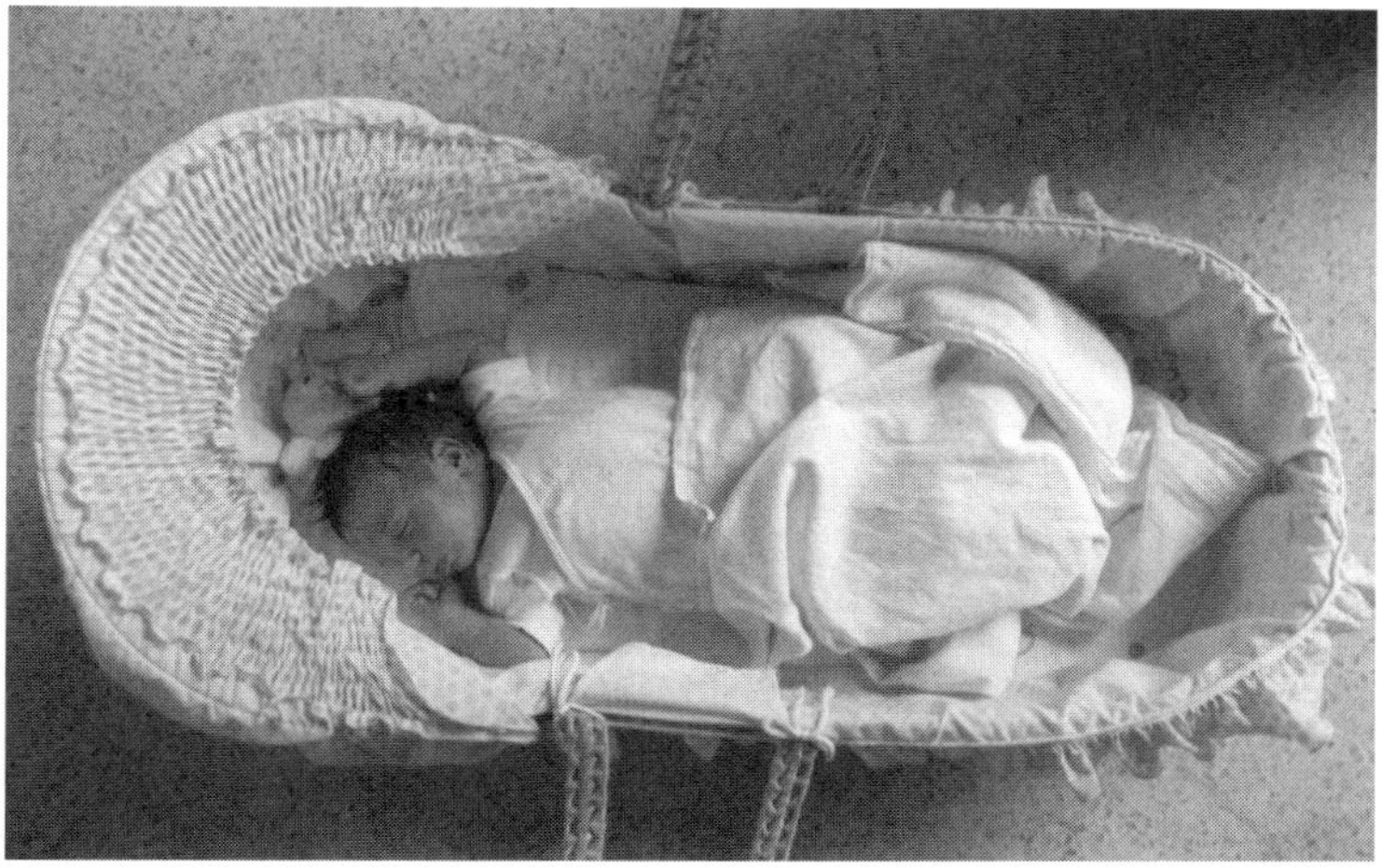

［シンガポール］ シンガポールの高級住宅街で開かれる産後のママクラス。赤ちゃんたちは布で美しく飾られたコットで気持ち良さそうにお昼寝。

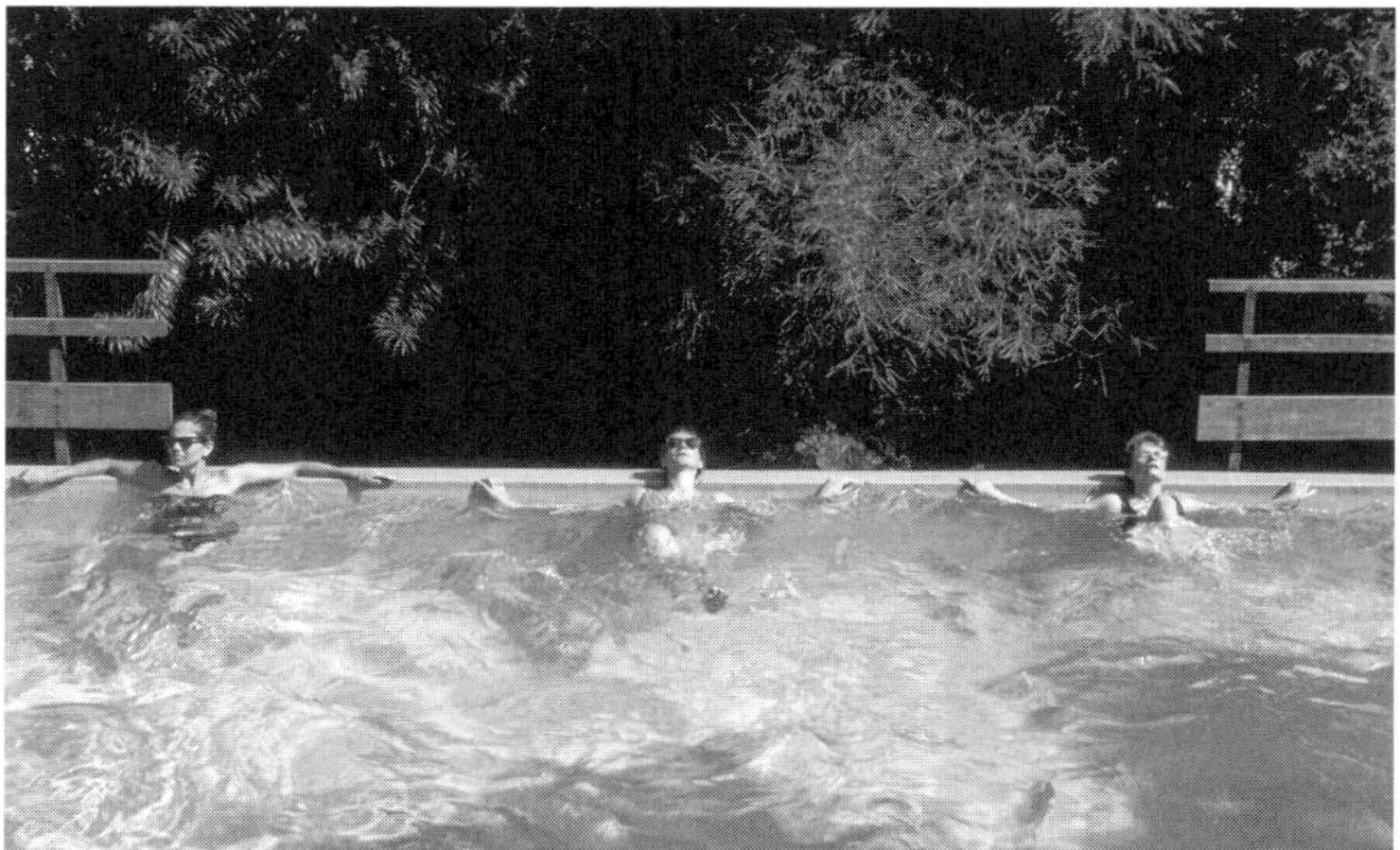

［シンガポール］ 出産準備クラスが開かれるバースエデュケーターの家にはプールがあり、そこでマタニティスイミングが行われていた。南国の鳥のさえずりが聴こえる至福の時間。

プールサイドから見上げると、スッキリどこまでも晴れわたった青空に白い雲が浮かび、目に眩しく飛び込んでくる。爽やかな風に乗ってジンジャーの花の甘い香りが漂っている。

アンケさんは自ら水着を着て、プールに飛び込んだ。あとから、スイカのようなおなかをした妊娠たちがザブンザブンと続く。積極的に泳ぐハードなトレーニングではないから、妊婦たちはリラックスして、それぞれ浮き輪を使って気持ち良さそうに天を仰いで浮かんでいた。

アンケさんは言う。

「みなさんはこれまで忙しく働いて、キャリアを積んできましたよね。赤ちゃんが生まれたら、また子育てや家事に追われるようになるでしょう。妊娠中の今が、なによりリラックスできるとき。だから束の間のこの時間を、大切に過ごしてくださいね」

たしかに、シンガポールの高級住宅街で、鳥のさえずりが聴こえるプールにぽっかり浮かび、風に吹かれる平日の昼間ほど幸せな時間はない。おなかの中の赤ちゃんも、このうえなく気持ちのいい時間に酔いしれていることだろう。

平和に、ゆったりと流れる時間。これもまた胎児がプレゼントしてくれる奇跡だ。

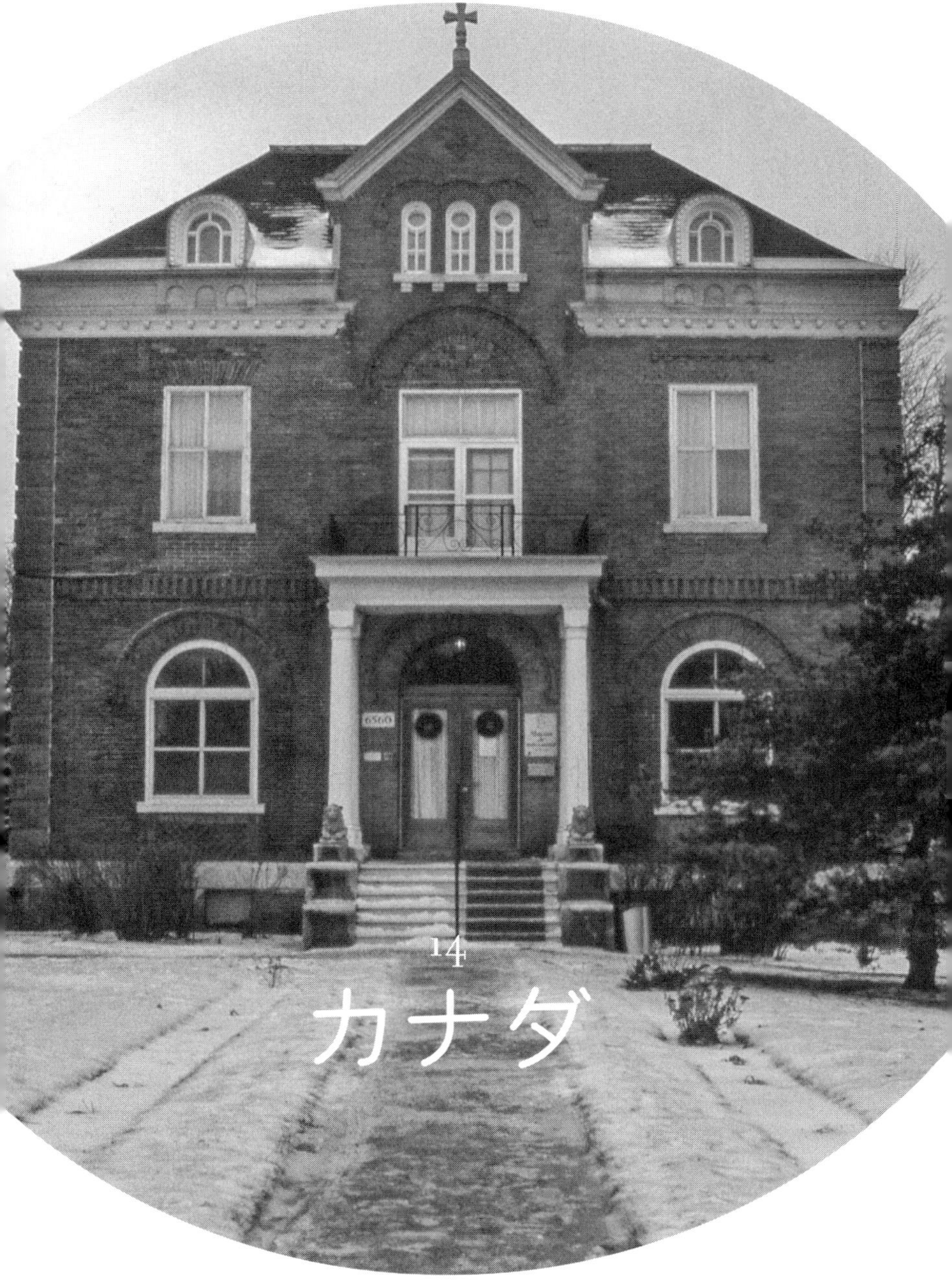

14
カナダ

妊娠中から育児期まで続けられる人気の高いエクササイズ。マタニティヨガ&ベビーヨガ

［モントリオール］

ベビーキャリーに赤ちゃんを乗せて、母親たちが次々と楽しそうにスタジオに入ってくる。クリスマスシーズンを迎えた穏やかな午後だった。陽が暮れるのが早いモントリオールの冬には、赤ちゃんにとっても太陽の光は貴重な恵みとなる。

欧米でヨガが女性に人気のエクササイズとして定着し始めてから、もう50年以上たつだろうか。ヨガはマタニティにもうってつけのエクササイズだ。出産に備えて体力をつけ、日頃の運動不足を解消するのに役だつし、ヨガのゆったりとした動きは血液の循環を促して、内臓を整え、妊娠中の便秘やむくみなどの症状を予防する効果があ

ることが知られている。なにより、ヨガの大きな特徴の1つである呼吸法は、出産のときに最大の効果を発揮する。

妊娠中からヨガに親しんだ母親たちは、育児休暇が明けるまで、赤ちゃん連れで参加できるベビーヨガクラスを利用する人たちが多い。産後に気になるおなかの筋肉や骨盤底筋を引き締める効果があるし、なによりママ仲間と会えて育児情報をシェアできるから、とても評判がいい。

この日訪れたクラスには、生後4ヶ月からハイハイくらいの月齢の赤ちゃんが集まっていた。母親がからだを動かしている脇で、おすわりをしたり、おもちゃを手に持って母親のエクササイズを見つめていたり。赤ちゃんがぐずりだすと、おっぱいを含ませる母親もいる。

親子で一緒に楽しめるプログラムでは、仰向けになった母親が脛《すね》の上に赤ちゃんを乗せて脚を上下させたり、立った姿勢で赤ちゃんを抱いてスクワットをするエクササイズもある。初めのうちはちょっとびっくりした様子の赤ちゃんも、次第にニコニコしだして、声を出して笑いだす子もいた。となりに仲間がいると赤ちゃんも楽しそう。人と交わる機会は赤ちゃんにも必要だ。

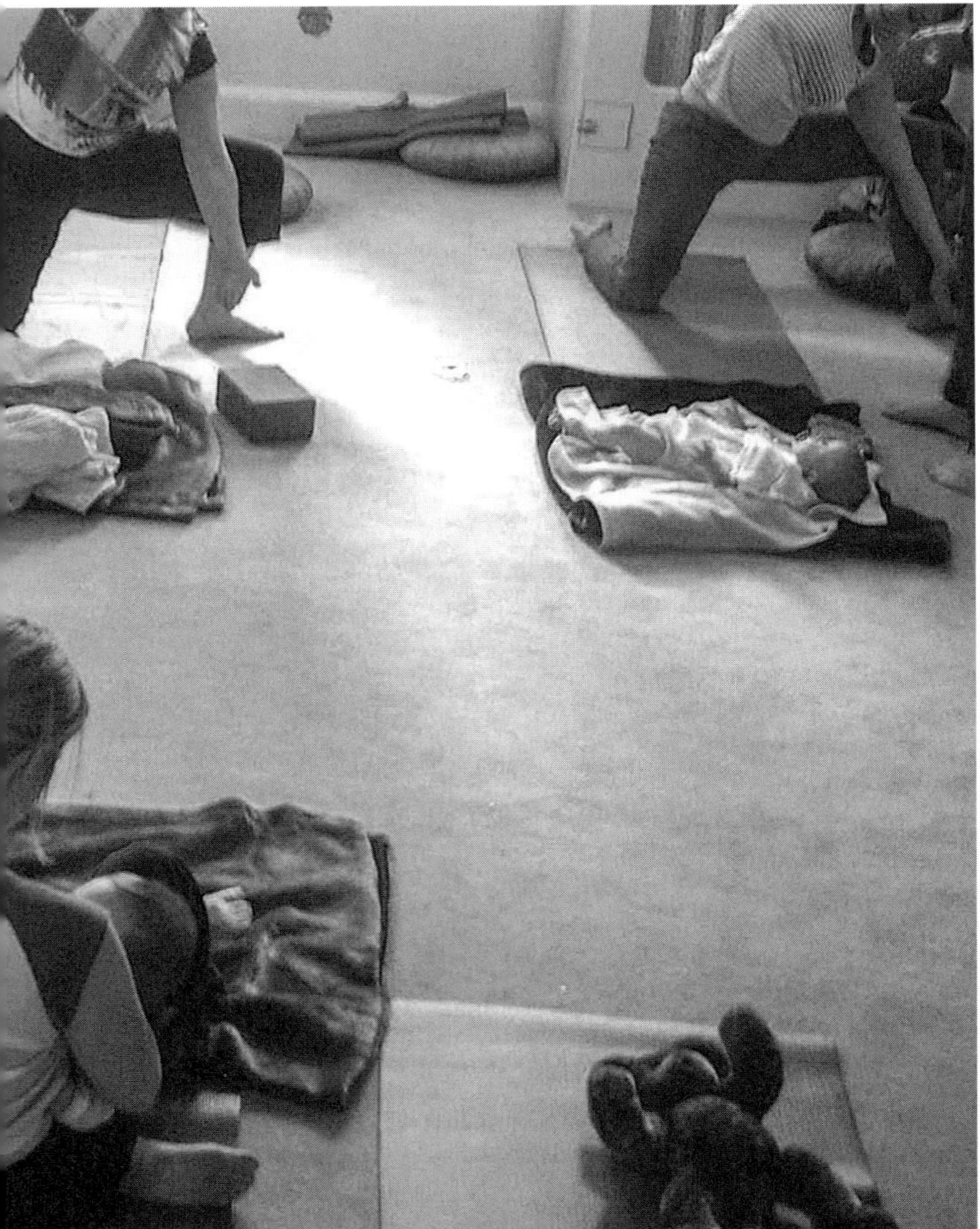

カナダ

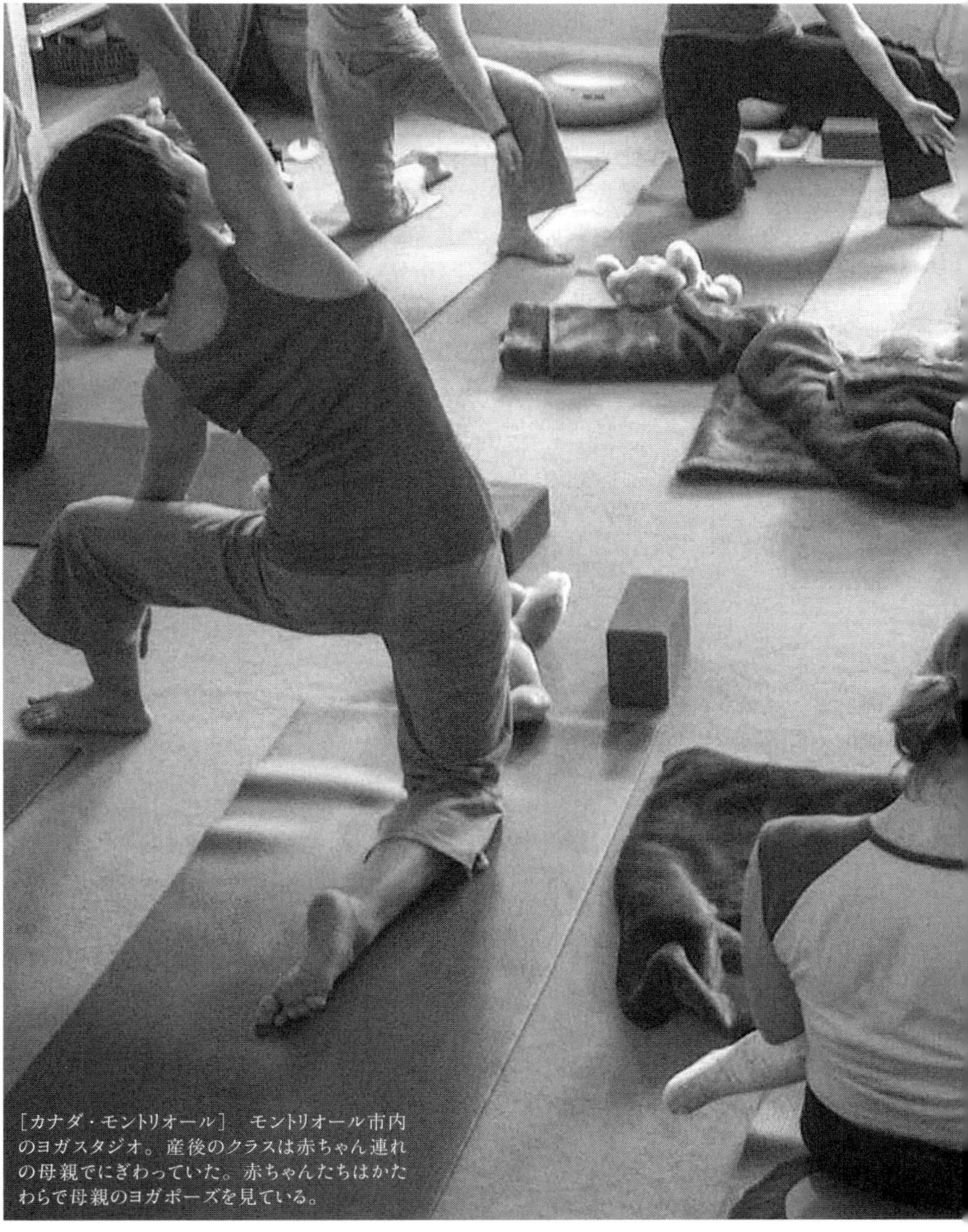

［カナダ・モントリオール］　モントリオール市内のヨガスタジオ。産後のクラスは赤ちゃん連れの母親でにぎわっていた。赤ちゃんたちはかたわらで母親のヨガポーズを見ている。

カナダへ移住した大阪弁助産師。お産に寄り添い産婦を支える助産師は今も昔も世界共通

［モントリオール］

モントリオール島の中心部コートデネージュに、古いレンガ造りのかわいらしい建物の「メゾン・ド・ネッサンス」（Maison de naissance）がある。

メゾン・ド・ネッサンスは誕生の家という意味で、バースセンター（助産院）のことだ。医師が勤務していない施設なので、出産できるのはリスクのない産婦に限られているけれど、バックアップ体制はしっかりしているから、もし医療的な管理が必要とされた場合には、妊娠中、あるいは出産が始まってから、病院に移って出産することができる。

1階に診察室とサロン、2階に分娩室兼産後の回復室があり、心地良いプチホテルのようなその部屋は、キングサイズのベッドと水中出産用のバスが備えられていて、カーテンやベッドカバーは落ち着いた雰囲気にコーディネートされている。ここで、薬剤や麻酔を使わない自然なお産が行われる。夜間には照明が落とされ、ゆったりした音楽が流れ、産婦の呼吸音が聴こえる空間となるだろう。

現在、ケベック州にはバースセンターが17施設ある。そこでは妊娠中の健診は助産師が担当するので、通ううちに顔見知りになってこまごまとした相談に親しくのってくれる。とりわけ初めての妊娠では、親身になって話を聞いてくれる人がいるととても助かる。

妊娠中や陣痛の最中、産後には気持ちがジェットコースターのように激しく揺れ動くから、誰かに受け止めてもらいたいと多くの人は感じるものだ。インターネットに情報は溢れているけれど、どうしても一方通行だし、出産には医学的に安心であればいいというだけでは満たされない心の領域がある。それをカバーしてくれるのが助産師のケアだ。

「お元気ですか、おなかが大きくなったわね。足はむくんでないかしら。無理しないでね。お父さん育休は取れそうですか」

そんな些細な会話が、どれだけカップルの力になることだろう。

バースセンターに連れて行ってくれたのは、モントリオールに住む助産師の大谷アキさんだ。助産師の娘として生まれたアキさんは、大阪の助産院で育った。子どもの頃から生活の中で産声を聴いて育った彼女は、助産師が赤ちゃんを扱うしぐさや、母と子を見守る姿勢をよく知っている。

そして、彼女は自分も助産師になる道を選んだ。

「助産師になろうと思って学校を出てから病院に勤務したんやけど、結局、母の助産院に戻ってきたんやね。助産院のお産はお母さんにも赤ちゃんにもやさしいから」

実家の助産院は下町の住宅街にあって、院長が親戚のおばさんのように、産むカップルと赤ちゃんの面倒をみていた。

院長の大谷タカ子さんは「親密になる」という言葉をよく使う。

「お産のときに産婦さんが叫んだりしても、わたしはそれを『いいよ』と受け止める。すると互いに親密になるんやね」と。女性は気持ちを受け止めてもらえる人がいることで、安心して母親になっていけるのだとも。

アキさんの人なつっこい笑顔と肝っ玉母さんのような芯の強さは母親ゆずりで、テンポのいい大阪弁でよく話す。結婚を機にカナダへ移住し、3人の娘を出産してから、今はモントリオールのバースセンターで働いている。

娘たちが寝静まったあと、わたしたちはワイングラスを傾けた。アキさんはお産の話を熱く語る。

「カナダでもバースセンターで産む人はひと握りしかいないけど、病院の医師たちがバックアップしてくれているから、助産師は仕事がしやすいかもしれない。けれどこれはカナダの助産師たちが、助産教育を充実させたり、産む人たちと一緒にバースセンターを作る運動をしたりして、がんばって勝ち取った成果なんやと思う」

実はカナダは、助産師が長らく認められていない国の1つだった。

かつてヨーロッパからカナダへ渡ってきた人々のお産は伝統的な産婆が担っていたのだけれど、出産が病院に移行する時点で産科は医師主導となり、ケアは看護師に任されて助産師はフェードアウトさせられた職業となっていた。モントリオールのあるケベック州で助産師が認可されるようになったのは1999年のことだ。

助産師の資格が認められるようになるまでには長い道のりがあった。女性たちは政策を変えようと声をあげ、地道な運動をくり広げてきた。そして助産師たちもまた、大学教育の中に助産のカリキュラムを加え、助産師の技術と地位を高めるために闘いをくり広げてきたのだ。

カナダの助産師たちの自信に満ちた力強さは、出産ケアの環境を変えようとした女性たちの熱い思いの結晶だった。

窓の外は雪景色。もうすぐ、子どもたちが心待ちにしているクリスマスがやってくる。静かな冬の夜に薪ストーブの炎が揺らめいていた。

15

日本

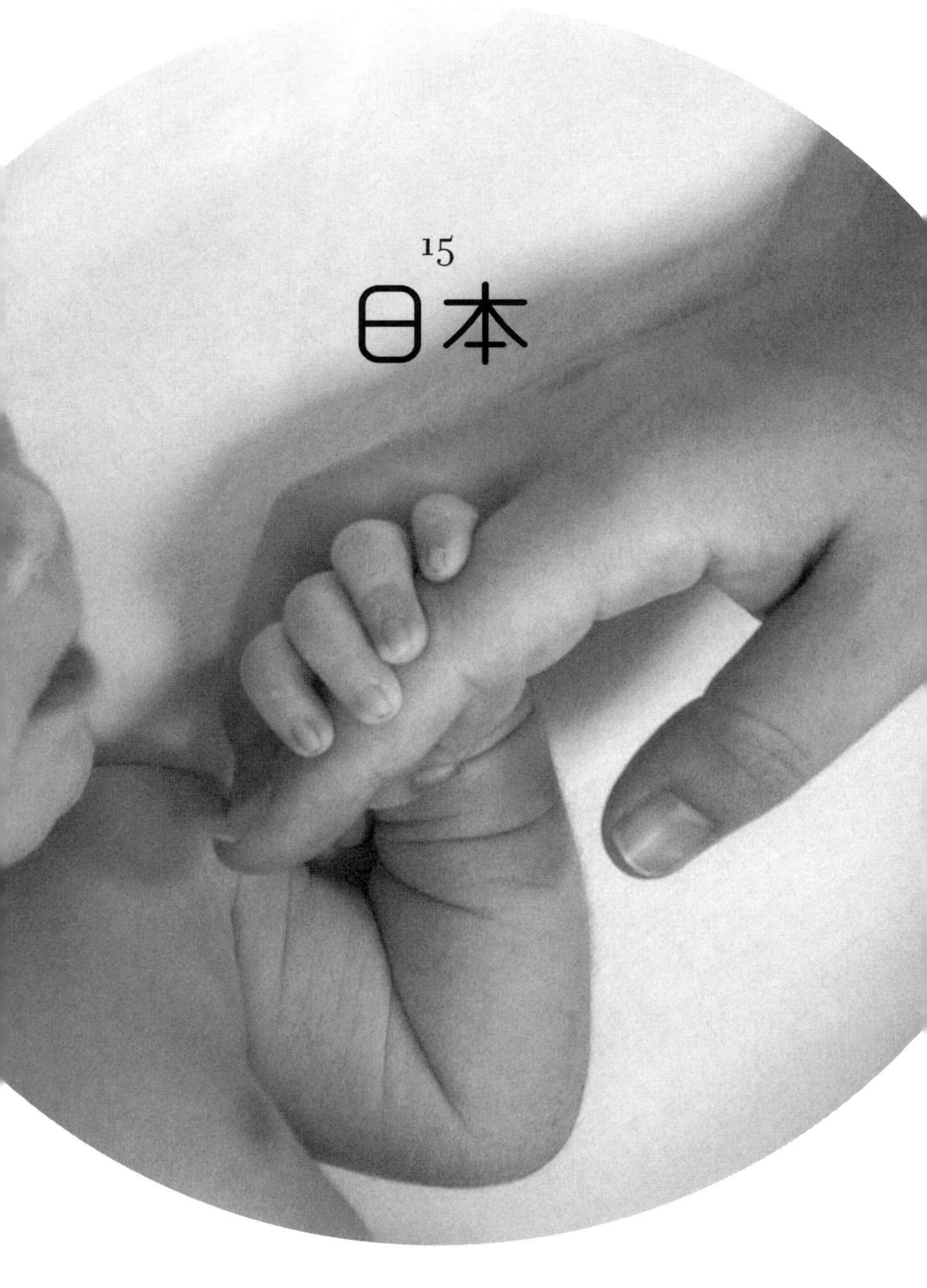

「妊婦さんがいらっしゃいます！」……東日本大震災直後に生まれた赤ちゃんと避難所で偶然アナウンスを聞いた助産師

［石巻］

「妊婦さんがいらっしゃいます！　どなたか医療関係の方はいらっしゃいませんか」

石巻市の避難所で震災の翌朝、偶然そのアナウンスを聞いた助産師がいた。前日からふたりの子どもと出会えていなかった彼女は、子どもを探しに避難所に立ち寄ったところでアナウンスを聞き、何か役にたてるかもしれないと手を挙げた。

助産師の小田嶋清美さんに最初に出会ったのは、仙台市内で開かれていた助産師たちの集まりだった。東日本大震災から2年がたち、新幹線を降り立った仙台の街は平常を取り戻したように見えていたけれど、震災を体験した助産師たちの口は重たくて、爪跡は海岸線の景観だけでなく、助産師たちの心の中にもくっきり残っているように感じられた。

小田嶋さんは透き通るまなざしで頷きながら、ほかの助産師たちの体験談を聞き、自分の番が巡ってくると、海に近い自宅が津波の被害にあったので仮説住宅に家族と住んでいると話していた。彼女が震災の翌日に避難所そばの民家でお産を介助したという話を聞いたのは、会合が終わってからの立ち話の際だったように思う。

わたしはあらためて小田嶋さんの話を聞くために、その後何度か石巻市を訪れた。震災から数年間の被災地への旅は、わたしにとってどこか巡礼のようなおもむきがあった。

震災の体験は、当たり前だと思っていた日常が突然崩れる可能性を誰もが持っていることを教えてくれた。多くの人々のいのちが失われ、ぬぐいきれないほどの大きな喪失感が被災地の人々の心に残された。それでもすぐに復興という大事業に取りかかった人間のたゆまないエネルギーと努力のたくましさには、目を見張るばかりだ。

震災直後、ボランティアで出かけた大船渡の町の姿は、実際には見たことのない「戦後」の焼け野原を連想させ、戦争と同じくらい大きな喪失感を経験したような気がして、何をしたらいいのかわからずに東京で怯えていた。

そんなとき、インターネットニュースで避難所や民家で生まれた赤ちゃんのことを知った。日本じゅうが喪に服し、暗い話題ばかりの中で、赤ちゃん誕生のニュースは社会にひと筋の光を差し込む明るい話題として人々に届けられた。子どもがひとり生まれた知らせが、家族だけでなく多くの人の心をこれほどまでに和ませるということに、あらためて気づかされた思いがした。

3月11日に生まれた赤ちゃんについては、いくつもの報告がある。

東日本大震災の地震が起こる14時46分の前に誕生した赤ちゃんたちは、産んだばかりの母親に抱かれて、電気と暖房の途絶えた産院で震えながら過ごしていた。病院の駐車場の車の中や、避難所で生まれた赤ちゃんもいる。医療者たちは次々に襲ってくる余震に不安を募らせながら、自分の家族の安否を気づかい、それでも赤ちゃんと母親を守らなければならなかったのだから、どれほど大変だったことだろう。

Tさんはその日、里帰り出産のために帰省していた石巻市のクリニックで妊婦健診を受けていた。実家に戻ったときに大きな地震に見舞われ、家族と一緒に2階に逃れたものの1階はあっという間に浸水し、電気が止まり、情報は途絶えた。強い余震が頻繁に襲ってきて、家は大丈夫だろうかと眠れない一夜を過ごす。そして破水した。

夜が明けると、周囲は景色が一変していた。津波の爪痕が生々しく残った町の道路は水浸しで、警察の緊急車両で病院を目指すものの、道路が寸断されてたどり着くことができない。Tさんはようよう近所の小学校の避難所に着いて、破水していることを告げた。

その後、陣痛が始まった。救援ヘリコプターへの要請はすでに出されていたが、上空に行き交っているヘリはいくら待っても降りてこない。

とにかく病院に運ばなければ、赤ちゃんが生まれてしまう。避難所には次々と人が避難してきて、溢れかえっていた。状況は刻々と変わって行く。ひとりひとりが事情を抱え、これ以上ないほどに必死だった。

ところが夕方近くなって、ヘリコプターの救援は望めないと報告が入る。町じゅうが大混乱していた石巻市では、ヘリは重病人を優先的に搬送しているため、産婦はできれば現場で対応してほしいと告げられたのだ。

「搬送しないで、できることをやりましょう」

避難所にいた保健師や養護教員、若い看護師たちが協力を申し出てくれた。

Tさんは病院に行くことができないことを告げられ、初めての出産だったけれど、今起こる事実を受け止めるしかないと覚悟を決めたという。東京にいる夫とは、前夜から連絡が取れなくなっていた。

とはいえ避難所の保健室は人の出入りが激しく、床は泥にまみれていたし、暖房のない部屋は寒くて出産をするにはあまりに困難に思えた。そのとき、避難所の近くで部屋を貸してくれると申し出てくれた人がいた。みんなで陣痛が頻繁になってきたTさんを抱えるようにして民家に移動する。そこにはストーブとあたたかい布団があった。

その2時間後、電気のない暗い畳の部屋で、赤ちゃんは元気に生まれてきた。

幸運にも、というよりこれは、生まれようとする赤ちゃんの魂と力の賜物のように思える。人間は必死に生まれようとし、生きようとする力を携えている。それがどんなに小さな赤ちゃんであっても。

小田嶋さんが役目を終えて避難所に戻ると、大勢の人たちが心から無事を祝ってくれた。

今この瞬間にも、地球のどこかでヒトが生まれている。そしてその知らせは、世代を次につなげる希望として、わたしたちの心に安堵をもたらしてくれる。

日本

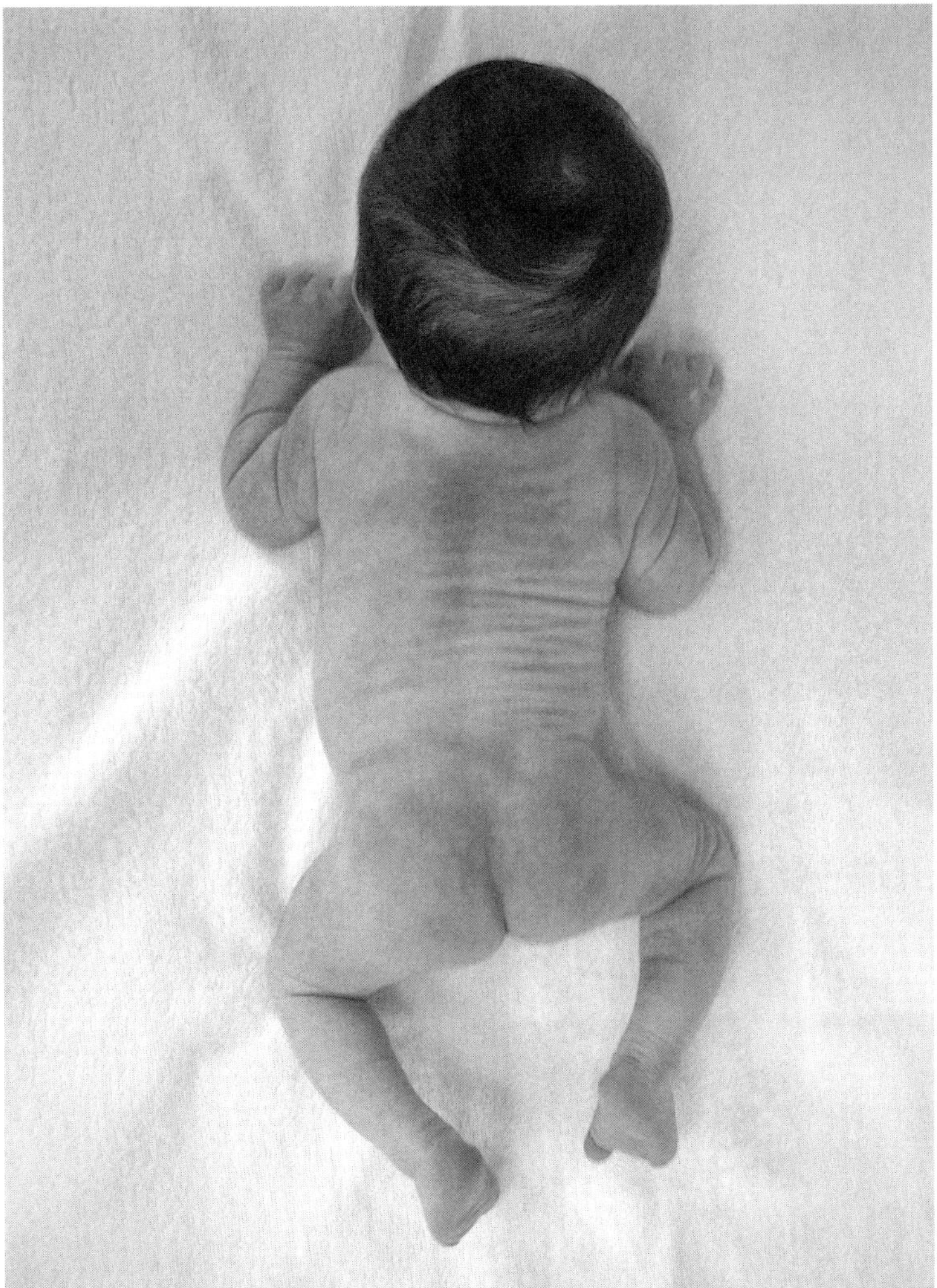

［日本・東京］ 生後3日目の赤ちゃん。うつ伏せにすると両腕に力を込めて、頭を起こすしぐさをする。赤ちゃんは生きようとする力強いエネルギーを全身にみなぎらせて、この世に誕生してくる。

おわりに

地球のどこかで生まれくる赤ちゃんへ

1990年代から2000年代にかけて、わたしは世界のあちこちに出かけて行っては、その土地のお産の話を聞いてきた。もうずいぶん前の話ではあるけれど、そのときに訪ねた田舎町では今、当時と同じように自宅で生まれる赤ちゃんたちはほとんどいなくなり、民族の精神が宿っていたお産文化は遺産のようになってしまっている。

それでも地球上にこれだけ人口が増えているのはすべて、母親と呼ばれた人々が生身を投じて赤ちゃんを産んできたからにほかならないし、お産が手術のように大変だったり、産後うつになってしまう女性ばかりだったら、こんなに子どもは増えなかったに違いない。女性たちが連綿と産み続けてきたという事実は、人間も動物と同じように生理的に産んで生まれて、育って行くものだということを教えてくれている。

とはいえ出産の話はこれまであまり話題になることはなかった。子どもを持つかどうかは、個人の選択によるものだけれど、出産が産婦人科医療の領域に閉じ込められてきたことや、そもそも人類の半数の男性には関係ないと思われていたことが、関心の低さにつながってきたことはたしかだ。

現在は、子どもが少なくなっていることを補うように先端の科学技術が応用されている。不妊治療の恩恵を受ける人が大勢いる一方で、ゲノム編集によるいのちへの科学的操作は実験動物からすでにペットにまで及んでいる。科学技術や人間の欲望はどこまで許容できるのか。子どもを社会にどのように迎え、どのように育てるのか。答えは出ないとしても、出産&誕生の意味を問い続け、言葉にしていきたいと思う。生身の女性がからだを通して産み&生まれる「お産」が「遺産」になってしまわないように。

本書を産み出す助産師の役目として、プロデュース&編集して下さった石黒謙吾さんに感謝の意を述べたいと思います。出産の世界に導いてくれた息子たちと、さまざまな体験について教えてくれた多くの母親、赤ちゃんに心から感謝いたします。赤ちゃんたちが無事に生まれる環境が続くことを祈って。

カッコーの囀《さえず》りがこだまする八ヶ岳山麓にて

きくちさかえ

［協力］

JICA

NPO法人 HANDS

NPO法人 チベット高原初等教育・建設基金会

幼い難民を考える会

babycom

［参考文献］

『ハッピーバースデイ3.11』並河進・小林紀晴（飛鳥新社）

『カナダにおける女性医療視察調査――カナダ・ブリティッシュ・コロンビア州における女性医療から今後の日本の女性医療を考える』黒田裕子・成田伸（自治医科大学看護学部紀要）

『WHO勧告にみる望ましい周産期ケアとその根拠』
マースデン・ワーグナー、訳・井上裕美、河合蘭（メディカ出版）

『ニューアクティブ・バース』ジャネット・バラスカス、訳・佐藤由美子、きくちさかえ（現代書館）

『シーラおばさんの妊娠と出産の本』
シーラ・キッツィンガー、監訳・戸田律子、きくちさかえ（農文協）

『イブの出産、アダムの誕生』きくちさかえ（農文協）

『産むかもしれないあなたへ』きくちさかえ（NECメディアプロダクツ）

『DVDbookみんなのお産』きくちさかえ（現代書館）

『平成29年人口動態統計（確定数）の概況』厚生労働省 2018

『母子衛生の主なる統計』
財団法人母子衛生研究会、厚生省児童家庭局母子衛生課監修 1982

『State of World Population 2019』国連人口基金（UNFPA）

『Child Mortality Estimates, under-five mortality rate』UNICEF 2018

『Kenya Demographic and Health Surveys』Kenya National Bureau of Statistics 2014

［参考サイト］

一般社団法人ドゥーラ協会　https://www.doulajapan.com

一般社団法人ドゥーラシップジャパン　https://www.doulashipjapan.com

NPO法人「Umiのいえ」　http://uminoie.org

フィンランド大使館　https://finlandabroad.fi/web/jpn/ja-frontpage

チベット文化研究所　http://tibet-tcc.sakura.ne.jp/index.html

中国網　http://japanese.china.org.cn/japanese/238492.htm

Care the world　https://www.caretheworld.com

Midwives Alliance of North America　https://mana.org

きくちさかえ

立教大学兼任講師。出産育児環境研究会代表。

1956年東京生まれ。武蔵美術短期大学芸能デザイン科卒。20歳で始めたヨガを生かして出産。その後、マタニティヨガと出産準備法を伝える「マタニティクラス」を27年間主宰した。世界18カ国を旅しながら、各地の出産文化を写真と文章に記録してきた。国内外で立ち会った出産は100例を超える。92年視点賞、01年「池袋サンシャインビル写真展大賞」受賞。48歳で立教大学大学院に進学。博士（社会デザイン学）。日本写真家協会会員。星ノ杜YOGA主宰。

著書に、『DVDbookみんなのお産』、『マタニティYOGA』（ともに現代書館）、『産むかもしれないあなたへ』（NECクリエイティブ）、『イブの出産、アダムの誕生』（農文協）ほか。共著書に、『産み育てと助産の歴史』（医学書院）。
■きくちさかえサイト　https://www.sakaekikuchi.com

文・写真　きくちさかえ

企画・プロデュース・編集　石黒謙吾
ブックデザイン　平塚兼右（PiDEZA Inc.）
本文組版　矢口なな／長谷愛美（PiDEZA Inc.）
　　　　　堀内文
地図作成　矢口なな（PiDEZA Inc.）
制　作　(有)ブルー・オレンジ・スタジアム

世《せ》界《かい》お産《さん》
生《う》まれやすい国《くに》ニッポンへ！

著　者　きくちさかえ
発行所　株式会社 二見書房
　　　　東京都千代田区神田三崎町 2-18-11
　　　　電話　03(3515)2311［営業］
　　　　　　　03(3515)2313［編集］
　　　　振替　00170-4-2639
印　刷　株式会社 堀内印刷所
製　本　株式会社 村上製本所

落丁・乱丁本はお取り替えいたします。
定価は、カバーに表示してあります。

ISBN978-4-576-19122-5
https://www.futami.co.jp/